Monthly Book
Medical Rehabilitation

編集企画にあたって………

　成長期のスポーツ外傷・障害(傷害)は，早期発見・早期治療の実施により，多くの疾患は保存療法で治癒可能です．そして，子どもたちが病気から復帰し，楽しく運動やスポーツをしていることは，本人，保護者，指導者のみならず医療関係者にとっても歓びです．その保存療法の代表が「リハビリテーション医療」です．

　執筆しているこの時期(夏休み)は，高校野球，中学・高校の全国大会などで，多くの選手が活躍しています．一方，栄光の影に多くの子どもたちが，スポーツ傷害が原因で大好きなスポーツを継続することができなくなっていることはご存知の通りです．そこで，早期発見・早期治療(リハビリテーション医療)の重要性を再認識するために，本企画では，実臨床ですぐに役立つ「成長期のスポーツ外傷・障害」とその「リハビリテーション医療・医学」のエッセンスをメディカルサポートやリハビリテーション医療に精通されているスポーツドクターの先生方に執筆をお願いしました．

　本特集号は3つのパートから構成されています．

　Ⅰ章の「基礎知識―総論―」で成長期の運動器の特徴，成長期のスポーツ外傷・障害の特徴とリハビリテーション医療について概説していただきました．Ⅱ章の「成長期のスポーツ外傷・障害について―部位別の特徴と種目―」では，スポーツ傷害の発生に関し，上肢，下肢，腰椎の部位ごとと種目特性について概説していただきました．Ⅲ章の「成長期のスポーツ種目別外傷・障害の特徴とリハビリテーション医療・医学」では，実臨床で役立つ種目ごとのスポーツ傷害の診断やリハビリテーション医療のポイントについて執筆いただきました．

　本特集号を読まれてわかりますように「成長期のスポーツ外傷・障害の治療・予防」は，医師のみではなく療法士・看護師・アスレティックトレーナーなどのメディカルスタッフ，レジデントやスポーツに興味のある学生などが協力し合うことではじめて実現が可能になります．こうした方々にも是非本書を読んでいただきたいと思っております．ただ，紙面の制約上すべてのスポーツ傷害を網羅することができませんでした．ご容赦願います．

　本特集は前述の通り「成長期のスポーツ外傷・障害とリハビリテーション医療・医学」にまつわる重要な話題を専門家に執筆していただきましたので，現場で活躍されている医師，メディカルスタッフやスポーツ関係者のハンドブックとして役立つものと確信しています．

　また，「運動器・スポーツ検診」の普及により子どもたちが笑顔で楽しくスポーツを継続でき，その中から日本スポーツ界を背負って立つ選手や指導者が育成されることを期待しております．

　最後にご多忙の中，本特集にご執筆頂きました先生方にあらためまして深謝するとともに，本特集号が常に成長期のスポーツ外傷・障害の診療に際し傍らに置かれ，読者の皆様方に役立つことを祈念し序文の挨拶と致します．

2018年9月
帖佐悦男

Contents

成長期のスポーツ外傷・障害とリハビリテーション医療・医学

編集企画／宮崎大学教授　帖佐悦男

子どものスポーツ外傷・障害と対策　　　　　　　　　　帖佐　悦男　　1

　成長期のスポーツ外傷・障害のほとんどは，早期発見・早期治療と適切なリハビリテーション医療（保存療法）を実施することで治癒可能である．

Ⅰ．基礎知識―総論―

子どもの運動器の特徴　　　　　　　　　　　　　　　　内尾　祐司　　6

　成長期におけるスポーツ外傷・障害の診断や治療に際しては成長期の運動器の特性を踏まえ，正確に病態を評価し，的確に治療方針を決定しなければならない．

**子どもが低年齢から単一スポーツを
続けていることの問題点・対策**　　　　　　　　　高岸　憲二ほか　　13

　低年齢から単一スポーツを行うデメリットをスポーツドクターが現場でコーチを啓発し，指導者講習会などでコーチや家族へ伝えていく必要がある．

子どものスポーツ外傷に対するリハビリテーション　黒柳　　元ほか　　19

　成長期のスポーツ外傷では，損傷部位とともに身体の成長に伴う身体能力を把握し，神経筋機能のトレーニング，バランストレーニングを取り入れ，再発予防を含めた総合的なアプローチを行う必要がある．

子どものスポーツ障害に対するリハビリテーション　石谷　勇人ほか　　26

　子どもの投球障害および膝痛に対するリハビリテーションにおいて，当院の現場で実際に行っている理学療法評価および運動療法などを解説している．

Ⅱ．成長期のスポーツ外傷・障害について―部位別の特徴と種目―

**成長期の上肢スポーツ外傷・障害
―部位別の特徴および種目別関連性について―**　　　瓜田　　淳ほか　　33

　成長期における上肢のスポーツ外傷および障害について部位別に特徴や要因などについて概説するとともに競技種目との関連についても述べる．

下肢　　　　　　　　　　　　　　　　　　　　　津田　英一ほか　　39

　成長期のスポーツ外傷・障害は，力学的脆弱部位である骨端周囲に発生することが多い．解剖学的局在や周囲の関節・筋との関連を理解しリハビリテーション治療を行う．

Monthly Book
MEDICAL REHABILITATION No. 228/2018.10 目次

編集主幹／宮野佐年　水間正澄

腰椎外傷の特徴と種目関連性　　山下　一太ほか　**48**

成長期の腰痛の主な原因として，1．腰椎分離症，2．腰椎椎間板ヘルニア，3．椎間板性腰痛，4．椎間関節炎，5．骨端輪骨折が挙げられ，医療者は詳細な診察のもとで疼痛源を同定できるように努めねばならない．

Ⅲ．成長期のスポーツ種目別外傷・障害の特徴とリハビリテーション医療・医学

ジュニアテニス選手に対するメディカルチェックの実際　　橋本　祐介ほか　**56**

成長期の障害と関係があるといわれているタイトネスに注目し，ジュニアテニス選手に対するメディカルチェックの試みと実際を紹介する．

バドミントン　　髙田　寿　**64**

平成28(2016)年4月から実施されている学校健診における運動器検診は，今後，成長期のスポーツ外傷・障害スクリーニングとして有効なツールとなる．

野球　　梅村　悟ほか　**77**

成長期の投球障害は，成長段階に応じた対応が必要である．投球動作の評価とリハビリテーションについて，学童期と中学生以降に分け記した．

ランニング　　向井　直樹　**89**

ランニングによる外傷・障害は下肢に生じるものが多い．中学生よりも高校生競技者の受傷が多く，運動器チェックと体重，女子では月経の有無の確認が必要になる．

サッカー　　仁賀　定雄ほか　**96**

ジュニア選手の診断，治療を行ううえで重要なのは，単に外傷・障害の診断，治療を行うのではなく，外傷・障害の発生要因を考え，予防を考えることである．

成長期・育成世代のラグビー選手に対する外傷・脳振盪後の復帰プロトコル　　田島　卓也ほか　**108**

育成世代の選手は脳振盪のリスクが成人と比較して大きい．日本ラグビーフットボール協会は世代別のルール設定を行い，脳振盪発生後の厳格な復帰手順を定めている．

バスケットボールのスポーツ外傷・障害について　　勝見　明ほか　**116**

バスケットボールにおける競技特性と，特徴的な外傷・障害，およびメディカルチェックの際に留意すべき事項について解説した．

バレーボールにおける成長期のスポーツ外傷・障害と
リハビリテーション
—全国中学長身選手のチェックを主として—　　　　　板倉　尚子ほか *125*

　バレーボールは高身長の競技者が有利な競技でありジャンプを多用する．そのため骨の成長が著しい成長期の競技者にとっては骨端症やジャンパー膝（膝蓋靱帯炎）を発症しやすい．

柔道　　　　　　　　　　　　　　　　　　　　　　　紙谷　武ほか *131*

・柔道の競技特性を考慮し，メディカルチェックを行うべきである．
・腰椎分離症のリハビリテーションについては，特に股関節周囲・胸椎・胸郭のストレッチ，股関節での回旋動作の獲得が重要なポイントである．

体操　　　　　　　　　　　　　　　　　　　　　　　奥脇　透　*145*

　ジュニア体操選手をみる際に最も注意してほしいのは，体操では上肢で荷重することが多いため，成長期のスポーツ障害の典型例である骨端症が，上肢で生じやすいことである．

水泳　　　　　　　　　　　　　　　　　　　　　　　元島　清香ほか *151*

　メディカルチェックの測定項目と，水泳競技に多い肩関節障害・腰部障害・膝関節障害について競技特性を踏まえた評価方法を中心に解説する．

サーフィン
—ジュニア選手のチェックポイントとリハビリテーション—　　小島　岳史ほか *163*

　サーファーの障害のほとんどが，パドリングを長時間行うことによる肩・腰の疲労性の痛みである．サーファー特有の身体的特徴とその障害予防について述べたい．

ジュニアスキー選手のスポーツ傷害に対する
メディカルチェックとリハビリテーション　　　　　　國田　泰弘ほか *172*

　スキーの傷害のなかで特徴的な前十字靱帯損傷を例に挙げ，メディカルチェックおよびリハビリテーションについて，滑走時の正しい姿勢の獲得に着目し解説する．

アイススケート　　　　　　　　　　　　　　　　　　土屋　明弘　*179*

　フィギュアスケートは同一の足で着氷する．ジャンプにより衝撃が強い下肢に左右別がある．体幹を背屈することが多いなどの競技特性に応じた傷害が発生することを理解し予防・治療にあたるべきである．

❖ライターズファイル　前付 6〜7
❖キーワードインデックス　前付 8〜9
❖ピン・ボード　185
❖既刊一覧　189
❖次号予告　190

全日本病院出版会 好評図書のご案内

絵でみる最新足診療エッセンシャルガイド

帝京大学教授　高尾昌人/編　B5判　274頁
定価7,000円+税

足の専門医・専門家が、足の診療にかかわる様々な分野の方々にお届けする『Standard』『New trends』『Author's recommendation』。
多彩なイラストで、図表を巡るだけでもわかりやすい内容となるようにまとめられた一冊！

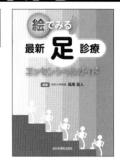

これでわかる！スポーツ損傷超音波診断

名古屋スポーツクリニック院長　杉本勝正/著　B5判　122頁
定価4,600円+税

肩・肘を中心にスポーツ損傷を超音波で診続けること25年の実績を持つ著者が、満を持してお届けするスポーツ損傷超音波診断の決定版！

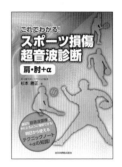

ここが聞きたい！スポーツ診療Q&A

順天堂大学教授　桜庭景植/編
B5判　280頁　定価5,500円+税

スポーツ外傷・障害を中心に、スポーツ現場での生の声に、その分野のエキスパートが答える実践『Q&Aハンドブック』です！

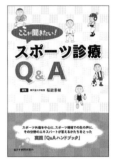

スポーツ医学常識のうそ

財団法人スポーツ医・科学研究所所長　横江清司/著
B5判　80頁　定価2,600円+税

『常識』にもウソはいっぱいあった！【食事・栄養】【トレーニング】【ケガ・故障】など、患者さんの素朴な疑問にも窮さないための『根拠』を、全43項目にてわかりやすく紹介。

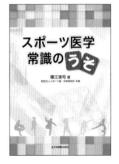

パフォーマンスUP！運動連鎖から考える投球障害
―診察室からグラウンドまでをつなぐアプローチ―

京都府立医科大学講師　森原　徹・京都府立医科大学附属病院リハビリテーション部係長　松井知之・Mac's Trainer Room代表　高島　誠/編著　B5判　128頁　定価3,900円+税

評価法から現場復帰に向けた段階的なトレーニングまでを、整形外科医・理学療法士・トレーナーが実践的に紹介！

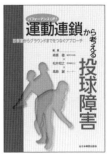

（株）全日本病院出版会　　『各書籍の目次がご覧いただけます！
http://www.zenniti.com

〒113-0033　東京都文京区本郷3-16-4-7F　　TEL(03)5689-5989　　FAX(03)5689-8030

Writers File

ライターズファイル（50音順）

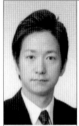

石谷勇人
（いしたに はやと）

2006年	日本大学文理学部体育学科卒業
2008年	東都リハビリテーション学院理学療法学科卒業
2009年	船橋整形外科病院理学診療部
2012年	同病院スポーツリハビリテーション部
2015年	船橋整形外科西船クリニック理学診療部

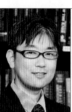

瓜田　淳
（うりた あつし）

2002年	弘前大学卒業 北海道大学整形外科入局
2003年	市立釧路総合病院整形外科
2005年	新日鉄室蘭総合病院整形外科
2010年	釧路労災病院整形外科
2011年	北海道大学病院整形外科，医員
2012年	同，助教
2015年	米国ラッシュ医科大学整形外科留学
2017年	北海道大学病院整形外科，助教

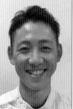

國田泰弘
（くにた やすひろ）

| 2013年 | 広島大学医学部保健学科理学療法学専攻卒業 日本鋼管病院リハビリテーション技術科 |
| 2018年 | 横浜国立大学大学院修士課程修了 |

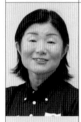

板倉尚子
（いたくら ひさこ）

1985年	日本鍼灸理療専門学校卒業
1991年	社会医学技術学院卒業
2005年	筑波大学大学院体育研究科スポーツ健康システム・マネージメント専攻修了
1991年	東京都立大塚病院
1993年	東京都立大久保病院
1994年	日本女子体育大学健康管理センター

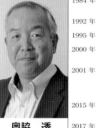

奥脇　透
（おくわき とおる）

1984年	筑波大学医学専門学群卒業 同大学整形外科入局
1992年	茨城西南医療センター病院整形外科，科長
1995年	鹿屋体育大学保健管理センター，助教授
2000年	国立スポーツ科学センター設置準備室，専門職員
2001年	国立スポーツ科学センタースポーツ医学研究部，副主任研究員（2012年10月〜同メディカルセンターと改称）
2015年	同メディカルセンター，副センター長・主任研究員
2017年	同メディカルセンター，センター長・主任研究員

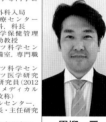

黒柳　元
（くろやなぎ げん）

2006年	名古屋市立大学卒業 同大学整形外科学教室入局
2010年	名古屋市立東部医療センター整形外科・リハビリテーション科，医員
2015年	名古屋市立大学大学院医学研究科医学部大学院修了
2016年	米国テキサススコティシュライト小児病院留学
2018年	名古屋市立大学リハビリテーション科，助教

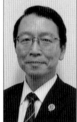

内尾祐司
（うちお ゆうじ）

1996年	島根医科大学卒業
1998年	Leeds大学留学
1999年	島根医科大学医学部附属病院，講師
2002年	同大学整形外科学，教授
2003年	島根大学整形外科学，教授
2006年	同大学医学部整形外科学講座，教授
2009〜10年	同学部，副学部長
2013年〜	同学部，副学部長
2017年	同大学，評議員

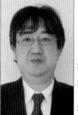

勝見　明
（かつみ あきら）

1990年	千葉大学卒業 同大学整形外科入局
1996年	同大学附属病院整形外科，医員
1997年	日本バスケットボール協会，医科学医員
1999年	八街総合病院整形外科
2006年	国立病院機構　千葉東病院整形外科，医長
2009年〜	バスケットボール男子日本代表，チームドクター
2011年〜	千葉ジェッツ，チームドクター

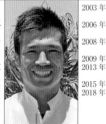

小島岳史
（こじま たけし）

2003年	宮崎医科大学卒業 同大学整形外科教室
2006年	宮崎社会保険病院整形外科
2008年	宮崎市郡医師会病院整形外科
2009年	橘病院整形外科
2013年	宮崎善仁会病院整形外科
2015年	野崎東病院整形外科
2018年	同，部長

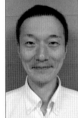

梅村　悟
（うめむら さとる）

1999年	東海大学卒業
2007年	東京医療学院理学療法学科夜間部卒業 東京厚生年金病院（現：JCHO東京新宿メディカルセンター）
2016年	東京明日佳病院リハビリテーション科

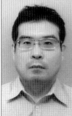

紙谷　武
（かみたに たけし）

1999年	宮崎医科大学（現：宮崎大学）卒業
2013年	JCHO東京新宿メディカルセンター整形外科，医長
2017年	慶應義塾大学大学院理工学部総合デザイン科修了

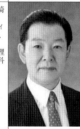

高岸憲二
（たかぎし けんじ）

1975年	九州大学卒業 同大学整形外科
1979年	米国Columbia大学整形外科留学
1982年	九州大学整形外科，助手
1985年	国立福岡中央病院
1986年	北里大学整形外科，助教授
1995年	同，教授
1997年	群馬大学整形外科，教授
2016年	同大学，名誉教授 サンピエール病院，名誉院長

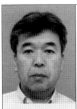

髙田 寿
(たかだ ひとし)

1990年	獨協医科大学医学部卒業
1992年	東京都立広尾病院,初期研修医
1994年	同病院整形外科・救命救急センター・ER東京
2009年	東京都小笠原村父島診療所,所長
2012年	練馬光が丘病院整形外科
2018年	湯沢町保健医療センター整形外科

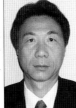

土屋明弘
(つちや あきひろ)

1981年	千葉大学卒業 同大学整形外科入局
1991年	同,助手 ハーバード大学留学(Massachusetts General Hospital)
1996年	千葉大学整形外科,講師 川崎製鉄千葉病院整形外科,部長
2002年	船橋整形外科病院,スポーツ医学センター長
2015年	東京女子医科大学整形外科,客員教授
2016年	船橋整形外科病院,副院長

元島清香
(もとじま さやか)

1997年	日本大学卒業 同大学整形外科学教室
2003年	同大学大学院社会医学系公衆衛生学修了
2004〜05年	米国ピッツバーグ大学留学
2014年	高島平中央総合病院整形外科,医長
2016年	同,部長

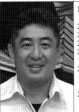

田島卓也
(たじま たくや)

1997年	宮崎医科大学(現:宮崎大学)卒業
2003年	同大学大学院修了
2006年	宮崎大学附属病院,医員
2009年	同,助教
2010年	Hospital for Special Surgery (NY, USA)留学
2011年	日本ラグビーフットボール協会,メディカル委員会委員
2013年	同協会,代表強化部メディカルディレクター・ジャパンラグビートップリーグメディカルコントロール部会長

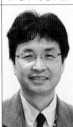

仁賀定雄
(にが さだお)

1984年	東京医科歯科大学卒業
1987年	川口工業総合病院整形外科
2003〜11年	浦和レッズ,常勤医師
2011年	川久保病院スポーツ医学,センター長
2013年	JIN整形外科スポーツクリニック,院長 浦和レッズ,メディカルディレクター

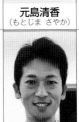

山下一太
(やました かずた)

2004年	産業医科大学卒業
2010年	香川労災病院整形外科,副部長
2013年	長崎労災病院整形外科,第三整形外科部長
2015年	徳島大学大学院運動機能外科学(整形外科)
2017年	同大学大学院 地域運動器・スポーツ医学講座(整形外科),特任助教 米国 University of Iowa Hospitals and Clinics 小児脊椎センター留学
2018年	徳島大学大学院,特任助教

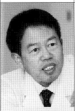

帖佐悦男
(ちょうさ えつお)

1984年	大分医科大学卒業 宮崎医科大学整形外科入局
1993〜94年	スイスベルン大学留学
1997年	宮崎医科大学整形外科,講師
1998年	同,助教授
2004年	宮崎大学整形外科,教授
2005〜14年	同大学附属病院,副病院長(兼任)

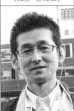

橋本祐介
(はしもと ゆうすけ)

1997年	大阪市立大学卒業 同大学整形外科入局
2003年	同大学大学院修了 同大学整形外科後期臨床研究医
2007年	同大学整形外科,助教
2009年	同,講師

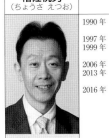

津田英一
(つだ えいいち)

1990年	弘前大学卒業 同大学整形外科
1997年	同大学大学院修了
1999年	米国ピッツバーグ大学,リサーチフェロー
2006年	弘前大学整形外科,講師
2013年	同大学整形外科学講座,准教授
2016年	同大学リハビリテーション医学講座,教授

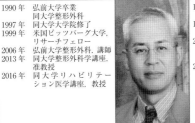

向井直樹
(むかい なおき)

1987年	筑波大学卒業 同大学整形外科入局
1997年	同大学大学院修了 同大学体育科学系,講師
2004年	同大学大学院人間総合科学研究科スポーツ医学専攻,助教授
2007年	同,准教授

Key Words Index

和　文

― あ 行 ―
運動器　6
運動器検診　64
オーバーユース　26,96
オーバーユース障害　39
オーバーロード　96
オスグット・シュラッター病　125

― か 行 ―
下肢の骨端症　145
肩痛　163
関節可動域　163,172
関節可動性　172
ゴールデンエイジ　96
骨端症　39,125
骨端線損傷　33
子ども　6

― さ 行 ―
サーフィン　163
若年者　13
ジャンパー膝　125
柔道　131
ジュニアスキー選手　172
ジュニア選手　151
ジュニアテニス選手　56
傷害予防　39
上肢の骨端症　145
小児　1
女性アスリートの三主徴　178
神経筋機能のトレーニング　19
診断　48
水泳　151
スポーツ外傷　6,19
スポーツ傷害　1
スポーツ障害　6,13,26
スポーツの専門化　13
成長　6
成長期　19,26,48,64,77
鼠径部痛症候群　89

― た 行 ―
タイトネス　56
段階的競技復帰プロトコル　108

椎間板性腰痛　48
槌指　33
投球障害　77

― な 行 ―
肉離れ　89
脳振盪　108

― は 行 ―
バスケットボール　116
発育　1
発達　1
バドミントン　64
バランストレーニング　19
膝前十字靱帯損傷　172
疲労骨折　89,96,178
フィギュアスケート　178

― ま 行 ―
メディカルチェック　56,64,96,
　116,131,151

― や 行 ―
野球肘　33
腰椎分離症　48,145,178
腰痛　48,163

― ら 行 ―
ランニング障害　89
リトルリーガーズショルダー　33
リハビリテーション医療　1,26,77,
　116,125,131

欧　文

― A ―
adolescent　48
anterior cruciate ligament injury
　172
apophyseopathy　39
apophyseopathy of arm　145
apophyseopathy of lower extremity
　145
aquatics　151

― B・C ―
badminton　64
balance training　19
baseball elbow　33
basketball　116
children　1,6
concussion　108

― D ―
development　1,6
diagnosis　48
discogenic low back pain　48

― E・F ―
epiphyseal injury　33
examination of musculoskeletal system　64
female athlete triad　178
figure skate　178

― G・I ―
golden age　96
graduated return to sports protocol
　108
groin pain syndrome　89
growth　1
growth period　26,64,77
injury prevention　39

― J ―
joint mobility　172
judo　131
jumper's knee　125
junior athlete　151
junior skier　172
junior tennis player　56

― L ―
little leaguer's shoulder　33
low back pain　48,163
lumbar spondylolysis　145

― M・N ―
mallet finger　33
medical check-up　56,64,96,116,
　131,151

muscle strain 89
musculoskeletal organ 6
neuromuscular training 19

― O ―
Osgood-Schlatter disease 125
osteochondrosis 125
overload 96
overuse 26, 96
overuse injury 39

― R ―
range of motion 163, 172
rehabilitation 1, 26, 77, 116, 125, 131
running disorder 89

― S ―
shoulder stiffness 163
spondylolysis 48, 178
Sports Concussion Assessment Tool 5th edition ; SCAT5 108
sports disorders 6, 26

sports injury 1, 6, 13, 19
sports specialization 13
stress fracture 89, 96, 178
surfing 163
swimming 151

― T・Y ―
throwing injury 77
tightness 56
young person 13
youth 19

Monthly Book
MEDICAL REHABILITATION

編集主幹：宮野佐年(医療法人財団健貢会総合東京病院リハビリテーション科センター長)
　　　　　水間正澄(医療法人社団輝生会理事長/昭和大学名誉教授)

ご好評をいただき、誠に有難うございます！
2018年より、読みやすくパワーアップいたしました！
読者の皆様により良い情報をお届けするために進化し続けます！！

表紙デザインリニューアル！！　　**目次デザイン一新！！**　　**読みやすさUP！！**

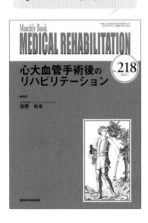
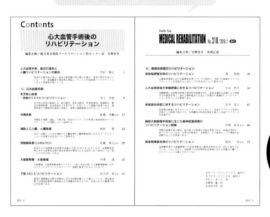
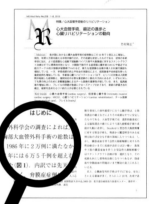

＜2019年 年間購読大好評受付中です！＞
年間購読料　39,420円（税込）（送料弊社負担）
（通常号11冊，増大号1冊，増刊号1冊　合計13冊）

Monthly Book Medical Rehabilitation誌　2017年特集一覧

No. 205（2017年 1月号）	医工，産学連携によるリハビリテーション	編集/菅本一臣
No. 206（2017年 2月号）	認知症予防とリハビリテーション 最前線	編集/繁田雅弘・竹原 敦
No. 207（2017年 3月号）	脳損傷者の自動車運転―QOL向上のために―	編集/武原 格
No. 208（2017年 4月号）	リハビリテーションに役立つ心理療法	編集/中島恵子
No. 209（2017年 5月号）	脊髄損傷のリハビリテーション最前線	編集/三上靖夫
No. 210（2017年 6月号）	小児脳損傷のリハビリテーション―成長に合わせたアプローチ―	編集/橋谷圭司
No. 211（2017年 7月号）	全身管理からみたフットケア	編集/杉本郁夫
No. 212（2017年 7月増刊号）	摂食嚥下障害リハビリテーション ABC	編集/出江紳一
No. 213（2017年 8月号）	神経免疫疾患治療とリハビリテーション update	編集/阿部和夫
No. 214（2017年 9月号）	リンパ浮腫コントロール	編集/廣田彰男
No. 215（2017年10月号）	人工呼吸器管理患者のリハビリテーション	編集/笠井史人
No. 216（2017年11月号）	運動器疾患エコー活用術	編集/扇谷浩文
No. 217（2017年12月増大号）	知っておきたい！これからの生活期リハビリテーション	編集/石川 誠

通常号2,500円+税，増大号4,000円+税，増刊号4,980円+税

（株）全日本病院出版会　〒113-0033　東京都文京区本郷3-16-4　TEL：03-5689-5989
　　　　　　　　　　　　　http://www.zenniti.com　　　　　　　　FAX：03-5689-8030

特集/成長期のスポーツ外傷・障害とリハビリテーション医療・医学

子どものスポーツ外傷・障害と対策

帖佐悦男*

Abstract 成長期のスポーツ傷害(外傷・障害)は,早期発見・早期治療の実施により,多くの疾患は高い治癒力や自家矯正力のため保存療法で治癒可能である.スポーツ現場での応急処置であるRICE処置(療法)が重要である.スポーツ傷害のリハビリテーション(以下,リハ)医療は,運動療法が中心であり,物理療法や装具療法を病態に応じ追加する.目標が日常生活への復帰のみならずスポーツ復帰のため,炎症および疼痛の除去,筋や関節機能の改善・統合および全身性要因の改善という治療順序ならびに局所と全身性要因に対し,運動連鎖を考慮し,個々に応じたリハが重要である.装具療法は,炎症(疼痛)軽減,固定,免荷,運動機能の向上や悪化防止目的で行う.スポーツ傷害の発症予防や windows of opportunity を逃さないためにも指導者がスポーツ医科学の知識を習得し,勝利至上主義偏重からの脱却が必要である.医師,メディカルスタッフ,指導者,保護者や行政が連携し,スポーツ傷害の予防,早期発見・治療にあたることで,子どもたちが笑顔で楽しくスポーツを継続でき,その中から日本のスポーツ界を背負って立つ選手が育成されることを祈念する.

Key words スポーツ傷害(sports injury),小児(children),発育・発達(growth & development),リハビリテーション医療(rehabilitation)

はじめに

成長期のスポーツ外傷・障害(傷害)(図1)は,早期発見・早期治療の実施により,多くの疾患は保存療法で治癒可能である.そして,子どもたちが病気から復帰し,楽しく運動やスポーツをしていることは,本人,保護者,指導者のみならず医療関係者にとっても歓びである.その保存療法の代表が「リハビリテーション(以下,リハ)医療」である.

スポーツの世界で活躍する多くの選手がいる一方,栄光の影に多くの子どもたちが,スポーツ傷害が原因で大好きなスポーツを継続することができなくなっている.そこで,早期発見・早期治療(リハ医療)の重要性を再認識するために,実臨床ですぐに役立つ「成長期のスポーツ外傷・障害」とその「リハビリテーション医療・医学」のエッセンスを本特集号の論文を取り上げて総説する.

スポーツ外傷・障害は,内的因子(遺伝など)と外的因子(環境など)など発症に関与するリスク

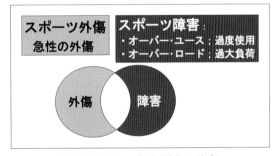

図1.スポーツ傷害(外傷・障害)

---

* Etsuo CHOSA,〒889-1692 宮崎県宮崎市清武町木原5200 宮崎大学医学部整形外科学教室,教授

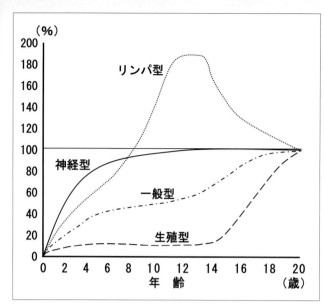

図2. スキャモンの発達・発育曲線
(Scammon, 1930)

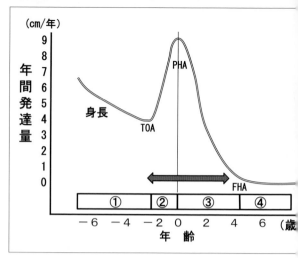

図3. 成長速度曲線（スポーツ指導・障害）
① Phase 1：身長促進現象の開始年齢(take off age；TOA)
② Phase 2：身長最大発育年齢(peak height age；PHA)
　　　子：12.8歳頃，女子：10.6歳頃
③ Phase 3：身長増加の終了年齢(finish height age；FHA
　　　身長最終発育年齢)
④ Phase 4：Phase 3以降
　⇔：骨，筋肉や腱の成長が不均衡なため運動器の障害
　　　が発生しやすい．

(文献2より改変)

ファクターを有している．予防や治療にあたっては，ウォーミングアップ・クーリングダウンと応急処置(RICE療法：R(Rest)；安静，I(Icing)；冷却，C(Compression)；圧迫，E(Elevation)；挙上)が基本である．受傷後は，スポーツ活動の制限を指導するのではなく，リスクファクターへの対応，傷害部位ならびに全身のリコンディショニングが重要である．したがって，リハ医療の実施には，医師・メディカルスタッフなどの医療界と，選手・保護者や指導者などのスポーツ界が，密接に連携し合うことが必要不可欠である[1]．

I章「基礎知識—総論—」

1．子ども（成長期）の運動器の特徴

子どもの運動器を構成する骨・関節・筋・靱帯などは発育・発達の途上のため未成熟である．したがって，成長期の運動器は柔軟性に富んでいるが，特に成長軟骨（関節の軟骨を含む）は強度が低く外力に弱い．スキャモンの発達・発育曲線（図2）など成長期の特徴として，11〜13歳の成長スパートである身長最大発育年齢(peak height age；PHA)を迎え身長最終発育年齢(finish height age；FHA)までの時期は，骨の長径成長速度が，筋肉・腱などの周囲組織の成長速度より速く，骨・筋肉・腱の成長が不均衡になる（図3）[2]．

すなわち，筋・腱の柔軟性が低下することと筋・腱付着部（骨端軟骨）が未成熟のため付着部障害が発生しやすくなる．また，骨の成熟が完成する前の16歳前後(FHA)に運動強度が増加することも疲労骨折の要因と考えられる．代表疾患として，骨端症(Osgood病，野球肘などの離断性骨軟骨炎など)や骨端線損傷などがあり，適切な治療が行われなかった場合，成長障害を生じ変形・脚長差などの後遺症を残す．一方，外傷や障害後の自己修復能が高いため，早期発見・早期治療は，非常に重要である．

2．子どもと単一種目・スポーツとの関係

子どもは身体的発達過程において，様々な運動をすることが推奨されている．しかし，競技力向上（トップアスリートを目指す）のため単一種目・スポーツのみを幼児期から実施している子どもたちが多いことは周知の事実である．単一スポーツのみの実施により野球肘を含め様々な障害が発症している．アメリカでは，単一スポーツを低年齢から続けていることの問題点を分析し，野球の場合は投球制限やシーズンオフを設け，障害予防に

表 1. 部位別代表的スポーツ外傷（日本体育協会改変）

部 位	病 名
脊椎	頚部捻挫，Burner 症候群，脱臼骨折，脊髄損傷
肩関節	肩関節脱臼，肩鎖関節脱臼，鎖骨骨折
前腕	橈骨・尺骨骨折
手関節	TFCC 損傷
手・指	**突き指(槌指)**，側副靱帯損傷，有鉤骨・舟状骨骨折
骨盤	裂離骨折
脚部	腓腹筋・大腿四頭筋・ハムストリング肉離れ
膝関節	**打撲・挫傷**，半月損傷，ACL 損傷，MCL 損傷
足関節	**足関節捻挫**，アキレス腱断裂，腓骨筋腱脱臼

太字：1週間以上練習を休んだスポーツ外傷・障害の発生頻度上位3疾患　（文科省調査報告書，2000より）
（文献3,4より筆者改変）

表 2. 部位別代表的スポーツ障害（日本体育協会改変）

部 位	病 名
脊椎	椎間板ヘルニア，脊椎分離症，椎体終板障害
肩関節	肩インピンジメント症候群，リトルリーグ肩，肩関節不安定症
肘関節	**野球肘**，上腕骨外上顆炎
手関節	手根不安定症
骨盤	恥骨結合炎，疲労骨折
股関節	大腿骨頭すべり症，弾発股
膝関節	**Osgood-Schlatter 病**，ジャンパー膝，半月障害，腸脛靱帯炎，鵞足炎，PF 関節障害，離断性骨軟骨炎
脚部	**シンスプリント**，脛骨疲労骨折，Compartment 症候群
足関節	アキレス腱炎，離断性骨軟骨炎，内果疲労骨折
足部	外脛骨障害，扁平足障害，疲労骨折，骨端症

太字：1週間以上練習を休んだスポーツ外傷・障害の発生頻度上位3疾患　（文科省調査報告書，2000より）
（文献3,4より筆者改変）

努めており，また，コーチの医学的知識の習得の重要性を報告している．したがって，対策としては，低年齢から単一スポーツのみを実施することの問題点を医療関係者のみが理解するのではなく，選手，保護者や指導者にも伝えることやスポーツにかかわる人たちが連携して研修システムを構築することが喫緊の課題である．

3．子どもの外傷・障害に対するリハビリテーション医療

スポーツ傷害のリハ医療は，運動療法が中心であり，物理療法や装具療法を病態に応じ追加する．目標が日常生活への復帰のみならずスポーツ復帰のため，炎症および疼痛の除去，筋や関節機能の改善・統合および全身性要因の改善という治療順序ならびに局所と全身性要因に対し，運動連鎖を考慮し，個々に応じたリハが重要である．装具療法は，炎症（疼痛）軽減，固定，免荷，運動機能の向上や悪化防止目的で行う．

成長期のスポーツ外傷の特徴としては，神経筋機能の変化や急性期の治療（固定など）による筋の伸張性と筋力の低下，さらに疼痛や局所の筋疲労により，その部位の感覚入力が低下するとされている．したがって，リハは外傷局所の機能回復に加え，全身に対する俊敏性，持久性や調整力を向上するため神経筋機能のトレーニングやバランストレーニングを取り入れ，再発予防を含めた総合的なアプローチを行う必要がある．

成長期のスポーツ障害の特徴は，繰り返しの動作によるオーバーユースと発達・発育途上の身体特性に起因したものが多い．その予防や治療の基本は，子どもの身体的特徴を理解し，選手個々の成長に合わせた指導に加え，セルフケアの教育を含めたリハ（ストレッチング，可動域訓練，筋力訓練，調整訓練など）が重要である．

II章「成長期のスポーツ外傷・障害について ―部位別の特徴と種目―」

1．成長期のスポーツ外傷・障害の疫学

部活動中のスポーツ外傷の発生率は約9％，約9,000件（/10万人/年）で，発生部位は，足関節が最も多く，次いで手指，頭部，膝であった．足関節では捻挫が，手指では骨折や捻挫が，頭部では打撲傷が多くみられた．発生頻度の多い疾患は，外傷では足関節捻挫，突き指（槌指）と膝の打撲・挫傷（膝前十字靱帯損傷：ACL 損傷を含む）で，障害では Osgood 病，野球肘とシンスプリント（脛骨過労性骨膜炎）であった（**表1，2**）[3)4)]．

2．上肢スポーツ外傷・障害

成長期における上肢のスポーツ障害では，その競技人口の多さから野球に伴う野球肩・肘障害が多く，いずれも骨端症や骨端線の障害である．他には，バレーボール，バドミントン，テニス，ソフトボールなどのオーバーヘッドスポーツでも同

様の障害がみられる．手関節では，体操競技による障害が多いが，剣道などによる月状骨軟化症や転倒による橈骨遠位骨端線損傷などがみられる．手指外傷は，すべてのスポーツ傷害のなかで最も頻度が多く骨折，腱損傷や靱帯損傷などがある．

3．下肢スポーツ外傷・障害

スポーツにはジャンプ，ダッシュやターンといった基本動作があるため，年齢を問わず下肢はスポーツ傷害の好発部位である．骨盤・股関節の骨端症や裂離骨折，Osgood病，Sever病，有痛性分裂膝蓋骨，離断性骨軟骨炎，外側円板状半月，外脛骨障害や疲労骨折などがある．成長期の選手では，成長期特有の力学的脆弱部位の存在をよく理解し，周囲の関節・筋の機能と発症との関連を念頭に置いたリハを実施する．

4．腰部スポーツ外傷・障害

成長期の腰痛の主な原因は，スポーツ活動に伴う過度な負担（前屈・後屈・回旋）である．主な疾患として，腰椎分離症（疲労骨折），腰椎椎間板ヘルニア，腰椎椎間板性腰痛がある．頻度は少ないが見逃されやすい疾患として，椎間関節炎や骨端輪骨折がある．種目ごとの腰椎運動の比重や疼痛誘発時の姿勢を確認する（病態）ことで診断につながる．それに応じた適切な画像診断を加えることで，疼痛部位（確定診断）を同定できる．

III章「成長期のスポーツ種目別外傷・障害の特徴とリハビリテーション医療・医学」

1．成長期のスポーツ種目と外傷・障害

個人種目の場合も団体種目の場合も，成長期には，専属のコンディショニングスタッフを有することはほとんどなく，低年齢になればなるほど指導経験の少ない指導者に指導されることも多い．したがって，見えない障害を抱えながら競技に参戦し，トップレベルになった時点で，成長期時代の障害によって成績が低迷することが散見される．選手はランキング維持のため，オーバーユースとなり，成長期特有の障害を引き起こす．このオーバーユースによる障害を見逃さず，コンディショニングできる環境づくり（医療連携）が必要である．

2．リハ医療

成長期の子どもたちに，トップアスリートになるためには，個々の身体特性，種目特性を理解させ，スポーツ傷害の予防，早期発見・治療の重要性を認識させることが必要不可欠である．リハ医療の基本は，規則正しい生活習慣，ストレッチング，可動域訓練，筋力訓練，バランス訓練，アスレティックリハなどである．局所のみでなく全身の身体機能面への介入が必要である．

テニス：全日本ジュニアテニス選手権の傷害調査では，12〜14歳は男女ともに腰痛が多く，16〜18歳女子は肩，肘，手関節，足関節，18歳男子で足関節の傷害が多くみられた．したがって，成長期に注意すべき疾患である腰椎分離症，上腕骨小頭離断性骨軟骨炎，投球障害肩，足関節捻挫をスクリーニングする必要性がある．成長期のメディカルチェックでは，下肢のタイトネスが多くみられた．したがって，メディカルチェック後，タイトネスを含めフィードバックしセルフストレッチの指導がテニス協会では実施されている．

バドミントン：狭いコート内を前後左右に俊敏に移動する必要があるため，上肢より下肢（捻挫）に障害が多い．

野球：投球動作に伴う肩・肘障害が最も多い．投球障害予防のために，学童期は，姿勢・柔軟性・身体の使い方・休養・栄養など幅広く捉えることが重要である．その後，成長に合わせ投球動作の評価を取り入れる．中学生以降は，個々の投球動作への対応がより必要となる．投球障害の治療の主体は，身体機能の改善であり，特に肩甲胸郭機能の評価・治療は重要である．

ランニング：傷害は下肢に多く，中学生よりも高校生に多い．短距離は筋損傷，高校駅伝では疲労骨折の占める割合が高い．

サッカー：傷害はOsgood病など膝・足の成長痛，下肢の剥離骨折・骨端線骨折・疲労骨折，腰椎分離症が多い．治療や予防のリハ医療は，選手

個々のメディカルチェックの結果ならびに，走りながらキックする種目特性や病態を分析して，プログラムを組み立てる．

ラグビー：コンタクト・コリジョンスポーツであり，成長期は成人期よりも脳振盪の発生が問題となる．学童期では，Child SCAT5（Sports Concussion Assessment Tool 5th edition）を用いて評価する．予防に加え，受傷した場合，直ちに専門医を受診し適切な復帰プログラムに則ることの重要性の周知が必要である．

バスケットボール：急にストップするなどの種目特性のため，下肢（特に足関節捻挫）外傷が多い．女子では前十字靱帯損傷が多く，成長期はジャンパー膝へ対応が必要である．また，高身長の選手が多いため，マルファン症候群にも注意する．

バレーボール：ジャンプを多用する種目特性のため，足関節捻挫，Osgood 病，ジャンパー膝など下肢の傷害が多い．

柔　道：特徴的な外傷として，急性硬膜下血腫，頚髄損傷，肘関節脱臼などがある．障害は，肘頭骨端線障害，変形性肘関節症，腰椎分離症がある．外傷予防の基本は，受け身の習得である．

体　操：上肢・下肢・体幹すべての全身運動であり，他の競技に比べ上肢への負担が大きいことが種目特性である．骨端症，骨端線損傷，足関節捻挫や腰椎分離症などを認める．

水　泳：種目特性から肩関節障害，腰部障害，膝関節障害が多い．平泳ぎでの膝関節内側側副靱帯損傷や鵞足炎が特徴である．

サーフィン：種目特性であるパドリング（脊椎伸展位）の長時間保持による脊椎障害，肩関節障害を認める．パドリングからライディングへつなげるための瞬発力やバランス感覚も必要である．

スキー：アルペンスキーでは，ブーツなどの用具の進歩とともに足関節部の外傷は減少したが，boot-top 骨折や選手生命を左右する膝前十字靱帯損傷を認める．スノーボードの普及とともに上肢（手関節骨折）・体幹の外傷も増えている．

アイススケート：同一姿勢，同一の足での着氷などの種目特性から，傷害は足部・足関節（捻挫）が最も多く，腰部，膝関節，股関節部も多く認める．

おわりに

成長期の子どもたちが，個々の身体特性，種目特性に加えスポーツ傷害の予防，早期発見・治療・リハ医療の重要性を認識することで，笑顔で楽しくスポーツを継続でき，その中から日本スポーツ界を背負って立つ選手や指導者が育成されることを期待している．

文　献

1) 帖佐悦男：21. スポーツ外傷・障害．江藤文夫，里宇明元（監修），最新リハビリテーション医学，第 3 版，pp. 381-388，医歯薬出版，2016.
2) 松尾　保（編・著）：ジュニア期の体力トレーニング．新版小児保健医学，第 5 版，p. 10，日本小児医事出版社，1996.
3) スポーツ安全協会：平成 24 年度 スポーツ安全保険の加入者及び各種事故の統計データ．pp. 17-21，スポーツ安全協会．2014.
4) 福林　徹ほか：平成 25 年度日本体育協会スポーツ医・科学研究報告 No. I　ジュニア期におけるスポーツ外傷・障害予防への取り組み―第 1 報―．日本体育協会スポーツ医・科学研究報告集，pp. 1-4，2014.

特集／成長期のスポーツ外傷・障害とリハビリテーション医療・医学

I．基礎知識—総論—

子どもの運動器の特徴

内尾祐司＊

Abstract 子どもの運動器を構成する骨・関節・筋・靱帯は未成熟で発育・発達の途上にある点で，小型化した大人の運動器と単純に考えてはならない．成長期においては運動器を構成する骨・筋・靱帯は柔軟性に富んでいるものの，強度が低く外力に脆い．自己修復能は高いものの，適切な治療をしなければ変形や成長障害を生じる危険性がある．成長期におけるスポーツ外傷・障害の診断や治療に際してはこのような運動器の特性を踏まえ，正確に病態を評価し，的確に治療方針を決定しなければならない．

Key words 子ども(children)，運動器(musculoskeletal organ)，成長(development)，スポーツ外傷・障害(sports injury and disorders)

はじめに

我が国は2018年6月現在，高齢化率が28%となる一方，合計特殊出生率は1975年以降2を割り2016年では1.44であって，今後，少子超高齢・人口減少社会がさらに進むと予測されている[1)2)]．このようななか子どもの体格は父母や祖父母世代に比べよくなっているものの[3)]，体力・運動能力は1985年と比較すると低下したままである．背景には子どもの運動習慣における運動過多と運動不足の二極化がある．これは運動過多による運動器傷害や運動不足による運動器機能不全や運動器の易損性を生む恐れがある．成長期における運動器疾患・傷害は，時に健全な発育・発達を阻害し，青・壮年期の日常生活や就労にも影響を与え，ひいては高齢期におけるロコモティブシンドロームや運動器不安定症を招来する危険性がある．本稿では子どもの運動器の特性やそれを基盤とする成長期のスポーツ外傷・障害の特徴について概説する．

子どもの運動器の特性

成長期において運動器を構成する骨・関節・筋・靱帯は発育・発達の途上であって未成熟なため運動器は大人のそれの小型化したミニチュアと考えてはならない．このため成長期の運動器特性は成人とは異なるスポーツ外傷・障害の病態を形成する．

1．運動器の発育様式

身体の器官の発育様式をScammonは神経型，リンパ型，生殖型，および一般型の4つに類別した（図1）[4)5)]．脳・脊髄などの神経系型は出生直後から急激に発育し，4，5歳までには成人の80%，6歳で90%に達する．精巣・卵巣など生殖器系型は女子では12歳，男子では14歳あたりから急激に発育する．胸腺・扁桃などのリンパ組織は生後から12，13歳で急激に発育し，一旦成人のレベルを超え，思春期を過ぎてから成人値に戻る．一般型は，乳幼児期までは神経系型と同じように急激に発育し，その後定常状態になり，再び思春期といわれる12，13歳頃から急増する．運動器におい

＊ Yuji UCHIO, 〒693-8501 島根県出雲市塩冶町89-1　島根大学医学部整形外科学教室，教授

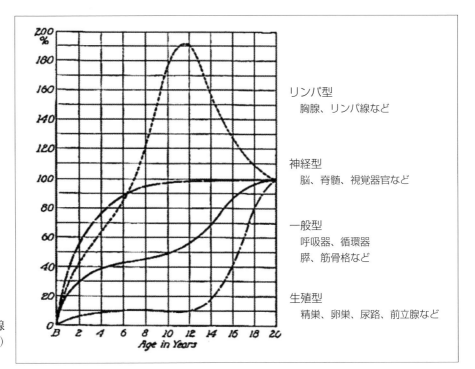

図 1.
Scammon の発育曲線
（文献 5 より改変）

リンパ型
　胸腺、リンパ腺など

神経型
　脳、脊髄、視覚器官など

一般型
　呼吸器、循環器
　膵、筋骨格など

生殖型
　精巣、卵巣、尿路、前立腺など

図 2.
骨の発生：軟骨内骨化のメカニズム
 a：間葉系細胞の集簇
 b：軟骨芽細胞(c)への分化
 c：集簇した中央の軟骨細胞の増殖停止と肥大軟骨細胞
　　(h)への分化
 d：肥大軟骨細胞近傍の軟骨膜細胞の骨芽細胞への分化
　　と骨性骨膜襟(bc)の形成．肥大軟骨細胞の石灰化と血
　　管誘導およびアポトーシス
 e：血管侵入と一次海綿骨(ps)の形成
 f：軟骨細胞の増殖と骨の長軸方向の成長．一次骨髄で
　　の骨芽細胞の骨梁形成と骨膜襟での骨芽細胞の骨皮質
　　形成．
 g：二次性骨化中心(soc)での軟骨細胞分化と骨化．成長
　　軟骨板での柱状配列した軟骨細胞層(col)の形成と増
　　殖．骨髄腔内での間質細胞とともに増殖する造血細胞
　　(hm)．

（文献 7 より）

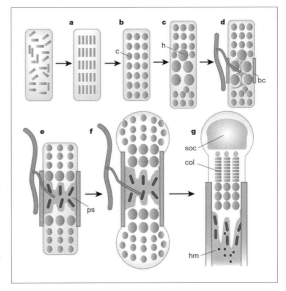

ては脳・脊髄などの神経系は発育期早期に大人の大きさに達するのに対して，筋・骨格は一般的には一般型の発育様式をとるが，10 歳過ぎから性ホルモンの影響を受けて生殖型と同様の急速な成長を示し，その後，神経系の影響で質的(機能的)発達が促される．

2．骨格の発育・発達

骨格は，胎生期において未分化間葉系細胞が集簇し軟骨芽細胞に分化し，これが細胞外基質を形成して，軟骨原器を形成することから始まる(**図 2**)[6)7)]．軟骨原基は軟骨膜によって被覆され，軟骨膜の軟骨形成層から軟骨細胞が分化して横軸方向に成長する．次いで軟骨原基の中央の軟骨膜から骨芽細胞が産生され，骨膜を形成する．骨膜では骨芽細胞の分化・増殖・骨化が起こり，骨性骨膜襟が形成される．一方，中央部の軟骨細胞は肥大軟骨細胞，そして石灰化軟骨細胞に分化して一次骨化中心を形成する(軟骨内骨化)．そして，石灰

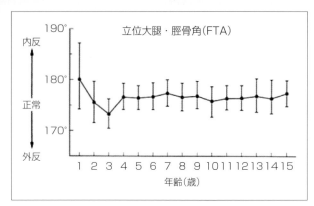

図 3. 下肢アライメントの年齢的変化

化軟骨層に血管が入ってきて，骨・骨髄組織が形成される．軟骨はこれらの組織によって次第に置換されて骨幹となる．

骨端部は出生後も多くは依然，軟骨のままであるが，骨端部軟骨の中央部に二次性骨化中心が形成され次第に骨化が拡大していく．骨幹部と骨端の間に残った軟骨が成長軟骨板となり，骨端軟骨は関節軟骨となる．関節軟骨は成人に至るまでは骨化しない．成長軟骨板では骨端側より骨幹に向かって静止軟骨細胞層，増殖軟骨細胞層，肥大軟骨細胞層の柱状配列した軟骨細胞層が形成される．ここで軟骨内骨化が生じて骨の長軸方向の成長が促される．過度な外力や慢性に繰り返される外力は力学的な脆弱部位である成長軟骨板（骨端線）に損傷や離開をもたらし，適切な治療をしなければ成長障害や変形を生じる．

一方，骨端にある二次骨化中心から拡大した骨組織により，骨化中心周囲の軟骨層の厚さは次第に薄くなり，関節軟骨や成長軟骨板も菲薄する．成長軟骨板がすべて骨化すると骨端と骨幹は一つの長管骨として連結されて骨の長軸方向の成長は終了する．

これに対して骨の横径の成長は骨膜によって生じる．これは骨膜の骨側の胚芽層にある間様系細胞が骨芽細胞に分化・増殖して骨組織を形成する（膜性骨化）．

長管骨は両骨幹端部に成長軟骨板をもち，長軸方向への成長に寄与するが，その寄与率は部位によって異なる．上腕骨では近位成長軟骨板の成長寄与率が75〜90％であるのに対して，橈骨や尺骨では遠位の成長軟骨板の寄与率が80〜90％である[8]．一方，大腿骨では遠位成長軟骨板の成長寄与率が70％であるのに対して，脛骨・腓骨では近位成長軟骨板が50〜80％である[9]．したがって，成長期においては膝関節周囲では大腿骨遠位および脛骨近位の成長軟骨板での急速な骨成長に伴い，近位および遠位方向への筋・腱などの軟部組織への伸張ストレスが増大し，タイトネスを生じ，軟部組織損傷や膝伸展機構障害を生じ易くする[10]．

骨の成長には成人までに2回の急激な成長時期がある．第一性徴期は出生から3歳ごろまでで，第二次性徴期は思春期である．骨の長軸方向の成長時期には性差があって，一般に第二次性徴期に骨の成長速度がピークとなるのは女子が12歳，男子が14歳ごろであり，身長が止まるのは女子で14〜15歳，男子では16〜17歳ごろで，女子は男子に比べ約2年早いといわれる．しかし，実際には骨の成長速度がピークとなるのが小学生高学年であったり，高校生であったりして，個人差がある．このため，骨成長の評価においては暦年齢だけでなく，二次骨化の骨化過程や成長速度曲線から個別に総合的に判断すべきである[10]．

さらに，骨の長軸方向の成長は骨量の増加より先行することが知られており，成長速度のピーク時にはまだ骨量の増加が不十分で骨密度が一時的に低下することがある．これが学校管理下での骨折が中学生頃に多い一因と考えられている[5]．

3．筋・腱の発育・発達

小児の筋量は成人に比べ少なく，とくに上肢では筋量の経年増加が少ない．筋・腱は柔軟性に富んでいるものの，筋・腱の成長速度は骨よりも遅いために相対的に筋肉・腱は引き伸ばされ過緊張の状態にある．このため成長期には柔軟性の低下やタイトネスが発生しやすくなる．また，筋力も十分でないために肉離れ・筋挫傷・靱帯損傷や膝伸展機構障害などを起こしやすい．加えて，靱帯や腱が付着する骨端ではその強度は靱帯や腱に比して低く，ストレスによって骨や軟骨ごと剝がれ

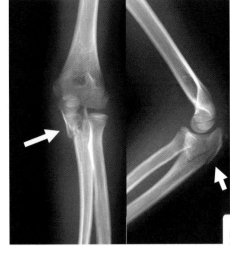
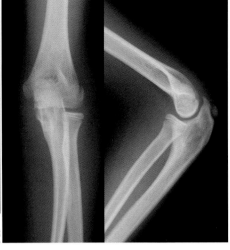

図 4.
若木骨折
10 歳,男子.雲梯より転落し受傷.尺骨肘頭骨折(矢印).
　a：受傷時
　b：3 か月後

やすい(裂離骨折).

4．関節軟骨の発育・発達

成長期では関節軟骨は厚いものの,経年的に薄くなって成人の関節軟骨の厚さに近づく.力学的には未熟であってストレスに対して脆い.このためスポーツによる外力によって靱帯損傷とともに軟骨が損傷したり,繰り返し動作で関節軟骨が母床骨とともに剝がれたりすることがある(離断性軟骨炎).

5．アライメントの変化

小児の上・下肢アライメントは成長によって生理的に変化する.上肢のアライメントは中学生頃に最も外反が強くなる.一方,下肢のアライメントは,生下時では膝外側角約 190°の内反位をとっている.しかし,次第に外反矯正され 3〜5 歳では約 170°の外反位となり,その後,内反傾向に転じ,成人の下肢アライメント(膝外側角：男性 178°,女性 176°)になる(図 3)[5].下肢の内外捻は成長とともに変化し,内捻から徐々に外捻となる.

成長期におけるスポーツ傷害の特徴

1．骨への障害

1）若木骨折と裂離骨折

成長期の骨は多孔質で外周を厚く強靱な骨膜で取り囲まれ弾力性に富む一方で,未成熟で短く細いために成人の骨よりも強度は低く,ストレスに対して脆い.このため骨に外力が加わり骨折を生じる際にはあたかも若木を折り曲げたようになる若木骨折となることも多い(図 4).小児の骨折では成人より骨形成能力は高く,骨癒合は早く,自己矯正力が高いために適切な治療を行えば後遺障害を残さず治癒することが可能である.ただし,12 歳以上,骨端線から離れた骨折や,30°以上の転位があれば矯正は起こりにくい.自己矯正の限界を超えて変形した骨折は適切な治療を行わなければ変形障害をもたらす.また,長軸方向の成長を司る成長軟骨板に及ぶ骨折は成長軟骨板を傷害する危険性があり,適切な治療を行わなければ四肢の変形や成長障害を招くおそれがある.統計学的には男子が女子よりも 2 倍発生し,春・秋に多い.年少期では指骨・鎖骨・前腕骨の骨折で室内での発生が,年長期では下肢骨に多く,スポーツ・交通外傷での発生が多いと報告されている.

靱帯や腱が付着する骨の部位では骨の強度が低く,ストレスによって骨や軟骨ごと剝がれやすい(裂離骨折).サッカーでボールを蹴り損なったり,陸上競技で転倒しそうになったりしたときに下肢の筋肉・腱付着部である骨が牽引されて生じる骨盤部の裂離骨折や,幼若年者膝関節で生じる前十字靱帯付着部の顆間隆起骨折などがある.

2）疲労骨折

一方,特定のスポーツ動作が繰り返され,骨の同一部位に外力が慢性的に加わると,皮質骨や海綿骨の顕微鏡レベルの微小骨折が生じ,やがて骨の連続性が破綻し疲労骨折を生じる.10 代の下肢に多く,脛骨が 4 割を占める.脛骨近位 1/3 あるいは遠位 1/3 に発生する疲労骨折は走る競技に多く(疾走型),脛骨中 1/3 に発生する疲労骨折はバ

表 1. 骨軟骨障害の型別障害部位と後遺変化

型	発生部位	障害部位			後遺変化		
		骨端	骨端線	骨幹端	骨片形成	変形	すべり
I	上腕骨骨頭		●	○	×	●	●
II	上腕骨小頭	●	○	○	●	●	×
II	滑車	●	○	○	○	○	×
II	橈骨頭	●	○	○	×	○	×
II	大腿骨顆部	●	○	×	●	●	×
III	上腕骨内側上顆	●	●	○	●	●	○
III	肘頭	●	●	○	●	●	
III	脛骨粗面	●	●	○	●	●	×
IV	椎体終板	●	●	●		●	●
V	膝蓋骨	●			●	○	×

○:主変化,　●:波及変化,　×:無傷

（文献 10 を一部改変）

スケットボールやバレーボールなどのジャンプする競技に多い（跳躍型）．運動時痛が出現し，次第に安静時にも疼痛が出現する．疼痛が出現した初期ではX線学的変化がみられず経過とともに亀裂線や仮骨を認める．スポーツ選手では難治性で再発することも多く，6か月以上の安静でも治癒しなければ手術が考慮される．

脊椎分離症は関節突起間部の疲労骨折であって，ほとんどが第5腰椎に発症する．10歳以降の男子に多く，腰痛や殿部痛，大腿後面部痛を訴え，運動時に疼痛が増強する．野球・柔道・重量挙げなどの腰を捻ったり，過負荷を与えたりする競技に多い．腰部後屈時痛や傍脊柱筋に圧痛があって，X線斜位像での関節突起間部に間隙（テリアの犬）を認める．

2．骨端や終板の障害

力学的負荷は関節軟骨や成長軟骨板にストレスを与え，骨端，骨幹端，終板などに病変を生じる．井形は病変の波及範囲から5型に分類している[10)11)]（表1）．

1）I型

成長軟骨板に主な病変があり，隣接した骨幹端に障害が波及するものである．上腕骨近位成長軟骨板の離開をもたらす little leaguer's shoulder が代表的で，骨端線閉鎖前の成長期（10〜15歳）に好発し，初期には成長軟骨板（骨端線）の外側に不整像・骨吸収像が出現し，進行すると次第に成長軟骨板の離開が生じ，最終的には上腕骨頭が滑る．投球動作時に肩痛があり，外転・外旋時に増強する．

2）II型

軟骨下骨組織に病変があって，成長軟骨板や骨幹端部に変化が波及するものである．肘や膝関節の離断性骨軟骨炎などが該当する（図5）．繰り返し加わる外力によって軟骨下骨組織の骨稜構造の

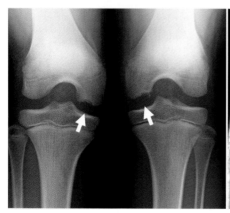
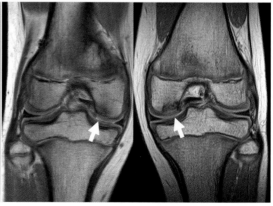

図 5．膝離断性骨軟骨炎　　　　　　　　　　　　　　a｜b
11歳．男子．少年野球捕手
a：単純X線前後面像
b：MRIプロトン密度画像前額断像

破壊を招来し，表層の関節軟骨とともに母床から離断する．

上腕骨小頭の離断性骨軟骨炎は10～16歳の投手に多く，伸展制限や投球時痛が出現する．骨軟骨が剥離すると引っかかり，肘が動かなくなったり，腫脹が生じたりする．一方，膝の離断性骨軟骨炎は思春期の男子で大腿骨内側顆に多い．20%は両側性で外側顆に発生した場合には円板状半月を合併していることもある．非分離であれば違和感や軽度の疼痛のみであるが，離断し不安定となると運動時痛が出現し，分離すればロッキングや関節水症をきたす．

3）Ⅲ型

骨端と成長軟骨板に主病変があり，骨幹端部に変化が及ぶものであり，筋・腱・靱帯の反復する過度の牽引力により，その付着部に過労性障害をきたすものである．Osgood-Schlatter病やlittle leaguer's elbow, Sever病などがこれに属する．

Osgood-Schlatter病は男子に多く，好発年齢は男子で10～15歳，女子で8～13歳である．サッカー・野球・体操・バレーボールに多い．脛骨粗面に圧痛があり，大腿四頭筋収縮で疼痛が誘発される．

一方，little leaguer's elbowは肘関節内側部で前腕の屈筋群と回内筋群による繰り返される牽引力と内側側副靱帯に対する外反力が，上腕骨内側上顆の成長軟骨板の離開を招く．年少児に多く，中学生以降では内側側副靱帯起始部での剥離骨折や断裂を生じやすい．

Sever病ではアキレス腱牽引による付着部を中心とした踵骨部痛が生じ，8～12歳の男子に多く，X線像上，骨端核の硬化像や分節化があるが，健側にも同様の所見があることも多い．

4）Ⅳ型

骨端，成長軟骨板，骨幹端に病変があるもので，脊椎終板障害が代表的である．繰り返すストレスが終板に変形をもたらし，部位では前方，中央，後方に，広がりから限局性，広汎性に分けられる．後方限局型は椎間板ヘルニアと類似した症状を呈するので15歳以下の腰痛患者では本症も念頭に置く必要がある．

5）Ⅴ型

骨端あるいは終板の構造を示さないもので，有痛性分裂膝蓋骨やSinding Larsen-Johansson病がこの病型に属する．分裂膝蓋骨は2個以上の骨化核の癒合不全によって生じ，通常は無症状であって治療の必要性もない．しかし，走行，ジャンプやキックなどで分裂部に牽引力が作用して異常可動性を生じ，疼痛が出現する．10代の男女にみられる．膝蓋骨の分裂部に著明な圧痛と叩打痛を認める．

Sinding Larsen-Johansson病では膝蓋骨下極の骨化中心に牽引によるストレスがかかり，X線像上，骨透亮像，骨棘や分節化を生じる．

3．筋・腱・骨膜の障害

1）肉離れ・筋挫傷

幼少期の筋は柔軟性に富んでいるため，微小な筋挫傷と考えられる肉離れはほとんど発生しない．第二次性徴期（中学生以降）では骨成長に対して筋・腱は相対的に牽引され過緊張にあって筋力も強くなるため肉離れは多くなる．ハムストリングや腓腹筋，大腿四頭筋などの二関節筋に多い．ハムストリングの肉離れは陸上競技やサッカーに多く，腓腹筋のそれはテニスのサーブ時に多い（テニス脚）．

筋挫傷は直接外力が筋に加わって筋線維が断裂した状態で，サッカー，バスケットボール，野球時の選手同士の交錯などで生じ，大腿四頭筋の筋挫傷が多い（いわゆる"ももかん"）．腱は当初富んでいる柔軟性は経年的に伸びにくくなり強度が高まって，中学生以降で腱の障害が起きやすくなる．特にジャンパー膝では力学的に脆弱な腱と骨の連結部に力学的ストレスが最も生じ，Sinding Larsen-Johansson病では膝蓋骨下極の骨化中心にストレスがかかり牽引による骨端炎を生じて，その分節化を生じる．脛骨粗面での牽引力はOsgood-Schlatter病や同部の裂離骨折をもたらす．

一方，アキレス腱周囲炎は腱周囲の炎症で，ア

キレス腱炎では腱実質の障害で腱の変性や微小断裂を生じる．オーバーユースが原因で，歩行時やランニング時に疼痛が生じ，アキレス腱周囲に腫脹や熱感を認める．

これに対してシンスプリントはランニングやバスケットボールなどによるヒラメ筋，後脛骨筋，長母趾屈筋腱などの牽引力によって脛骨下1/3の部位の骨膜炎が生じたものである．筋・腱の伸長性の低下が一因と考えられ15歳以上の年長者にみられ，脛骨後内側1/3部の運動時痛が生じる．

おわりに

成長期の運動器は発育・発達の途上にあって未熟であり，その運動器の特性が成人のスポーツ外傷・障害とは異なる病態を形成する．的確な診断と適切な治療を行わなければ，変形や成長障害，および運動機能障害を招きかねない．したがって，成長期におけるスポーツ外傷・障害の診断や治療に際しては成長期の運動器の特性を踏まえ，病態評価や治療方針の決定しなければならない．

文　献

1) 総務省統計局：人口推計—平成30年6月報—．2018．〔http://www.stat.go.jp/data/jinsui/pdf/201806.pdf〕
2) 厚生労働省：第5表：年齢(5歳階級)・出生順位別にみた合計特殊出生率(内訳)．平成28年(2016)人口動態統計(確定数)の概況，2017．〔http://www.mhlw.go.jp/toukei/saikin/hw/jinkou/kakutei16/dl/09_h5.pdf〕
3) スポーツ庁：平成28(2016)年度体力・運動調査結果の概要及び報告書について．2017．〔http://www.mext.go.jp/sports/b_menu/toukei/chousa04/tairyoku/kekka/k_detail/1396900.htm〕
4) Scammon RE：The measure of the body in childhood. The measurement of man, pp. 173-215, Univ. Minnesota Press, 1930.
5) 鳥居　俊：こどもの身体の特徴(総論)．こどものスポーツ障害診療ハンドブック，pp. 1-7, 中外医学社，2013.
6) 田中　栄：骨の発生，成長，維持．標準整形外科学，第12版，pp. 21-34, 医学書院，2014.
7) Kronenborg HM：Developmental regulation of the growth plate. Nature, 423：332-336, 2003.
8) Pritchett JW：Growth plate activity in the upper extremity. Clin Orthop Relat Res, 268：235-242, 1991.
9) Pritchett JW：Longitudinal growth and growth-plate activity in the lower extremity. Clin Orthop Relat Res, 275：274-279, 1992.
10) 水田博志，中村英一：発育期の運動器の特徴．学校における運動器検診ハンドブック，pp. 139-146, 南江堂，2007.
11) 井形高明：スポーツによる運動器過労性障害　総論．MB Orthop, 9：1-3, 1996.

特集／成長期のスポーツ外傷・障害とリハビリテーション医療・医学

Ⅰ．基礎知識―総論―

子どもが低年齢から単一スポーツを続けていることの問題点・対策

高岸憲二[*1] 田鹿 毅[*2]

Abstract 子どもは身体的発達過程において，様々な運動をすることが推奨されているが，将来のエリートスポーツ選手を目指して，単一スポーツを低年齢から行っている子どもたちが多くなっている．単一スポーツを，1週間に長時間，また，1年中行っていると成長している子どもにとって様々な障害が発生し問題が起こってくる．本稿では，日本における成長期のスポーツ現場の現状を全国規模の小学生野球選手に対するアンケート調査からわかった，現在の小学生野球選手の練習の実態を述べるとともに新規に肩・肘痛をきたす因子についても述べる．また，sports specializaton についての最近の考えを海外の論文をもとに紹介する．その対策としては，低年齢から単一スポーツを行うデメリットを医師間で認識するだけでなく，スポーツドクターが現場でコーチを啓発したり，指導者講習会でコーチや家族へ伝えていく必要がある．

Key words スポーツの専門化(sports specialization)，スポーツ障害(sports injury)，若年者(young person)

はじめに

文部科学省は，学校と地域における子どものスポーツ機会の充実を掲げ，子どものスポーツ機会の充実を目指し，今後10年以内に子どもの体力が1985年頃の水準を上回ることができるよう，今後5年間，体力の向上傾向が維持され，確実なものとなることを目標としたスポーツ基本計画を2012年に策定している[1]．しかし，子どもは運動をよくする群とほとんどしない群に二極化していることも指摘され，問題点は運動をほとんどしない群だけでなく，運動をよくする群にも存在する．特に低年齢から1年に8か月以上単一スポーツに集中して続けていることについて海外でも問題視されている[2]．

ここでは子どもが低年齢から単一スポーツを続けていることの問題点・対策を考えるうえで，現在の我が国の子どもたちが行っているスポーツの現状を知る1つのデータとして日本整形外科学会スポーツ委員会および運動器の10年・日本協会(現：運動器の健康・日本協会)が全日本野球協会と協力して行った全国の小学生野球選手のアンケート調査結果を述べるとともに海外で単一スポーツのみを行うこと(sports specializaton と呼ばれる)についての最近の考えを海外の論文をもとに紹介したい．

全国の小学生野球選手に対するアンケート調査

1．『青少年の野球障害に対する提言』について

野球少年に肩・肘障害が数多く発生することを問題視した日本臨床スポーツ医学会は，『青少年の野球障害に対する提言』を1995年に発表してい

[*1] Kenji TAKAGISHI，〒 371-0867 群馬県高崎市上佐野町786-7 医療法人社団山崎会サンピエール病院，名誉院長／群馬大学，名誉教授
[*2] Tsuyoshi TAJIKA，群馬大学医学部整形外科学教室，助教

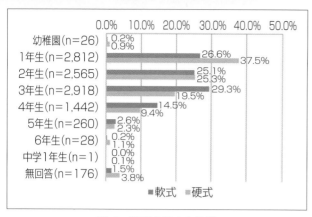

図1. 野球を始めた時期
（文献8より）

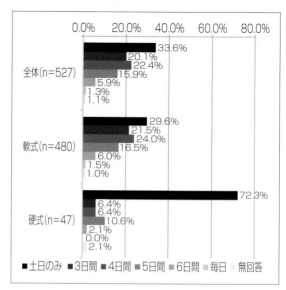

図2. 練習日
（文献8より）

る[3]. 青少年期における野球選手の肩・肘障害について警告を発して，肩・肘障害を予防するために肘障害および肩障害が多く発生する年齢および起こりやすいポジションは投手および捕手であることを明確にし，小学生，中学生，高校生における「練習日数」，「練習時間」および「全力投球数」の上限ならびに「定期的検診」の必要性について言及している.「シーズンオフを設け，野球以外のスポーツを楽しむ機会を与えることが望ましい.」としている. この提言については，医学会ではシンポジウムなどで何度も取り上げられ，野球における青少年の肩・肘障害とともにスポーツ医学に興味のある医療関係者の間ではこの提言はよく知られている. しかし，現在各地で行われている野球少年の検診で多くの野球少年たちに肩・肘障害が発見され，外来に肩や肘の痛みを訴えて受診する生徒も後を絶たず[4)~7)]，スポーツ医学に関心を持っている多くの整形外科医は野球の現場でこの提言がどの程度守られているかについて常々疑問を感じていた. 今回，筆者は日本整形外科学会スポーツ委員会および運動器の10年・日本協会（現：運動器の健康・日本協会）のメンバーの1人として全日本野球協会と協力して3年間に全国の延べ3万人の小・中学生に対してアンケート調査を行うことができたので，小学生野球選手について結果を述べる.

2. 小学生野球選手へのアンケート調査

アンケート調査の目的はオーバートレーニングが懸念されている小学生野球チームの現状を把握することで，肩・肘障害予防対策の基礎資料とすることである. 2014年度，2015年度と2回，全日本野球協会に所属する軟式ならびに硬式野球団体チームの指導者および小学生野球選手を対象にアンケート調査を行った[8)9)]. ここでは2014年度に行った初回調査結果を中心に述べる.

1）小学生野球に対する初回アンケート調査[8]

初回アンケート調査に対する回答者は10,228名である[8]. 練習状況に対する活動状況野球開始時期は，軟式・硬式野球合わせて小学3年生までに全体の81.3%，8,321人が始めており，硬式野球では小学1年生までに始めた選手が約38%と非常に多い（図1）. また，小学6年生のうち773人（26.0%）が5年以上野球を継続していた. ごくわずかであるが，幼稚園から野球チームに属している子どもがいた. 練習量については，土日だけの練習が全体の約1/3を占め，硬式野球は72.3%であり，軟式野球は約3割であった（図2）. 軟式野球は約半数の選手が日本臨床スポーツ医学会の提言を守らずに週4日以上練習もしくは試合をしていた. 練習時間については，平日は1日2~3時間が205チーム（38.9%）と多く，土曜・日曜ともに7時間以上が20%以上と割合が高かった. 年間

表 1. 所属チームのシーズンオフと痛みの関係

シーズンオフ期間	全体	痛みがあった選手	うち肩・肘の痛み
特に設けていない	3,073人(30.0%)	1,842人(59.9%)	1,173人(38.2%)
1か月	1,057人(10.3%)	608人(57.5%)	421人(39.8%)
2か月	2,616人(25.6%)	1,532人(58.6%)	940人(35.9%)
3か月	2,271人(22.2%)	1,244人(54.8%)	784人(34.5%)
4か月	867人(8.5%)	453人(52.2%)	291人(33.6%)
無回答	344人(3.4%)	201人(58.4%)	133人(38.7%)

(文献8より)

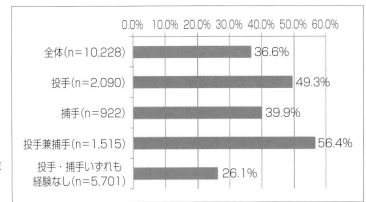

図 3. 肩, 肘の痛みの経験
(文献8より)

試合数は，全体では50試合未満が最も多く25.6%，50～60試合未満が次いで16.7%，60～70試合未満が13.7%となった．100試合以上は13.9%もあったが，これは軟式野球では15.0%あり，硬式野球はわずか2.1%だった．全体的に軟式野球のほうが，試合数が多かった．シーズンオフを試合しない時期と定義してコーチに尋ねたところ，特にシーズンオフを設けていないチームに所属している選手が30%いた(**表1**)．3か月以上のオフを設けているのは全体の30.7%に過ぎない．寒冷地などの地域差を考慮する必要があるが，オフを設けていないチームが目立った．

2）初回アンケート調査における選手の痛み(肩・肘痛)について[8]

痛みについては全体の選手10,228人のうち，5,880人(57.5%)が何らかの痛みを経験している[8]．また，痛みを経験したと回答した選手のうち，投手経験者は1,428人(投手の68.3%)，捕手経験者は586人(捕手の63.6%)，投手・捕手兼任は1,156人(兼任の76.3%)を占めた．投手・捕手いずれも経験のない選手(野手)は5,701人で，そのうち痛みを経験した選手は2,710人(野手の47.5%)となっている．

肩・肘の痛みを経験した選手については全体で36.6%であり，投手兼捕手が56.4%と最も多く，続いて投手49.3%，捕手39.9%となり，投手・捕手いずれも経験していない選手は26.1%と最も少なかった(**図3**)．このうち実際に整形外科に通院していたのは11.0%に過ぎなかった[2]．また，指導者のアンケートでは選手の身体の痛みチェックを半分程度しか行っていなかった．明らかにオーバートレーニングの状態であることが考えられた．

3）2回目のアンケート調査における選手の痛み(肩・肘痛)について[9]

初年度に練習しすぎであることを報告したにもかかわらず翌年の調査でも初回調査に比べて1日ならびに1週間の全力投球数は減っていないことや肩・肘痛がない選手は毎週月曜日に肩・肘関節のセルフチェックを十分に施行していないことがわかった[9]．痛みがあっても投球を続けている選手や病院を受診していない選手も存在していた．また肩・肘痛の発生は硬式野球と軟式野球との間には差はなく，高学年，投手や捕手のポジション，1日の全力投球数が多いことなどが肩・肘痛と関連していた[10](**表2**)．その結果をもとにして野球

表 2. 新規肩肘痛に関する因子（多変量解析）

	オッズ比 (95%信頼区間)	P値
性　少年：少女	1.690 (1.089-2.623)	P＜0.02
Rohrer 指数	1.001 (0.997-1.005)	P＜0.74
学年	1.122 (0.953-1.320)	P＜0.17
年齢	1.287 (1.115-1.484)	P＜0.001
経験年数	1.002 (0.942-1.065)	P＜0.96
1年間の試合数　100試合以上：100試合未満	1.055 (0.865-1.286)	P＜0.60
オフシーズンの期間　3か月以下：4か月以上	1.003 (0.776-1.297)	P＜0.98
練習日数/週　4日以上：3日以下	0.998 (0.835-1.193)	P＜0.99
練習時間/平日　3時間以上：2時間以下	0.786 (0.605-1.023)	P＜0.08
練習時間/週末　3時間以上：2時間以下	1.418 (0.801-2.509)	P＜0.24
1週間の総練習時間	1.006 (0.982-1.030)	P＜0.66
ポジション　投手：野手	1.434 (1.178-1.745)	P＜0.001
ポジション　捕手：野手	1.404 (1.123-1.755)	P＝0.003
全力投球数/日　50球以上：50球未満	1.282 (1.082-1.520)	P＝0.004
全力投球の日数/週　＞3日：＜4日	1.095 (0.891-1.346)	P＜0.40
全力投球数/週　100球以上：＜100球未満	1.132 (0.934-1.372)	P＜0.21
使用球　硬球：軟球	0.883 (0.662-1.177)	P＜0.40

（文献 10 より）

表 3. 『長く野球を楽しむための10の提言』

① 全力投球数が1日50球以上や週に200球を超える選手の障害の発生率は明らかに高い．将来とも長く野球が続けられるよう，全力投球はこれ以下の数をしっかり守ること．
② 小学生の練習は，1週間に3日以内，1日3時間を超えないこと．
③ 練習前後のウォームアップ，クールダウンには十分な時間をかけ，少なくとも20分以上を励行すること．
④ 毎週月曜日をセルフチェックの日と定め，指導者や保護者は，身体の痛みや肘の曲げ伸ばしの範囲に注意すること．
⑤ 少子化でチームの人数が少ない場合，特定の選手に過重な負担がかからないように配慮すること．
⑥ 障害の発生の初期段階では4, 5日練習を休むと痛みがなくなることがある．まだ少しでも痛みがあるときや再び痛みが出たときは整形外科受診が望ましい．
⑦ 練習以外の自宅でのトレーニングが過重にならないこと．身体の緊張をほぐすため1日数回のストレッチを習慣づけるように指導し，過剰な筋力トレーニングは行わせないこと．
⑧ 全力投球をしないシーズンオフを少なくとも3か月設けること．例えば守備練習で捕球のみとし，全力送球をしない練習内容とする．
⑨ 1人の選手が1年間で出場するのは70試合以内とするのが望ましい．
⑩ スポーツ障害の予防は，指導者・保護者の緊密な連携が大切で，整形外科専門医の定期的な検診を受ける仕組みを設けること．

（文献 8 より）

指導者，保護者ならびに小学生野球選手を対象にして『長く野球を楽しむための10の提言』を発表した[9]（表3）．これは野球の指導者ばかりでなく，選手および選手の保護者も対象にしていつまでも野球を続けることができるように選手の肩・肘障害発生防止を目標にしている．スポーツ障害の予防は，指導者・保護者の緊密な連携が大切であり，整形外科専門医の定期的な検診を受ける仕組みを設けることを推奨した．

海外における単一スポーツに対する考え方

子どもの発達初期においては様々な運動を行うことが将来のためには良いと考えられている[11]．しかし，海外においても若いうちから単一スポーツをすることの若年化が進んでいる．若い選手に他のスポーツを辞めて1つのスポーツを選択するようにさせているのはコーチだと指摘されている．海外においては集団スポーツをする子どもは1年間に8か月以上単一のスポーツを行うべきでなく，1週間に選手の年齢以上の時間数のスポーツ（例えば，14歳であれば，14時間以上スポーツを行う）をすべきではなく，合計して週16時間を超えるべきではないとしている[2]．怪我などの医学的理由によりトーナメントからの離脱をした

米国のテニス協会の青少年テニス選手を調べ，テニスだけを行っている選手は過去1年間に怪我をすることが多く，トーナメントから離脱した選手は1週間により多くトレーニングしていた[12]．アメリカの少年野球団体はアメリカ大リーグと協力して青少年投手の肘障害を予防するために"Pitch Smart"を発表しており，投手は1年間の内，毎年4か月間は投げないこと，少なくとも2～3か月間は連続して投げないことを提唱している[13]．Postらは，12～18歳までの2,011人の選手たちを対象に単一スポーツへの特化の程度，年毎および週毎のスポーツ競技を行う度合い，および損傷歴に関するアンケート調査を行っている[14]．単一スポーツへの特化については軽度，中等度，高度に分類している．現在の推奨される時間（1年間および1週間内で）以上の練習や試合を1年間に何か月，一週間に何時間したか調べた．高度に専門化した選手は専門性が低い選手に比べてあらゆる種類の損傷歴や使いすぎ損傷歴を過去1年間で経験していた．1年間に8か月以上単一スポーツを行っている競技者は上肢の使いすぎ損傷や下肢の使いすぎ損傷を経験していた．1週間に自分の年齢よりも多い時間，スポーツに参加する選手はどのタイプの損傷においてもより損傷が起こりやすかったと単一スポーツを行う程度と1年間の損傷歴との関係について述べている．

単一スポーツを低年齢から続けていることの問題点として，身体的デメリットについて述べたが，その対策としては親やコーチが単一スポーツを低年齢から続けることのデメリットを知り，少なくとも低年齢の時代には，色々なスポーツを行うことにより多様な神経系を発達させることの重要性を再認識させる必要がある．単一スポーツを一年中行うことなく，年間少なくとも4か月間のシーズンオフを設けて他のスポーツを行わせることが望まれる．また，スポーツに関心のある医師としては低年齢から単一スポーツを行うことは障害が起こりやすいことをスポーツ界，特に現場のコーチなどへ伝えていく必要がある．

文 献

1) 文部科学省：スポーツ基本計画．平成24(2012)年3月30日．〔http://www.mext.go.jp/component/a_menu/sports/detail/__icsFiles/afieldfile/2012/04/02/1319359_3_1.pdf〕
2) Myer GD, et al：Sport Specialization, Part Ⅰ：Does Early Sports Specialization Increase Negative Outcomes and Reduce the Opportunity for Success in Young Athletes？ Sports Health, 7(5)：437-442, 2015.
3) 日本臨床スポーツ医学会学術委員会：青少年の野球障害に対する提言．日本臨床スポーツ医学会誌，13(Suppl)：241-242, 2005.〔http://www.rinspo.jp/pdf/proposal_03-1.pdf〕
4) Maruyama M, et al：Diagnosis and treatment of osteochondritis dissecans of the humeral capitellum. J Orthop Sci, 23(2)：213-219, 2018.
5) Matsuura T, et al：Risk factors for shoulder and elbow pain in youth baseball players. Phys Sportsmed, 45(2)：140-144, 2017.
6) Tajika T, et al：The morphologic change of the ulnar collateral ligament of elbow in high school baseball pitchers, with and without symptoms, by sonography. J Shoulder Elbow Surg, 25(8)：1223-1228, 2016.
7) Shitara H, et al：Shoulder Stretching Intervention Reduces the Incidence of Shoulder and Elbow Injuries in High School Baseball Players：a Time-to-Event Analysis. Sci Rep, 7：45304, 2017.
8) 全日本野球協会，日本整形外科学会，運動器の10年・日本協会：平成26年度少年野球（軟式・硬式）実態調査報告．平成27(2015)年4月5日．〔https://www.joa.or.jp/media/comment/pdf/2014_survey_childrensbaseball.pdf〕および〔http://www.bjd-jp.org/news/doc/2014_survey_childrensbaseball.pdf〕
9) 全日本野球協会，日本整形外科学会，運動器の10年・日本協会：平成27年度少年野球（軟式・硬式）実態調査報告．平成28(2016)年5月24日．〔https://www.joa.or.jp/media/comment/pdf/2016_survey_childrensbaseball.pdf〕および〔http://www.bjd-jp.org/news/doc/2015_survey_childrensbaseball.pdf〕
10) Takagishi K, et al：Shoulder and elbow pain in elementary school baseball players：The results

from a nation-wide survey in Japan. *J Orthop Sci*, **22**(4)：682-686, 2017.

Summary　学童期野球選手の全国調査により，肩肘痛発生の頻度は，男子，1日全力投球数，投手，捕手，高学年が高い．

11) Jayanthi N, et al：Sports specialization in young athletes：evidence-based recommendations. *Sports Health*, **5**(3)：251-257, 2013.

12) Jayanthi N, et al：Training and sports specialization risks in junior elite tennis players. *J Med Sci Tennis*, **16**(1)：14-20, 2011.

13) Major League Baseball UB：Pitch smart. 2018.〔http://m.mlb.com/pitchsmart〕

14) Post EG, et al：The Association of Sport Specialization and Training Volume With Injury History in Youth Athletes. *Am J Sports Med*, **45**(6)：1405-1412, 2017.

Summary　単一スポーツへの高度な特化は損傷と関係し，推奨時間以上にスポーツする選手は使いすぎ損傷を起こす．

特集／成長期のスポーツ外傷・障害とリハビリテーション医療・医学

I．基礎知識—総論—

子どものスポーツ外傷に対するリハビリテーション

黒柳　元[*1]　植木美乃[*2]　浅井友詞[*3]
森本浩之[*4]　和田郁雄[*5]

Abstract　成長期の筋骨格組織の特徴として，骨密度は成人期に対して低く，骨の成長に応じて筋の柔軟性が低下する．また，運動時の姿勢コントロールに必要な反応時間（俊敏性）は，17歳頃に最速となる．筋力に関しては大学生と比較し，小・中学生では明らかに低いことが報告されている．成長期におけるスポーツ外傷の種類は，中学生では骨折が多く，高校生になると足関節捻挫が最も多くを占め，次いで膝関節の外傷，四肢の筋損傷が挙げられる．

成長期のスポーツ外傷の特徴としては，神経筋機能の変化や急性期の治療（固定など）による筋の伸張性の低下や筋力の低下，さらに疼痛や局所の筋疲労によりその部位の感覚入力が低下することが報告されている．したがって，リハビリテーションは外傷局所の機能回復に加え，全身に対する俊敏性や持久性，調整力を向上するため神経筋機能のトレーニングやバランストレーニングを取り入れ，再発予防を含めた総合的なアプローチを行う必要がある．

Key words　成長期（youth），スポーツ外傷（sport injury），神経筋機能のトレーニング（neuromuscular training），バランストレーニング（balance training）

はじめに

成長期には学童期（概ね6〜12歳）と青年期前期（概ね13〜17歳）が含まれ，身長・体重を始め身体の成長が活発な時期である．医学的には骨端線が残存し，力学的には脆弱な組織が残存している．骨密度は，男子で17歳まで有意に上昇し，女子では15歳まで有意に上昇する[1)2)]．骨の長軸成長とともに筋腱複合体が牽引され筋の柔軟性が低下するが[1)]，特に二関節筋である大腿二頭筋や腓腹筋などの伸張性の低下がより強く生ずる[3)]．また，筋力に関しては，中学生や高校生と比較し大学生では明らかに高いことが示され[4)]，さらに運動時の姿勢コントロールに必要な反応時間（俊敏性）は，17歳くらいで最速となることが報告されている[5)]．こうした俊敏性や柔軟性の問題から捻挫や四肢の筋損傷の発症率が高いことも考えられ，成長期特有の要因によりスポーツ外傷のリスクが高まると考えられる[6)7)]．

一方，平衡感覚は7歳前後に確立され，バランス機能は12歳前後で成人に近づきスポーツ動作に必要な姿勢制御が獲得される[8)9)]．

したがって，成長期のスポーツ外傷に対するリハビリテーション（以下，リハ）では，筋の柔軟性

[*1] Gen KUROYANAGI，〒 467-8601 愛知県名古屋市瑞穂区瑞穂町川澄1 名古屋市立大学大学院医学研究科リハビリテーション医学分野，助教
[*2] Yoshino UEKI，同，講師
[*3] Yuji ASAI，日本福祉大学健康科学部リハビリテーション学科，教授
[*4] Hiroyuki MORIMOTO，名古屋市立大学大学院医学研究科リハビリテーション医学分野
[*5] Ikuo WADA，同，教授

や筋力，バランス感覚，身体調整能力を獲得し，スポーツに復帰させる必要がある．そこで，本稿では成長期における骨折，足関節捻挫，筋損傷などのスポーツによる外傷後に対するリハとして，筋機能の改善や持久性，姿勢バランスの獲得を中心としたプログラムを記述する．

成長期外傷の特徴

我が国の成長期におけるスポーツ外傷・障害の医療統計はないが，災害共済給付制度によりまとめられた報告では年間10万人あたり約9,300件と報告されている[10]．中学生では骨折が多く，高校生になると足関節捻挫が最も多くを占め，次いで膝関節の外傷，肉離れが挙げられる[10]．

リハ

リハを行う際は，いずれの外傷においても受傷機転を詳細に聴取し，スポーツの特性と機能の関連性をチェックする必要がある．また，成長期のスポーツ外傷では神経筋機能の変化[11]や急性期の治療(固定など)による筋力の低下[12]が報告されている．さらに，疼痛や局所の筋疲労は，その部位の感覚入力の低下を招くため[13]，疼痛が軽減した後は筋力の向上とともに神経筋機能を高める必要がある[12]．外傷後の活動制限は，全身持久性の低下の原因となり，局所の機能回復とともに早期から全身管理が必要である．

Dohertyらの報告[14]によると，筋力強化トレーニングや神経筋機能のトレーニングはメタアナリシスにより有効性が示され，足関節捻挫，ハムストリングスの断裂，ACL断裂の発生予防に効果的である．

1．局所の機能回復

1）骨　折

骨折に対しては観血的療法または保存療法などの治療が行われ，いずれの場合も局所の安静が必要となる．安静により筋力低下や関節拘縮が引き起こされるが，時期に応じた適切な負荷にて関節可動域トレーニングや筋力強化トレーニングを行い，二次的な障害を最小限に抑えることが重要である．

2）足関節捻挫

足関節捻挫では，特に背屈の関節可動域制限や筋力低下により足関節の機能障害を招き，パフォーマンスの低下が引き起こされる．したがって，関節機能を評価したうえで徒手的なモビリゼーションなどにより足関節の可動域を増大させるとともに[15]，足関節周囲の筋力強化トレーニングや身体の動きに対する反応を高めるために固有受容器への促通を行う[16]．

3）筋損傷

筋断裂部の状態をエコーなどで把握する．筋損傷は局所的な損傷であるが，筋全体の緊張を評価したうえで，超音波などの物理療法やストレッチなどを用いて筋の柔軟性を獲得し，さらに筋力強化トレーニングや神経筋機能のトレーニングを行い下肢全体の機能を改善する必要がある[17]．

2．全身機能の向上

外傷局所の治癒および機能改善の状況に合わせ，身体の静的・動的アライメントを確認し，スポーツ復帰を目的としたアプローチを行う．

1）筋機能の改善

第一に基盤となる筋力を向上させる必要がある．筋力強化には選択的に個々の筋力を向上させる開放性運動連鎖(open kinetic chain；OKC)があり，最大筋力に対して60～80％の負荷が有効とされている．また，閉鎖性運動連鎖(closed kinetic chain；CKC)では，スクワットのように荷重位での複合的な関節運動と相まって筋力強化トレーニングを行う．さらに筋機能の向上には，最大筋力に達する到達時間の短縮をはかる必要もあり，筋の反応速度を向上させるためには，力の立ち上がり率(rate of force development；RFD)の指標をもとに瞬間的な力の発揮能力を高める必要がある[18]．

2）持久性

持久性は呼吸循環機能からみた全身持久性と筋の持久性に分けられる．全身持久性は患部の保護を優先し，ハンドエルゴメータや自転車エルゴ

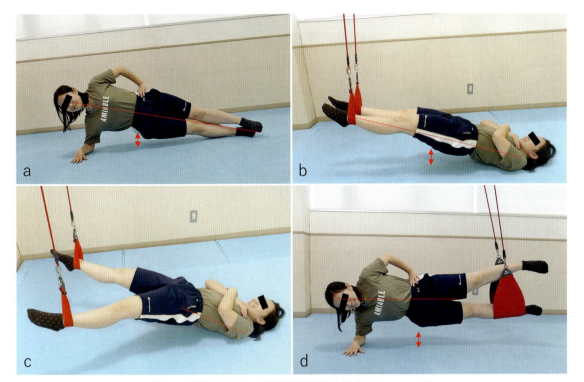

図 1. 体幹固定による骨盤周囲筋筋力強化トレーニング
a：肘支持による側臥位での骨盤挙上.
b：足関節部を吊り上げ，体幹固定位で骨盤挙上.
c：b より骨盤を保持し，股関節を外転する.
d：下肢を吊り上げ，肘支持による側臥位での骨盤挙上，その後対側の股関節外転.

メータなどのエアロビックな運動を低負荷で行う．筋の持久性に関しては，低負荷高頻度での運動を行う．

3）バランストレーニング

トレーニングは運動連鎖を中心に，体幹の安定性を獲得し四肢の運動へとつなげていく[19]．さらに，運動では，周囲の状況を視覚認知し，体性感覚や平衡感覚からの情報を統合させることで身体の静的・動的安定性を獲得する．頭部の回旋運動は，視覚や平衡感覚さらには頚部固有感覚を刺激し，前庭神経核で統合された後に姿勢制御に影響する．したがって，頭部回旋運動や視覚的外乱刺激を加えたトレーニングは，動的な姿勢コントロールの獲得に有効である[20]．

3．トレーニングの実際

身体の動的アライメントを考慮した，神経筋機能のトレーニングやバランストレーニングを紹介する[16)21)22]（図 1～9）．

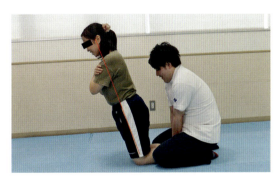

図 2. 遠心性収縮によるハムストリング強化トレーニング
セラピストが両下腿を固定し，体幹を前方に傾斜する．このとき，股関節が屈曲しないように注意する．

まとめ

成長期では，この時期特有のスポーツ外傷を受傷する．骨の長軸成長に伴い筋の柔軟性が低下する一方で，筋力は成人と比較して低い．また，筋の反応速度は遅く姿勢コントロールが確立されて

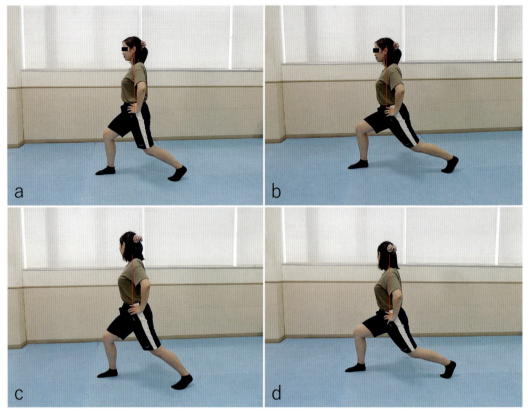

図 3. ランジトレーニングによる大腿四頭筋強化
すべての運動で体幹は正中位とする.
a：立位から浅く下肢を出す.
b：立位から深く下肢を出す.
c：頭部を回旋しながら a を行う.
d：頭部を回旋しながら b を行う.

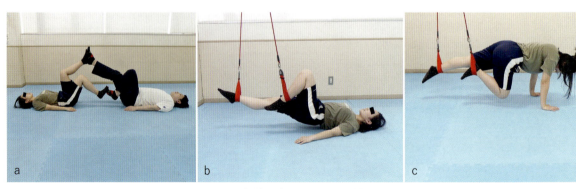

図 4. 体幹固定位での下肢屈伸運動
a〜c のいずれの運動も体幹を固定し, 下肢の交互運動を行う.

いない時期である. そこで, 成長期には身体の柔軟性を獲得するとともに, 筋機能の改善を目的とした筋力強化トレーニングや神経筋機能のトレーニングを取り入れた総合的な治療が必要となる.

文 献

1) 鳥居　俊：成長期のスポーツ外傷・障害の特徴. 関節外科, **32**：230-235, 2013.
2) 伊藤千夏：成長期における骨量の年齢別推移および身体組成との関連. 日栄・食糧会誌, **59**：221-227, 2006.

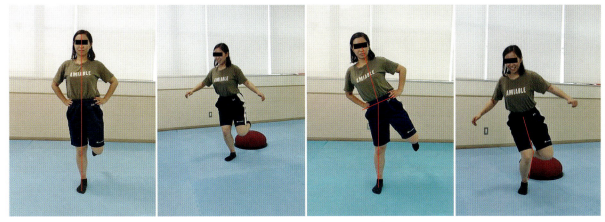

図 5．ジャンプより一側下肢での着地
着地時は下肢，体幹，頭部が正中位となるよう姿勢をコントロールする．
また，下肢のアライメントが toe in, knee out にならないように注意する．

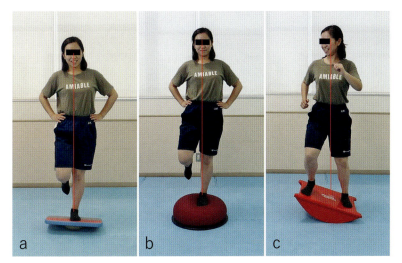

図 6．バランストレーニング
a：バランスボード上で片脚立位をとる．このとき，体幹・頭部は正中位となるようにする．
b：不安定な半球上で片脚立位をとる．さらに頭部回旋や視覚的外乱刺激を加える．
c：体幹・頭部を正中位とし，ランニングを行う．さらに，頭部回旋や視覚的外乱刺激を加える．

3) Krivickas LS：Anatomical factors associated with overuse sports injuries. *Sports Med*, **24**：132-146, 1997.
   Summary スポーツ障害は，外的要因である誤ったトレーニング方法や環境要因，内的要因である骨アライメント，柔軟性などが原因で引き起こされる．
4) 浦辺幸夫：成長期のスポーツ外傷・障害の予防．PTマニュアル スポーツ理学療法，pp. 35-40, 医歯薬出版，2006．
5) 日田勝子：学童期の発達．大城昌平(編)，リハビリテーションのための人間発達学，第2版，pp. 71-86, メディカルプレス，2015．
6) Stracciolini A, et al：Injury Prevention in Youth Sports. *Pediatr Ann*, **46**：99-105, 2017.
   Summary 小児における一般的な外傷のリスク要因と，その予防方法についての総説である．
7) Frisch A, et al：Injuries, risk factors and prevention initiatives in youth sport. *Br Med Bull*, **92**：95-121, 2009.
   Summary 青年期におけるスポーツ障害予防に関する総説である．

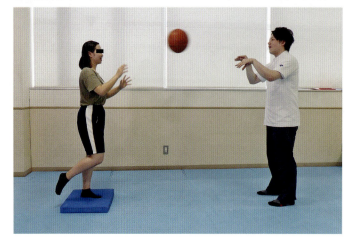

図 7.
課題負荷によるバランストレーニング
バランスパッド上でボールパスなどの課題を行う.

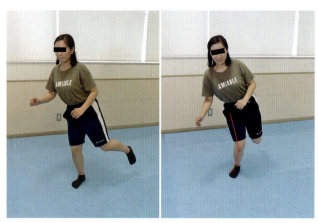

図 8. ランニングエクササイズ
ランニング時, 下肢のアライメントは toe in, knee out にならないように注意する.

8) Shumway-Cook A, et al：The growth of stability：postural control from a development perspective. *J Mot Behav*, **17**：131-147, 1985.
9) Young YH：Assessment of functional development of the otolithic system in growing children：a review. *Int J Pediatr Otorhinolaryngol*, **79**：435-442, 2015.
10) 奥脇　透：成長期スポーツ外傷・障害の現状. 臨スポーツ医, **33**：1024-1030, 2016.
11) Lepley LK, et al：Neuromuscular Alterations After Ankle Sprains：An Animal Model to Establish Causal Links After Injury. *J Athl Train*, **51**：797-805, 2016.
12) Fulton J, et al：Injury risk is altered by previous injury：a systematic review of the literature and presentation of causative neuromuscular factors. *Int J Sports Phys Ther*, **9**：583-595, 2014.

Summary　足関節捻挫に対する非ステロイド抗炎症薬と早期の運動療法は疼痛, 腫脹, 機能改善

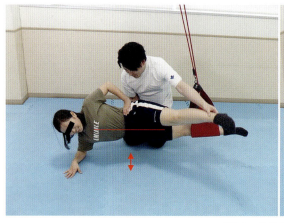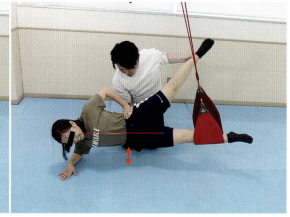

図 9. 分離動作の獲得
肘関節支持にて下肢を吊り上げ, 体幹を固定して股関節を外転し, 下肢の分回し運動を行う.

に有効であることがメタアナリシスによって示された．

13) 板谷　厚：感覚と姿勢制御のフィードバックシステム．バイオメカニズム会誌，39：197-203, 2015.

14) Doherty C, et al：Treatment and prevention of acute and recurrent ankle sprain：an overview of systematic reviews with meta-analysis. *Br J Sports Med*, 51：113-125, 2017.

15) Loudon JK, et al：The efficacy of manual joint mobilization/manipulation in treatment of lateral ankle sprains：a systematic review. *Br J Sports Med*, 48：365-370, 2014.

16) Schiftan GS, et al：The effectiveness of proprioceptive training in preventing ankle sprains in sporting populations：a systematic review and meta-analysis. *J Sci Med Sport*, 18：238-244, 2015.

17) Opar DA, et al：Hamstring strain injuries：factors that lead to injury and re-injury. *Sports Med*, 42：209-226, 2012.

18) Maffiuletti NA：Rate of force development：physiological and methodological considerations. *Eur J Appl Physiol*, 116：1091-1116, 2016.

19) 大江　厚：コアスタビリティトレーニング再考―運動連鎖の視点から―．理学療法，34：868-878, 2017.

20) 浅井友詞ほか（編，著）：前庭機能低下症に対するリハビリテーション．前庭リハビリテーション めまい・平衡障害に対するアプローチ，pp. 92-125，三輪書店．2015.

21) Emery CA, et al：Neuromuscular training injury prevention strategies in youth sport：a systematic review and meta-analysis. *Br J Sports Med*, 49：865-870, 2015.
　Summary　神経筋トレーニングは，下肢の外傷を予防するために有効な方法であることがメタアナリシスによって示された．

22) Lauersen JB, et al：The effectiveness of exercise interventions to prevent sports injuries：a systematic review and meta-analysis of randomised controlled trials. *Br J Sport Med*, 48：871-877, 2014.
　Summary　筋力強化トレーニング，固有感覚トレーニングはスポーツ外傷を予防するために有効な方法であることがメタアナリシスによって示された．

特集／成長期のスポーツ外傷・障害とリハビリテーション医療・医学

Ⅰ．基礎知識—総論—

子どものスポーツ障害に対するリハビリテーション

石谷勇人[*1]　高村　隆[*2]　菅谷啓之[*3]

Abstract　子ども（成長期）のスポーツ障害は，繰り返しの練習によるオーバーユースと発達・発育途上の身体特性に起因したものが多く，運動時の疼痛が主訴となることが一般的である．その治療や予防には，単に柔軟性低下をきたしている筋群へのストレッチだけでなく，成長期の身体的特性を理解し，選手個々の成長に合わせた指導に加えて，セルフケアの教育を含めたリハビリテーション（以下，リハ）が重要である．
　本稿では，子どもの時期でも特にスポーツが盛んな成長期に焦点を当て，身体的特徴や発達・発育に応じたトレーニング，当院の成長期のスポーツ障害の調査結果，成長期のスポーツ障害に対するリハを解説する．スポーツ障害の調査では部位別，診断名別，スポーツ別など，カテゴリー別に発生件数を算出し，リハでは成長期の投球障害および膝痛を取り上げ，我々が実際に実施している評価，理学療法，そして食事，睡眠，セルフケアを含めた再発予防への取り組みを解説する．

Key words　成長期（growth period），スポーツ障害（sports disorders），オーバーユース（overuse），リハビリテーション（rehabilitation）

子ども（成長期）の身体的特徴

　成長期とは文字通り身体成長の活発な時期を指すが，一般的に10歳前後の身体成長が加速する時期から，年間身長増加量が1cm未満となる（成長期終了の定義）直前までの時期[1]と考えられている．

　成長期の身体的特徴を理解する手段として，「Scammonの発達・発育曲線」[2]が知られている．成長期は神経型がほぼ完成に近づくが，筋肉や骨などの一般型の発育が未熟なため，高強度（長時間・高負荷）のトレーニングではなく，軽い負荷で持続的な運動を実践し，技術や動作習得のための反復練習が重要視される時期でもある[3]．後半には，呼吸・循環器系などの一般型が急激に発育するため，有酸素運動など持久力系トレーニングの負荷を上げ始める．しかし，骨長が活発に成長する時期となるため，筋のタイトネスが出現し，スポーツ障害が多発する時期でもあるため，成長期の発達・発育に応じたトレーニングおよびリハビリテーション（以下，リハ）が重要であると考える．

当院における成長期のスポーツ障害の調査

　当院の2017年に来院した成長期のスポーツ障害調査についての詳細を以下に紹介する．

1．部位別にみたスポーツ障害の発生件数（図1）

　膝関節や足関節などの下肢が多く，次に肘関節，胸腰部が多かった．

2．診断別にみたスポーツ障害の発生件数（図2）

　上腕骨内側上顆炎，膝関節周囲炎，肩回旋腱板症候群の順に多かった．当院は野球・ソフトボール選手が多く，上腕骨内側上顆炎，肩回旋腱板症

[*1] Hayato ISHITANI, 〒273-0032 千葉県船橋市葛飾町2-351　船橋整形外科西船クリニック理学診療部
[*2] Takashi TAKAMURA, 船橋整形外科病院スポーツ医学・関節センター特任理学診療部，特任理学診療部長
[*3] Hiroyuki SUGAYA, 船橋整形外科病院スポーツ医学・関節センター，スポーツ医学・関節センター長

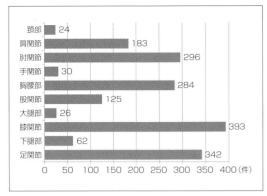

図 1. 部位別にみたスポーツ障害の発生件数

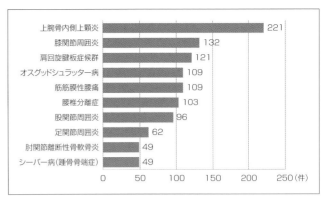

図 2. 診断別にみたスポーツ障害の発生件数

候群，肘関節離断性骨軟骨炎などの投球障害による疾患が多いのが特徴である．

3．スポーツ別にみたスポーツ障害の発生件数（図3）

当院では野球・ソフトボール選手が最も多く，続いてサッカー選手，バスケットボール選手の順に多かった．

成長期のスポーツ障害に対するリハ

成長期のスポーツ障害は，筋のタイトネスが出現して疼痛が初発症状となることが一般的である．本項では当院の調査結果で多かった投球障害と膝痛に対するリハを解説する．

1．成長期の投球障害に対するリハ
1）成長期の投球障害について

成長期の野球選手に多い投球障害は，上腕骨近位骨端線離開，肘関節離断性骨軟骨炎，上腕骨内側上顆炎である．

上腕骨近位骨端線離開は，リトルリーガーショルダーと呼ばれ，コッキング期からフォロースルー期における肩外転外旋位から急速に内旋する切り返しやフォロースルー期の牽引のストレスが，力学的に弱い上腕骨近位骨端線部に離開を生じさせると考えられる．

肘関節離断性骨軟骨炎は，アクセレレーション期に肘関節外側に圧迫力が加わり，上腕骨小頭の骨軟骨が剝がれてくる障害である．治療方針は保存的修復を目指し，投球禁止期間を設けて全身調整のために理学療法を選択し経過観察をする．

上腕骨内側上顆上炎は，アクセレレーション期に肘関節内側に牽引ストレスが加わり，上腕骨内

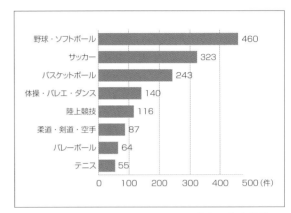

図 3. スポーツ別にみたスポーツ障害の発生件数

側上顆下端の骨軟骨が牽引され微細損傷が生じる．前腕内側筋群の収縮・伸張時痛などの症状が出現するが，理学療法で症状が消失すれば，投球を再開し段階的に競技復帰できる．

成長期の投球動作は，成人と比べて肘下がりで重心位置が高く，体幹の回旋がうまく使えていないと報告されている[4]．筆者ら[5]は成長期の野球選手を投球障害の有群と無群で比較したところ，有群は無群と比較して，股関節開脚位での体幹前傾や踵を接地したままでのしゃがみ込みなどができない選手が多く，股関節や足関節の可動域低下を報告している．そのため，成長期の投球障害に対するリハとして，患部だけでなく，全身の可動域，投球フォームを評価し，指導していく必要がある．

2）成長期の投球障害に対する理学療法評価

a）疼　痛：選手が痛みを訴える疼痛部位に加えて，上腕骨近位骨端線付近，上腕骨小頭付近，上腕骨内側上顆付近に痛みや腫れがないかを確認する．

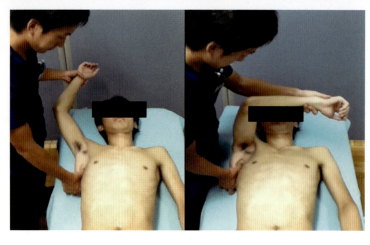

図 4.
肩関節・肩甲帯の柔軟性評価
　a：CAT（combined abduction test）
　b：HFT（horizontal flexion test）

b）関節可動域・柔軟性（患部，全身）：成長期の投球障害に対しては，単純な肘関節・肩関節の可動域測定だけでなく，複合的な柔軟性の評価をする必要がある．肩関節は関節複合体として運動を遂行しているため[6]，我々は，肩関節・肩甲帯の柔軟性評価として，CAT（combined abduction test），HFT（horizontal flexion test）をしている（図4）．また，下肢・体幹の関節可動域制限は肘・肩関節のメカニカルストレスの増大につながるため，全身の柔軟性評価として，しゃがみ込みテスト，FFDテスト（finger floor distance test）などの評価を行っている．

c）投球フォーム：成長期における投球フォーム動作の未熟は，オーバーユース，コンディショニング不良とともに投球障害の要因の1つに挙げられる．我々は臨床現場にて，タオルを使用して投球フォームを評価している．評価ポイントとしては，①ワインドアップ期にしっかり立てているか，②テイクバックが大きすぎていないか，③コッキング期に肘が下がっていないか，④グローブは使えているか，⑤重心移動はスムースにできているかなどを評価している．

3）成長期の投球障害に対する理学療法

a）ストレッチ：筋の伸張痛や収縮時痛に対しては，アイシングに加えてストレッチを指導している．①前腕筋群のストレッチ（前腕内側筋群，前腕外側筋群），②肩関節周囲筋のストレッチ（大胸筋，広背筋，図5），③股関節周囲筋のストレッチ（殿部筋，大腿後面筋，大腿前面筋）など，必ず練習前後に行うよう指導している．

b）肩甲帯・胸郭のエクササイズ：成長期の投球障害を予防するうえで肩甲帯や胸郭の可動性は重要と考える．我々は，抗動下での複合関節運動としてCKC（closed kinetic chain）にてCATエクササイズやエルボーローテーション（図6）など，肩甲帯・胸郭の屈曲伸展，胸郭回旋可動域が拡大するエクササイズを指導している．

c）肢のエクササイズ：成長期は下肢の機能や使い方が未熟であるため，片脚での支持，前方や側方へのスムースな重心移動ができないことがみられる．我々は，基本動作である片脚立ち，母趾球で地面を蹴ることを意識させた反復横跳び，片脚の前方や側方ジャンプからの静止などを指導している．

d）投球フォーム改善のためのエクササイズ：選手個々の投球フォーム動作の未熟な部分に応じて，改善のためのエクササイズを指導する．我々は，ワインドアップ期にて体幹の後傾や動揺がみられている場合には，軸脚での片脚立位保持を行っている．また，加速期からボールリリースまでの間において，腰椎での回旋や上肢に依存した投球動作がみられている場合には，フットプラントの姿勢から股関節を中心に回旋するピッチングローテーションを行っている（図7）．

2．成長期の膝痛に対するリハ

1）成長期の膝痛について

成長期の膝関節に多いスポーツ障害として，膝関節下部に痛みを生じるOsgood-Schlatter病，

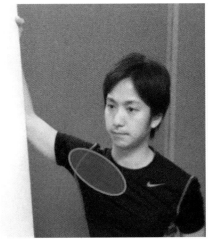
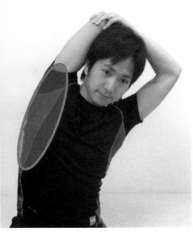

図 5.
肩関節周囲筋のストレッチ
　a：大胸筋のストレッチ
　b：広背筋のストレッチ

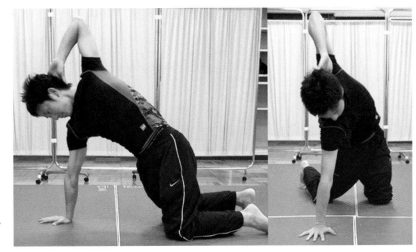

図 6.
エルボーローテーション

ジャンパー膝などがあり，治療は基本的に保存療法であり，スポーツ活動量の調整や休止，下肢の柔軟性改善が中心であり[7]，症状は徐々に改善するが，発生要因である下肢筋群の柔軟性低下，動的アライメント不良などを改善しなければ再発を繰り返す恐れがある．そのため，成長期の膝痛に対しては，発生要因である機能や動作の改善が重要と考える．

2）成長期の膝痛に対する理学療法評価

a）関節可動域：成長期の膝痛に対しては，患部の膝関節の可動域測定だけでなく，隣接している股関節や足関節の可動域も評価する必要がある．

b）下肢筋群の柔軟性：成長期の膝痛の発生要因の1つに大腿四頭筋のタイトネスが挙げられる．また，腸脛靱帯の緊張に強く関与する大腿筋膜張筋の柔軟性低下も併発することが多い[8]．

我々は，股関節，膝関節をまたいでいる二関節筋の大腿直筋，大腿筋膜張筋の柔軟性の評価としてHBD(heel buttock distance，踵殿距離テスト)，Ober test を実施している．成長期には骨長が急速に成長し，筋のタイトネスが出現しやすいため，定期的に下肢筋群の柔軟性を評価する必要がある．

c）動的アライメント：成長期は下肢筋群の柔軟性低下だけでなく，ステップやジャンプの着地動作時などに toe-out や knee-in などの動的アライメント不良が起こっている可能性が考えられる．我々は，スクワット動作の動的アライメント評価・フォーム指導を実施している(図8)．

3）成長期の膝痛に対する理学療法

a）下肢筋群のストレッチ：成長期の膝痛に対して大腿前面筋群，ハムストリングスのストレッチを指導している(図9)．成長期の選手は，過度

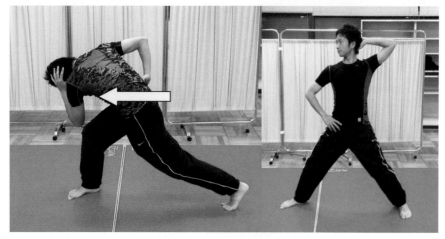

図 7. ピッチングローテーション

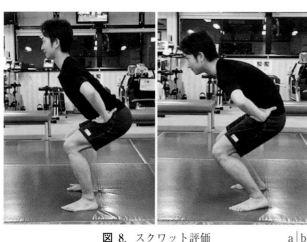

図 8. スクワット評価　　　　　a|b
a：良いスクワット
b：悪いスクワット：骨盤後傾，膝が足部より前に出ている．

な筋緊張や代償動作を伴った不適切なストレッチ方法をしてしまうことがあるため，本人だけでなく保護者や指導者にも適切はストレッチ方法を指導する必要がある．

b）体幹・下肢筋群の筋力強化：下肢筋群の柔軟性改善に加えて，体幹・下肢筋群の筋力強化を行う必要がある．下肢ではスクワット（**図8**）やフロントランジ動作では，膝関節が toe-out, knee-in しないよう注意して指導する．体幹筋群の強化は，四つ這い位で手と脚をクロスに挙上させ，動揺しないようキープさせるクロスエクステンションを指導している．

再発予防への取り組み

1．セルフケア（自己管理）

成長期のスポーツ障害を予防するために，選手個々の十分なセルフケア（自己管理）が重要であり，日ごろから身体の柔軟性をチェックする習慣を身につけさせている．我々は，選手自らで全身の柔軟性がチェックでき，タイトネスの部位に応じたストレッチを紹介したパンフレットを配布している（**図10**）．障害予防の視点から，このような習慣を小さい頃から身につけることが重要であり，ケアの重要性，必要性を教育し，選手個々のケアに対する意識が高まるよう努めている．

2．食　事

朝・昼・夕飯と3食きちんと食べることが基本であり，肉・魚・野菜など偏りなくバランス良く食べることが重要である．特に成長期の選手は，日常生活やスポーツをするための栄養に加えて，日々成長するための栄養を取らなければならない．また，朝食を食べる習慣づけが大事であり，欠食すると1日に必要な栄養量が不足し，練習中の集中力の低下，熱中症の発症につながる恐れがある．また練習量が多い場合には，練習前後におにぎりやサンドイッチなどの補食を摂取することで，エネルギー補給，疲労回復に努めることが重要である．

3．睡　眠

睡眠は疲労を回復させるだけでなく，身体の成長に大きな役割を持っている．成長ホルモンは睡

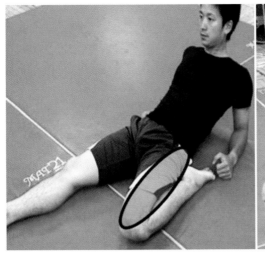
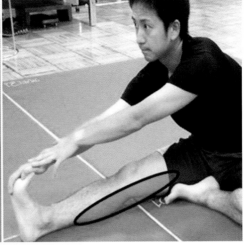

図 9. 下肢筋群のストレッチ
a：大腿四頭筋のストレッチ
b：ハムストリングスのストレッチ

眠中に多く分泌されるため，成長期の選手にとって，睡眠時間をきちんと確保することはとても重要である．また，質の高い睡眠をとることが大切であり，一般的には22～2時までの間に睡眠をとるのが良いといわれているため[9]．早めの就寝を指導していく．

文　献

1) 鳥居　俊：成長期スポーツ外傷・障害の特徴．関節外科，**32**：10-15，2013.
2) Scammon RE：The measurement of the body in childhood. Harris JA, et al（Eds），The measurement of Man, pp. 173-215, University of Minnesota Press, 1930.
3) 隅田祥子ほか：ジュニア期の発育発達と運動・スポーツ．金岡恒治ほか（編），ジュニアアスリートをサポートする スポーツ医科学ガイドブック，pp. 14-21，メジカルビュー社，2015.
   Summary 発育に沿った発達を促すために，どの要素のトレーニングをいつ重点的に行うかわかりやすく紹介している．
4) 町田明敏ほか：子どもの投球フォーム．肩関節，**26**：577-580，2002.
5) 石谷勇人ほか：ジュニア期の野球選手における投球障害と身体機能の関連性 投球障害予防教室のフィジカルチェックより．専門リハ，**14**：22-25，2015.
   Summary 成長期野球選手における肩・肘関節の投球障害は，下半身の可動域や下肢筋群の柔軟性

下肢のストレッチ

① 股関節　もも裏のストレッチ　10秒×5回
※ おじぎテストができなかった人はしっかりやりましょう

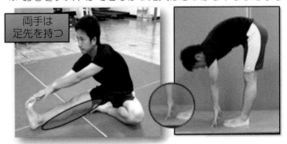

② 足関節　ふくらはぎのストレッチ　10秒×5回
※ しゃがみ込みができなかった人はしっかりやりましょう

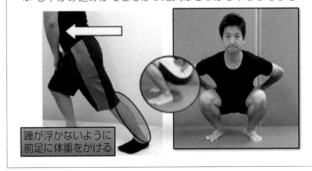

図 10. セルフパンフレット（下肢）

選手自身で定期的にセルフチェックを実施し，タイトネス部位に対して各自でストレッチできるようわかりやすいパンフレットを配布．

が関連していることを明らかにした．

6) 鈴木 智：肩のスポーツ障害に対する理学療法の実際．菅谷啓之ほか（編），肩と肘のスポーツ障害診断と治療のテクニック，pp. 144-157，中外医学社，2012.
   Summary 実際に行っている肩のスポーツ障害に対して，理学療法評価から治療アプローチまでわかりやすく解説している．

7) 堀部秀二ほか：成長期スポーツ傷害の治療戦略 膝のスポーツ傷害．関節外科，27：78-87, 2008.
8) 松尾高行ほか：成長期の膝の痛み 成長期の膝痛に対する理学療法の考え方．臨スポーツ医，31（臨時増刊号）：243-248, 2014.
9) 広瀬統一ほか：成長期に共通するコンディショニング法の留意点を知る．*Coaching Clinic*, 2：12-16, 2013.

特集／成長期のスポーツ外傷・障害とリハビリテーション医療・医学

Ⅱ．成長期のスポーツ外傷・障害について
―部位別の特徴と種目―

成長期の上肢スポーツ外傷・障害
―部位別の特徴および種目関連性について―

瓜田　淳[*1]　岩崎倫政[*2]

Abstract　成長期のスポーツ外傷および障害は成人とは異なり骨や筋肉の成長を念頭に置いて診療にあたる必要がある．この時期に骨は骨端線から伸長していくため牽引力や圧迫力による骨端線での障害が生じることが多い．

成長期における上肢のスポーツ障害では，その競技人口の多さから，野球に伴う野球肩や野球肘を代表とする肩肘関節の障害が多く，いずれも骨端症や骨端線の障害である．野球以外にもバレーボール，バドミントン，テニス，ソフトボールなどのオーバーヘッドスポーツでも同様の障害がみられる．手関節では体操競技による障害が多いが，剣道などによる月状骨軟化症や転倒による橈骨遠位骨端線損傷などがみられる．手指の外傷はすべてのスポーツ障害および外傷のなかで最も頻度が多く骨折，腱損傷，靱帯損傷など多岐にわたる．ボール競技での受傷が多いがすべての競技で生じる可能性がある．

Key words　リトルリーガーズショルダー(little leaguer's shoulder)，野球肘(baseball elbow)，骨端線損傷(epiphyseal injury)，槌指(mallet finger)

はじめに

成長期のスポーツ外傷および障害は成人のスポーツ外傷や障害とは異なり骨や筋肉の成長を念頭に置いて診療にあたる必要がある．一般的に成長期は男子で高校1～2年生，女子では中学3年生くらいまで骨の成長がみられ，それに伴い筋肉も増加してくる．この時期に骨は骨端線から伸長していくため，成人の障害とは異なり骨および関節に牽引力や圧迫力が繰り返されることによる骨端線での障害が生じることが多い[1]．また，急激に骨が成長することで筋肉が相対的に短縮するため筋の柔軟性が低下して体が固くなることでも障害が生じる．

成長期における上肢のスポーツ障害では，その競技人口の多さから，野球に伴う野球肩や野球肘を代表とする肩肘関節の障害が多いが，その他の競技でも多くの障害がみられるため，競技種目と障害の特徴を念頭に診療する必要がある．また，上肢のスポーツ外傷では手指の外傷が多い．

本稿では成長期の上肢のスポーツ外傷や障害について，部位別にその特徴や競技種目との関連性について概説する．

肩関節

肩関節を構成する成長期の上腕骨近位部には成長軟骨がある．そのため成人における靱帯，筋肉や腱などによる肩関節障害とは異なり，成長期の肩関節のスポーツ障害の多くは成長軟骨の障害によるものである．競技種目としては野球，バレーボール，バドミントン，テニスなどのオーバーヘッドスポーツに伴う障害が多いが，水泳に伴う障害

[*1] Atsushi URITA，〒060-8638　北海道札幌市北区北15条西7　北海道大学整形外科，病院助教
[*2] Norimasa IWASAKI，同，教授

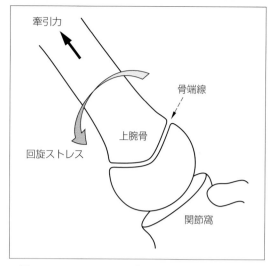

図 1. リトルリーガーズショルダーの発生機序
投球動作により回旋ストレスと牽引力がかかる.

もある.しかしながら,明確に原因を診断できない肩痛というのも多くみられる.

1.野球肩(リトルリーガーズショルダー)

野球などのオーバーヘッドスポーツによる投球動作では,コッキング期,加速期,フォロースルー期への移行時に肩関節外旋から内旋運動に伴う回旋ストレスおよび末梢方向に牽引力がかかる[2)3)].この投球動作時の回旋ストレスや牽引力は上腕骨近位部の骨端線にかかることになるため,この時期は肩関節軟部組織の障害は稀であり,上腕骨近位部の骨端線に障害が起こりやすいと考えられている(図1).同様のメカニズムは野球以外にもソフトボール,ハンドボールおよびバレーボールなどのオーバーヘッドスポーツにおいても働く.

診断は,X線などの検査で,明らかな成長軟骨の障害がみられない場合は骨端症もしくは骨端炎と診断され,成長軟骨や隣接する骨に損傷がある場合は骨端線離開と診断される.

症状は,初期には投球動作時のみの痛みであることも多いが,進行に伴い日常生活でも痛みを訴えるようになる.また,痛みの部位は上腕骨に限らず,肩関節を中心に肩甲骨,鎖骨,上腕外側にも訴えることもあり注意を要する.

2.水泳肩

水泳でも,特にクロールやバタフライにおけるストローク動作を繰り返すことにより靱帯が腱にこすれることで生じる障害である.ストローク時には,肩関節は内旋して前方へ伸ばされる.その際に烏口肩峰靱帯と上腕二頭筋長頭腱がぶつかりこすれ合うことで,腱の血液循環が悪くなること,こすれ合うことによる炎症で腱が肥厚して靱帯と腱の摩擦が強くなることで肩関節痛が生じる.

肘関節

成長期や成人にかかわらず,スポーツ選手で肘関節に問題が生じる例は多い.成長期の肘関節のスポーツ外傷および障害も肩関節と同様に,成人の靱帯を中心とした障害とは異なり成長軟骨に生じる骨端症,骨端線離開や離断性骨軟骨炎といった成長期特有の病態である.

競技種目としては,外傷を除くと野球やテニスなどのオーバーヘッドスローのスポーツに多いが,なかでも競技人口の多さから野球による障害が最も多い.

診断は,症状を肘以外に肩痛を訴えて受診する患者もいるため,胸郭出口症候群や四辺形間隙症候群などと鑑別を要することもある[4)].また,骨端線の閉鎖前の治癒能力の高い時期と,骨端線閉鎖後の治癒能力の少し低下した時期では治療が異なってくるため成長期のスポーツによる肘関節の障害では成長に伴った病態の把握と治療が必要となってくる.

1.野球肘

投球動作において肘関節には外反力がかかるため,肘関節内側には牽引力,外側には圧迫と回旋による剪断力,後方には伸展ストレスがかかるが(図2).投球動作中にこのストレスをコントロールすることは難しい[5)6)].そのため,野球肘障害ではかかるストレスの部位によって異なる病態が生じる.また,成長期の野球肘障害では骨端線が閉鎖しているかどうかでも病態が異なるため,肘関節の部位や成長の時期による病態の理解が重要である(表1).

成長期の野球肘の中でも離断性骨軟骨炎は,投手の上腕骨小頭に好発する(図3).繰り返す投球動作により上腕骨小頭には応力によるストレスが

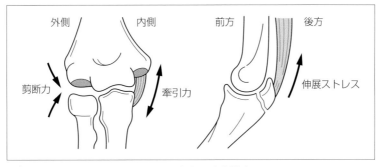

図 2. 野球肘の発生機序
a：投球動作により肘関節内側には剪断力，外側には牽引力がかかる．
b：肘関節後方には伸展ストレスがかかる．

かかっている[7]．このストレスにより小頭の一部が損傷されることで骨端核の二次骨化の障害が生じて上腕骨小頭離断性骨軟骨炎となる．野球以外にも成長期の体操選手でも倒立の繰り返しにより発症する．発症早期には投球時の軽微な肘関節痛がみられるが，進行すると骨軟骨片が関節内に嵌頓してロッキング症状を生じたり，可動域制限を呈したりして投球困難となる．上腕骨小頭離断性骨軟骨炎は野球による成長期の肘関節障害のなかで最も重篤であり，野球を断念せざるを得ない場合や手術を要する場合があり早期発見，早期治療が重要である．進行した症例では手術治療を要し自家骨軟骨柱移植術などが行われる[8]．

手関節

1. 手関節のスポーツ障害

手関節に負担のかかる競技である体操による障

表 1. 野球肘障害の分類

時　期	部　位	障　害
骨端線閉鎖前 （小〜中学生）	外側	上腕骨小頭離断性骨軟骨炎
	内側	上腕骨内側上顆骨端線離開
	後方	肘頭骨端線癒合不全
骨端線閉鎖後 （中〜高校・大学生）	外側	離断性骨軟骨炎の遺残による遊離体や変形性関節症
	内側	内側側副靱帯損傷，尺骨神経障害
	後方	肘頭疲労骨折

害が多い．体操はスポーツのなかでも手や腕に負担のかかる競技であり，体操選手では足関節の障害に次いで手関節の障害が多いといわれている．関節の柔軟性が大きい成長期の体操選手では床や跳馬などの競技において着地時に手関節の背屈動作を繰り返すことにより橈骨背側と手根骨がぶつかるインピンジメント症候群としての疼痛を生じる．また，剣道，ゴルフ，体操などの競技におい

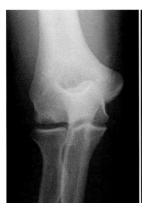 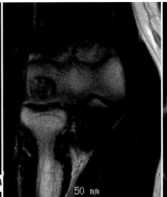 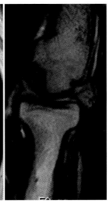

図 3. 上腕骨小頭離断性骨軟骨炎
a：単純 X 線写真　　　　　　　b：3D-CT 画像
c：MRI T2 強調画像冠状断　　　d：MRI T2 強調画像矢状断

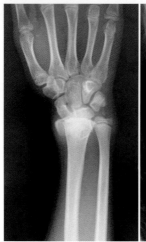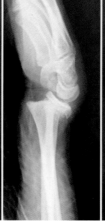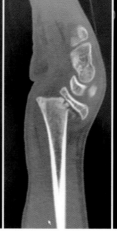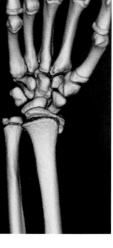

図 4. 橈骨遠位骨端線損傷
a：単純 X 線写真正面　　b：単純 X 線写真側面
c：CT 冠状断　　　　　　d：3D-CT

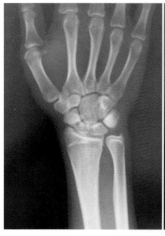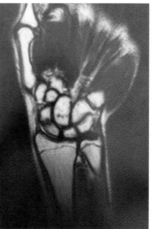

図 5. 舟状骨骨折
a：単純 X 線写真　　b：MRI T2 強調画像

ては月状骨軟化症が生じることがある[9]．

2．橈骨遠位骨端線損傷（図 4）

サッカーやバレーボールなどの競技中の転倒による橈骨遠位端骨折および橈骨遠位骨端線損傷などの外傷も頻度として少なくない．

3．舟状骨骨折（図 5）

舟状骨骨折は手根骨骨折のなかで最も頻度の高い骨折であり，サッカー，ラグビー，バレーボールなどのスポーツ中に転倒して手をついて受傷することが多い．また，体操競技で疲労骨折を起こすこともある．

4．有鉤骨骨折

野球やゴルフなどのラケット競技では有鉤骨に外力がかかることで有鉤骨骨折が生じる．手関節のX線では診断するのは難しく，症状から有鉤骨骨折を疑い手根管撮影でのX線やCT検査などを行う必要がある．

手・指

手指の外傷はすべてのスポーツ障害および外傷のなかで最も頻度が高く骨折，腱損傷，靱帯損傷など多岐にわたる．ボール競技での受傷が多いがすべての競技で生じる可能性がある．

1．手指関節側副靱帯損傷（図 6）

近位指節間（proximal interphalangeal；PIP）関節側副靱帯損傷は，スポーツ中の突き指や捻挫などで生じ，日常診療でもよくみられる手指外傷である．PIP 関節側副靱帯損傷では不安定性の強いものは手術加療を考慮しなくてはならないので診察時に不安定性を確認することは重要である[10]．

また，母指の中手指節（metacarpophalangeal；MP）関節損傷はバスケットやバレーボールなどのボール競技やスキーで受傷することが多いが，オーバーユースなどによる慢性的な外力が繰り返されることでも生じる．通常は基節骨付着部からの剝離が多いが，中手骨頭からの剝離も生じることがある[11]．損傷した靱帯が反転して母指内転筋腱膜の近位表層に転位した場合は手術加療が必要である．

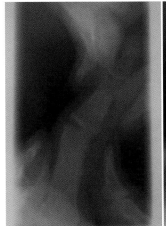
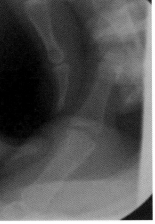

図 6．尺側側副靱帯損傷
a：PIP 関節尺側側副靱帯損傷の単純 X 線写真
b：母指 MP 関節尺側側副靱帯損傷の単純 X 線写真

図 7．マレット骨折の単純 X 線写真

2．槌指（マレット指）

槌指は競技中に不意にボールが指先に当たったり，指をぶつけたりしたときに生じる．遠位指節間（distal interphalangeal joint；DIP）関節に外力がかかると指伸展位で屈曲方向に強制力がかかり伸筋腱が剝離して損傷する．野球，ソフトボールなどのボール競技に多いが，その他の競技でも起こり得る．また，ボールにより長軸方向に力が加わることで DIP 関節に剪断力がかかり骨折を生じることもある（図 7）[12]．

診断は，病歴と DIP 関節自動伸展できないことから容易であるが，単純 X 線写真を撮影し，腱性か骨性かを鑑別する必要がある．骨性槌指の場合，骨片が大きいものや，DIP 関節が亜脱臼しているものは手術療法が選択されることが多い．手術では石黒法によるワイヤー固定が広く用いられている[13)14)]．

文　献

1) Gill TJ 4th, Micheli LJ：The immature athlete. Common injuries and overuse syndromes of the elbow and wrist. Clin Sports Med, 15(2)：401-423, 1996.
2) Hatem SF, et al：MRI of Little Leaguer's shoulder. Skeletal Radiol, 35(2)：103-106, 2006.
3) Sabick MB, et al：Biomechanics of the shoulder in youth baseball pitchers：implications for the development of proximal humeral epiphysiolysis and humeral retrotorsion. Am J Sports Med, 33(11)：1716-1722, 2005.［Epub 2005 Aug 10.］
4) 伊藤恵康ほか：肘の痛み．菊地一臣（編），プライマリケアのための整形外科疼痛マニュアル，pp. 23-30，金原出版，2007．
5) Sabick MB, et al：Valgus torque in youth baseball pitchers：A biomechanical study. J Shoulder Elbow Surg, 13(3)：349-355, 2004.
6) Hurd WJ, et al：Relationship between the medial elbow adduction moment during pitching and ulnar collateral ligament appearance during magnetic resonance imaging evaluation. Am J Sports Med, 39(6)：1233-1237, 2011.
7) Momma D, et al：Long-term stress distribution patterns across the elbow joint in baseball players assessed by computed tomography osteoabsorptiometry. Am J Sports Med, 39(2)：336-341, 2011.
8) Iwasaki N, et al：Autologous osteochondral mosaicplasty for osteochondritis dissecans of the elbow in teenage athletes：surgical technique. J Bone Joint Surg Am, 92 Suppl 1 Pt 2：208-216, 2010.
9) Iwasaki N, et al：Radial osteotomies for teenage patients with Kienböck disease. Clin Orthop Relat Res, 439：116-122, 2005.
10) 橋詰博行ほか：PIP 関節側副靱帯損傷の病態と治療．日手会誌，2：493-496, 1985．
11) Bowers WH, Hurst LC：Gamekeeper's thumb. Evaluation by arthrography and stress roentgenography. J Bone Joint Surg Am, 59(4)：519-524,

1977.
12) Alla SR, et al : Current concept : mallet finger. *Hand*(NY), **9**(2) : 138-144, 2014.
13) Ishiguro T, et al : Extension block with Kirchner wire for fracture dislocation of the distal interphalangeal joint. *Tech Hand Up Extrem Surg*, **1**(20) : 95-102, 1997.
14) Chung DW, Lee JH : Anatomic reduction of mallet fractures using extension block and additional intrafocal pinning techniques. *Clin Orthop Surg*, **4**(1) : 72-76, 2012.

特集／成長期のスポーツ外傷・障害とリハビリテーション医療・医学

II．成長期のスポーツ外傷・障害について
―部位別の特徴と種目―

下肢

津田英一[*1]　三浦和知[*2]

Abstract　下肢はスポーツ外傷・障害の好発部位であり，日常診療においても遭遇する頻度の高い疾患である．多くのオーバーユース障害では，病期の早い段階で診断がつけば保存治療が第一選択となり，その際リハビリテーション(以下，リハ)は欠くことのできない治療手段である．また手術治療においても，後療法やリコンディショニングのなかで，安全なスポーツ復帰や再発予防に留意したリハが求められる．成長期のスポーツ選手では，成長期特有の力学的脆弱部位の存在をよく理解し，周囲の関節・筋の機能と発症との関連を念頭に置いたリハ治療を提供する．

Key words　オーバーユース障害(overuse injury)，骨端症(apophyseopathy)，傷害予防(injury prevention)

はじめに

ジャンプ，ダッシュ，ターンといった動作は多くのスポーツ種目で必要な基本的な動作である．そのため下肢はスポーツ活動中に外傷に遭遇する頻度の高い部位であり，日々の練習によりオーバーユース障害をきたしやすい部位でもある．成長期の運動器の特徴として，長管骨の末端には未成熟な骨端があり骨幹部との間に骨端線が開存している．さらに骨の急激な成長に伴い過緊張となった筋が未成熟な骨端を介して骨に付着しており，これらの力学的脆弱部位にスポーツ外傷・障害が発生しやすい．本稿ではリハビリテーション(以下，リハ)が治療主体となり得る，成長期に特徴的な疾患を中心に解説する．

骨盤・股関節周囲の骨端症

骨盤は体幹と下肢の間にあり大きな出力を発揮する筋が付着している．成長期にはこれらの筋は骨端を介して骨に付着するため，スポーツ活動により骨端は筋からの牽引力を受けることになる(**表1**)[1]．瞬間的に筋の大きな収縮が生じた際や収縮中に引き伸ばされる力が加わった際には，強大な牽引力が加わり骨端の裂離骨折が生じる．また，破断強度以下の外力であっても繰り返し加わることによって，微小損傷が生じ骨端症となる(**図1**)．また大転子のように作用方向の異なる複数の筋が付着する骨端では，筋力のアンバランスにより剪断力が生じることが発症に関与する[2](**図2**)．キック動作を頻繁に行うサッカーでは下前腸骨棘に，ダッシュを繰り返すスポーツでは坐骨結節に，開脚動作を要するスポーツでは恥骨結節に骨端症を生じやすいとされている．

診断に際しては，骨盤および股関節周囲の解剖と周囲筋の機能を意識し，圧痛点を同定し，付着する筋を抵抗化で自動収縮あるいは他動伸展することによる疼痛誘発の有無を評価する．裂離骨折ではX線検査により転位した骨片を確認できれ

[*1] Eiichi TSUDA，〒036-8562　青森県弘前市在府町5　弘前大学大学院医学研究科リハビリテーション医学講座，教授
[*2] Kazutomo MIURA，同，講師

表 1. 骨盤・股関節周囲の骨端と付着筋

部 位	骨端核出現時期(歳)	骨端線閉鎖時期(歳)	付着筋
腸骨稜	13～15	21～25	腹斜筋
上前腸骨棘	12～15	20～25	縫工筋，大腿筋膜張筋
下前腸骨棘	13～15	16～18	大腿直筋
恥骨結節	16	20	薄筋，長内転筋
坐骨結節	12～15	20～25	ハムストリング，大内転筋
大腿骨大転子	2～5	16～18	中殿筋，外側広筋
大腿骨小転子	8～12	16～18	腸腰筋

(文献 1 より引用，一部改変)

ば診断される．骨端症では正常像のことも少なくないが，非症状側との比較により骨端線の開大，不整像，分節化，硬化像を認識できることがあり診断に有用である．MRI 検査では輝度変化の有無を確認することにより，X 線検査で異常所見が出現する前に早期診断が可能であり，さらにほかの股関節疾患との鑑別にも有用である．

Osgood-Schlatter 病

Osgood-Schlatter 病は 1903 年に Robert B. Osgood と Carl Schlatter がそれぞれ別個に報告した脛骨粗面の骨端症である．脛骨粗面の骨端核は 11 歳頃に出現し，14 歳頃には脛骨近位骨端核と癒合し，18 歳頃には骨端線が閉鎖し骨化が完成する．下肢の長軸方向への成長は約 70% が膝関節周囲の骨端線で生じるとされており，発育急進期である男子では 10～14 歳，女子ではそれより 1～2 歳若年で発症することが多い[3]．Osgood-Schlatter 病は成長期に発生する膝伸展機構のオーバーユース障害として最も頻度の高い疾患であり，膝伸展機構の過緊張や繰り返す大腿四頭筋による牽引力が発生に関与している．特に遠心性収縮時には大きな張力が発生するため，ジャンプ着地や急停止，カッティングといった減速動作を繰り返すスポーツ種目に好発する．膝前面痛を主訴に受診し，脛骨粗面に圧痛，腫脹，隆起を認めれば診断は容易である．X 線検査では脛骨粗面骨端核の不整像，透亮像，分節像などが典型的な所見である（図 3）．発症初期で X 線検査正常例であっても，MRI 検査では脛骨粗面の輝度変化や剥離像が確認される[3]．成長期は保存治療が原則であり，スポーツ活動の制限により主訴である疼痛は消退しスポーツ復帰が可能となる．しかしながら再発予防の観点からは，背景にあるリスクファクターへの積極的な介入が不可欠である．Nakase らが行ったコホート研究によると，大腿四頭筋のタイトネス，筋力，ハムストリングの伸展性がリスク

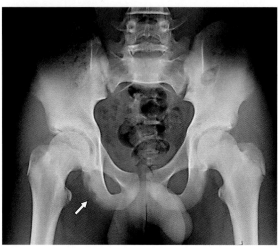 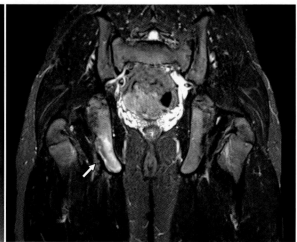

図 1. 坐骨結節骨端症　　　　　　　　　　　　　　　　　　　　a|b
14 歳，男子．サッカークラブ所属
X 線画像(a)では坐骨結節に不均一な骨透亮像を，MRI 画像(b)では同部に輝度変化を認める．

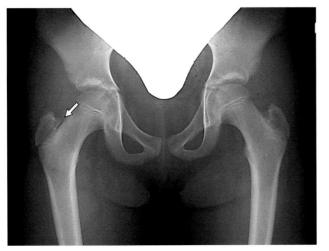

図 2. 大腿骨大転子骨端症
12歳，女子．バスケットボール部所属
右大腿骨大転子に骨端線の開大を認める．

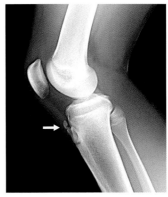

図 3. Osgood-Schlatter 病
14歳，男子．野球部所属
脛骨粗面骨端核の分節化を認める．

ファクターであったとしている[4]．

リハでは膝周囲筋のストレッチング，遠心性筋力増強訓練に加え，減速動作における体幹や隣接関節を含めた動作指導が必要である．骨端線閉鎖以降も骨化障害による遊離骨片が残存し，遺残性 Osgood-Schlatter 病として疼痛が持続する場合には，遊離骨片の摘出による手術治療も考慮する．

Sinding-Larsen-Johansson 病

Sinding-Larsen-Johansson 病は，1921年に Christian MF. Sinding-Larsen が1922年に Sven C. Johansson がそれぞれ，成長期に好発し膝蓋骨下極に限局する圧痛を有し，X線検査によって同部に遊離骨陰影を呈する疾患として報告した．その病因に関しては骨端症，骨膜炎，膝蓋腱付着部の壊死を伴った石灰化，副骨化核の癒合障害など諸説ある．10歳代前半の小中学生がスポーツ活動に伴って本症を発症することが多く，膝伸展機構の過緊張や大腿四頭筋による反復牽引力が発生に関与しているとされている．X線検査所見より，その病期は stage 1（正常像），stage 2（膝蓋骨下極の不均一な石灰化像），stage 3（癒合段階の石灰化像），stage 4A（石灰化と膝蓋骨が完全癒合した正常像），stage 4B（膝蓋骨から遊離した石灰化像）に分類されている（図4）．

成長期は保存治療が原則であり，同じ膝伸展機

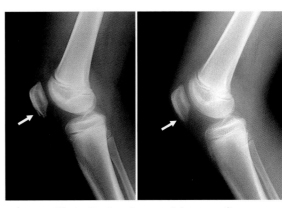

a｜b　図 4. Sinding-Larsen-Johansson 病
12歳，男子．バスケットボール部所属
初診時 X 線画像(a)では膝蓋骨下極に石灰化像を認めるが，4か月後(b)には膝蓋骨との癒合が完成している．

構のオーバーユース障害である Osgood-Schlatter 病と同様である．通常は予後良好であり，X線検査上も数か月以内に stage 2 および stage 3 から stage 4A へと進展し，石灰化と膝蓋骨の癒合が生じることがほとんどである．稀に遊離骨片として残存し，成人期に摘出術を要した症例が報告されている[5]．

有痛性分裂膝蓋骨

膝蓋骨は2～6歳頃に中心部に一次骨化核が出現し周辺部に骨化が進展する．骨化の完成前に何

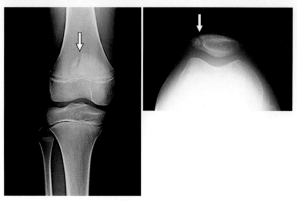

図 5. 有痛性分裂膝蓋骨(Saupe 分類：Ⅲ型)　a|b
11 歳，男子．サッカークラブ所属
X 線画像正面像(a)および軸写像(b)で膝蓋骨外側上方に分裂骨片を認める．

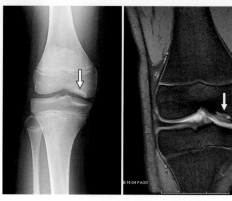

図 6. 膝関節離断性骨軟骨炎　a|b
13 歳，男子．サッカークラブ所属
X 線画像(a)で大腿骨内顆に骨透亮像を，MRI 画像(b)では同部軟骨下骨に輝度変化を認める．

らかの原因で二次骨化核が発生し，最終的に一次骨化核との骨性癒合が獲得されなかったもので，同部に疼痛を生じたものが有痛性分裂膝蓋骨である．X 線画像に基づいて 3 型に分けられた Saupe 分類が汎用される(**図 5**)．分裂骨片が外側にあるⅡ型と外側上方にあるⅢ型が大部分を占めるため，外側広筋や外側膝蓋支帯による反復牽引力が発症に関与するとされている．成長期のスポーツ選手に比較的高頻度でみられ，本邦では小学校 6 年生〜中学校 1 年生に発症のピークがあり男子に好発する．膝前面痛を主訴として受診する点では他の膝伸展機構障害と同様であり，圧痛部に一致して X 線検査で分裂骨片が確認されれば診断される．下極に分裂骨片を有するⅠ型は稀であるが，同部に好発する疲労骨折との鑑別が必要である．

保存治療が第一選択であり，リハとして大腿四頭筋のストレッチングと膝蓋骨のモビライゼーションを指導する．保存治療が奏功しない場合には手術治療に移行し，骨片摘出術，骨接合術，関節鏡視下外側膝蓋支帯・外側広筋付着部切離術が選択され良好なスポーツ復帰が報告されている[6)7)]．

膝関節離断性骨軟骨炎

離断性骨軟骨炎は関節内で軟骨下骨に骨破壊が生じ，進行すると表層の関節軟骨とともに裂離を生じ関節内遊離体となる疾患である．その成因には諸説あるが，繰り返す外力による生じた微小骨折に，正常な治癒機転が働かず十分な骨性修復が得られない状態とする説が有力である．これに対して病歴からは外力の関与が否定的な症例も存在する．膝関節に発生する離断性骨軟骨炎は，骨端線閉鎖前の男子に好発し背景にスポーツ活動があることが多い．凸形状の部位に発生することが多く，大腿骨内顆，大腿骨外顆，膝蓋骨，大腿骨滑車，脛骨高原の順に発生頻度が高い．発生初期は漠然とした膝関節痛を訴えることが多く，特徴的な症状に乏しい．病巣部に裂離をきたすと可動時の引っ掛かり感や腫脹などの症状が出現し，関節内遊離体になるとロッキングを生じて受診することがある．初期の例では X 線検査で異常所見がみられない場合も多く，進行すると骨透亮像，硬化像，扁平化，遊離骨片などの所見を呈する(**図 6**)．より詳細な評価には MRI 検査が不可欠であり，進行度の判定と治療方針の決定に有用である[8)]．

骨端線閉鎖前で病巣部に裂離がなく安定していると判断された場合は，保存治療により自然治癒が期待できる．スポーツ活動の制限や免荷などが行われるが治癒を促進する方法はなく，症例によっては 6 か月以上の長期間を要する場合もある．病巣部に裂離が生じ不安定性が疑われる場合には，手術治療が選択され骨軟骨固定術，自家骨軟骨移植術，自家培養軟骨移植術などが行われている[9)]．術後のリハは手術方法によって様々である．骨軟骨固定術では術後約 3 週間の固定と免荷を行った後，可動域訓練，荷重歩行を開始する．自家骨軟骨移植術では疼痛，腫脹が軽減し次第，

可動域訓練，荷重歩行を許可する．下肢・体幹の筋力トレーニングを追加し，術後3か月からジョギング開始，術後6か月以降をめどにスポーツ復帰を検討する．自家培養軟骨移植術では術後6か月からジョギング開始，術後9か月以降のスポーツ復帰を目指す．

外側円板状半月損傷

円板状半月は通常の半月よりもサイズが大きく，大部分が外側に存在し両側性のことが多い．半月による脛骨大腿関節の被覆率が高く荷重分担が増大すること，組織学的に円周状線維の配列が正常半月と異なり易損傷性であることから，小児期に外傷歴なく発症する．外側円板状半月の発生頻度は人種によって異なり，本邦では4～7.7%と欧米に比較して高いことが知られているが，無症候性の円板状半月が多数存在するため，真の発生率は不明である．幼児期での発症も稀ではないが，学童期になりスポーツ活動が活発になるにつれて患者数は増加する．当科で手術治療を要した外側円板状半月の平均年齢は 15.2±5.0 歳であった[10]．症状としては膝関節痛以外に腫脹，可動域制限，弾発現象，歩容異常などがあり，小児の場合は自覚症状がなく家人が異常に気付いて受診することも少なくない．X線検査では大腿骨外顆の平坦化，脛骨外側高原の平坦化やカッピング，外側関節裂隙の開大など，外側円板状半月を疑わせる所見がみられることがある．しかしながら円板状半月のタイプ，損傷の有無，部位，転位を評価するためには MRI 検査が必要である（**図7**）．損傷が生じていない円板状半月は脛骨大腿関節の形態に適合し機能していると考えられるため，偶然に発見された無症候性の円板状半月は手術治療の適応とはならない[11]．一方，損傷円板状半月は自然治癒が期待できないため，根治治療として有効な保存治療はなく，多くの場合手術治療が選択される．手術治療としては，古くは全切除術，亜全切除術が盛んに行われていたが，長期経過における関節症性変化への危惧から，形成的部分切除術に

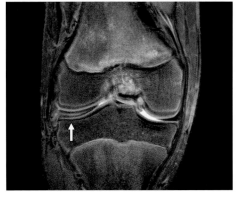

図 7．外側円板状半月損傷
12歳，男子．バスケットボール部所属
外側半月は大腿骨外顆最下点を越えて内側まで広く脛骨大腿関節を覆っている．
実質部内に線上の輝度変化を認める．

必要に応じて縫合術を追加する術式が選択されるようになった[12]．術後のリハについては，形成的部分切除術では疼痛や腫脹が軽減し次第，可動域訓練，筋力訓練，荷重歩行を開始する．術後4週以降からジョギングなどの軽い運動を許可する．縫合術を行った場合には2～3週間の固定，免荷を行った後に，可動域訓練，荷重歩行を開始する．術後3か月からジョギングを開始し，術後6か月をめどに競技スポーツへの復帰を検討する．スポーツ復帰前には競技特性を考慮した動作指導を行い，極端な内外反位や回旋位をとらないよう意識を促す．

外脛骨障害

外脛骨は舟状骨の内側後方に存在する副骨で，成人の 11.7% に存在すると報告されており足関節・足部に存在する副骨のなかで最も出現頻度が高い[13]．多くは無症候性とされているが，スポーツ活動が盛んになる10～15歳頃に有痛性となり発症する．病態としては，外部からの機械的圧迫や後脛骨筋腱により繰り返される牽引力，後脛骨筋腱の機能不全による扁平足の関与が提唱されている．形状および舟状骨との骨性連続から3型に分けた Veitch 分類が汎用され，有痛性のものはピラミット形状で舟状骨と線維性に連続するⅡ型が多くを占める．通常，後脛骨筋腱は舟状骨粗面から第1～3楔状骨および立方骨の底側面に広く

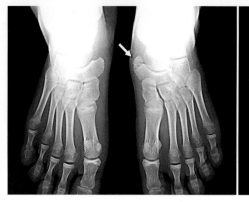
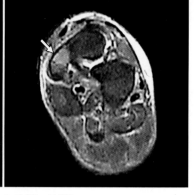

図 8. 外脛骨障害（Veitch 分類，Ⅱ型） a|b
11 歳，女子．バスケットボール部所属
X 線画像(a)では左舟状骨の内側後方に外脛骨を，MRI 画像(b)では同部に輝度変化を認める．

付着している．一方，Ⅱ型の外脛骨では後脛骨筋腱の多くの線維が外脛骨に直接付着し，これとは独立して外脛骨から第 1～3 楔状骨および立方骨の底側面に伸びる線維が存在することが解剖学的研究で観察されている[14]．また外脛骨障害の MRI 検査所見として，外脛骨と相対する舟状骨の両者に輝度変化が生じることが確認されている[15]（**図 8**）．これらの知見は，後脛骨筋腱からの牽引力によって舟状骨と外脛骨間に生じる力学的ストレスが発症に関与していることを示唆するものである．足関節内側痛を主訴として受診し，舟状骨内側に圧痛を認め，X 線検査により外脛骨を確認されれば診断される．

保存治療が第一選択であり，アーチサポートタイプのインソールを作製し，リハとして足趾屈筋の筋力トレーニングを処方する．足関節・足部は立位姿勢において身体の最下部に位置するため，動作時に掛かる力学的負荷はその上部にある体幹や脚の影響を大きく受ける．リハでは，体幹や股・膝関節の動作や姿勢制御の指導，それに必要な筋力や柔軟性獲得のための訓練やバランス訓練も積極的に行う．手術治療として骨片摘出術や骨接合術が行われることがあるが，適応は保存治療に抵抗するものに限定的である．

Iselin 病（第 5 中足骨粗面骨端症）

Iselin 病は 1912 年に Hans Iselin によって報告された第 5 中足骨粗面の骨端症である．第 5 中足骨粗面の骨端核は X 線画像上，女子は 8～11 歳，男子は 8～14 歳で出現し，それぞれ 15～17 歳，17～22 歳で骨端線は閉鎖すると報告されている[16]．同部には短腓骨筋腱，小趾屈筋，小趾外転筋が付着するため，これらの筋・腱による繰り返す牽引力が発症に関与するとされている[17]．13 歳以下での発症が多いとされており，本邦では小学校高学年から中学生の男子で，サッカーに代表されるサイドカッティングを多用する球技スポーツ選手での発生が複数例報告されている[18]．足部外側の疼痛を訴える成長期スポーツ選手では本症を疑い，第 5 中足骨基部周囲の腫脹，圧痛，前足部内反による疼痛誘発の有無を確認する．X 線検査では骨端核の不整像や分節化，不均一な透過性を示すものもあるが（**図 9**），非症状側と比較して変化がみられないことも少なくない．骨端線閉鎖時期を過ぎても骨端核が残存し，有症状のものは骨端線癒合不全による遺残障害とされる．本症では裂離骨折や Os vesalianum による副骨障害との鑑別が必要となる．外傷歴は裂離骨折との鑑別に有用な情報であるが，外傷を契機に Iselin 病を発症する場合もあるため注意を要する．Os vesalianum は第 5 中足骨付着部で短腓骨筋腱内に存在する副骨であり，X 線画像調査における出現頻度は 0.4％ と報告されている[13]．母床となる中足骨基部の形態や境界線の走行方向などが鑑別に有用とされている．

治療については骨端線閉鎖前の Iselin 病では保

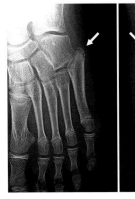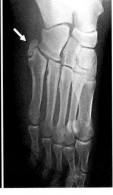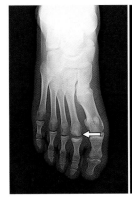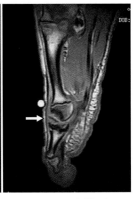

a|b　**図 9**．Iselin 病と遺残性 Iselin 病
　a：11 歳，男子．野球部所属
　　X 線画像では第 5 中足骨粗面骨端の分節化を認める．
　b：36 歳，男性．学童期から野球部に所属
　　X 線画像では第 5 中足骨粗面に遊離骨片を認める．

a|b　**図 10**．Freiberg 病（Smillie 分類：病期Ⅳ）
　12 歳，男子．野球部所属
　　X 線画像（a）では第 2 中足骨骨頭に骨透亮像を伴った扁平化を，MRI 画像（b）では同骨頭背側に輝度変化と扁平化を認める．

存治療が原則であり，スポーツ活動の制限に加え短期間の外固定，インソールの調整，リハとして足関節周囲筋のストレッチ・筋力増強訓練，動作指導が行われる．保存治療への抵抗例や遺残障害に対しては骨片切除術や骨接合術などの手術治療が考慮される．

Freiberg 病（中足骨頭骨端症）

Freiberg 病は 1914 年に Albert H. Freiberg によって報告された中足骨骨頭に無腐性壊死を生じる骨端症である．スポーツ活動などによる繰り返される微小外傷や血流障害が原因とされており，10 代の女子に好発する．スポーツ種目に関してまとまった報告はないが，Ishimatsu らの 10 例の報告では，テニス 4 例，ソフトボール 2 例，陸上競技 2 例，バレーボール，バスケットボール各 1 例の内訳であった[19]．第 2 中足骨は中足骨中最長で基部がリスフラン関節で強固に固定されているという解剖学的特徴から Freiberg 病の発生頻度が最も高く，次いで第 3，第 4 中足骨での発生が報告されている．運動時の前足部痛を主訴として受診することが多く，罹患足趾の MTP 関節周囲の腫脹，圧通，可動域制限がみられる．X 線検査により中足骨頭の骨透亮像，骨硬化像，扁平化がみられれば診断は比較的容易であり，病期分類として Smillie 分類がよく使用される（**図 10**）．

一般的に病期Ⅰおよび Ⅱ には保存治療が推奨され，スポーツ活動の制限，アーチサポートの作製，足趾屈筋のストレッチング，筋力増強訓練が行われる．一方，より進行した病期Ⅲおよび Ⅳ に対しては，関節内遊離体摘出術，骨軟骨片固定術，回転骨切り術，骨軟骨移植術などの手術治療が行われる．それぞれ良好な手術成績が報告されており，手術後のスポーツ復帰時期は，回転骨切り術では術後 8 週以降，骨軟骨移植術では術後 10～12 週以降とされている[20)21)]．

Sever 病（踵骨骨端症）

Sever 病は 1912 年に James W. Sever によって報告された踵骨隆起の骨端症である．踵骨隆起の骨端核は 7 歳から出現し，中央部から骨端線の閉鎖が始まり，15 歳までに骨性癒合が完成すると報告されている[22)23)]．同部にはアキレス腱および足底腱膜が付着するため，スポーツ活動中にそれらにより繰り返し牽引されることが原因となる．サッカー，陸上競技，野球などで運動時の踵部痛を主訴として受診し，踵骨隆起の圧痛が確認できれば診断は比較的容易である．X 線検査では骨端核の不整像，分節化，硬化像を認めることがあるが（**図 11**），非発症例でもみられる所見であるため診断の決め手とはなり得ない．MRI 検査にて骨端線に隣接する海綿骨の輝度変化が，保存治療の前

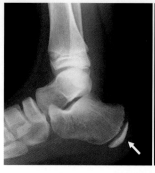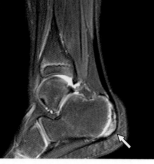

図 11. Sever 病 a|b
10歳，男子．バスケットボール部所属
X線画像(a)では踵骨隆起骨端の骨硬化像を，MRI画像(b)では同部の輝度変化を認める．

後で変化していたことより，同部の疲労骨折をSever病の病態とする報告もある[24]．

原則として手術治療が行われることはなく，保存治療としてスポーツ活動の制限を指導し踵部の補高を加えたインソールを処方する．リハとしては下腿三頭筋のストレッチングから開始し，疼痛の軽減をみて下腿三頭筋の筋力強化訓練を追加する．

おわりに

スポーツ外傷・障害の多くはその背景に発症に関与するリスクファクターを有している．単にスポーツ活動の制限を指導するだけでなく，リスクファクターの排除や傷害部位以外のリコンディショニングにも積極的にアプローチするリハ治療が，安全なスポーツ復帰や再発予防には必要である．成長期のスポーツ選手では，限られた練習時間のなかで基本的な動作の指導が十分行われないまま，実践的な練習に参加していることも少なくない．正しいスポーツ動作や姿勢制御の獲得やそれに必要な身体機能訓練の指導も含めて，リハプログラムを設定する必要がある．

文　献

1) 辻原隆是，久保俊一：スポーツによる骨盤・股関節・大腿の障害・外傷：骨盤剥離骨折．越智隆弘ほか(編)，整形外科学体系スポーツ傷害，pp. 248-251，中山書店，2007．
2) Kimura Y, et al：Apophysitis of the greater trochanter in adolescent athletes：A report of 4 cases. *J Orthop Sci*, (in press)
3) 平野　篤：膝スポーツ障害の治療と予防─膝伸展機構障害─．臨スポーツ医．**32**(4)：384-390, 2015．
Summary 膝伸展機能障害を広く網羅し，予防を念頭に置いたリハ治療にも言及．
4) Nakase J, et al：Precise risk factors for Osgood-Schlatter disease. *Arch Orthop Trauma Surg*, **135**(9)：1277-1281, 2015.
5) Kajetanek C, et al：Arthroscopic treatment of painful Sinding-Larsen-Johansson syndrome in a professional handball player. *Orthop Traumatol Surg Res*, **102**(5)：677-680, 2016.
6) McMahon SE, et al：The management of the painful bipartite patella：a systematic review. *Knee Surg Sports Traumatol Arthrosc*, **24**(9)：2798-2805, 2016.
7) Matic GT, Flanigan DC：Return to activity among athletes with a symptomatic bipartite patella：a systematic review. *Knee*, **22**(4)：280-285, 2015.
Summary 有痛性分裂膝蓋骨に対する手術治療について，スポーツ復帰率を比較した研究．
8) Chen CH, et al：MR grading system of osteochondritis dissecans lesions：comparison with arthroscopy. *Eur J Radiol*, **82**(3)：518-525, 2013.
9) Abouassaly M, et al：Surgical management of osteochondritis dissecans of the knee in the paediatric population：a systematic review addressing surgical techniques. *Knee Surg Sports Traumatol Arthrosc*, **22**(6)：1216-1224, 2014.
10) 津田英一，石橋恭之：外側円板状半月損傷に対する形成的部分切除と縫合術．*MB Orthop*, **27**(5)：97-106, 2014.
11) Kramer DE, Micheli LJ：Meniscal tears and discoid meniscus in children：diagnosis and treatment. *J Am Acad Orthop Surg*, **17**(11)：698-707, 2009.
Summary 小児の半月損傷，円板状半月について診断から治療までを広く記載．
12) Smuin DM, et al：Saucerization Versus Complete Resection of a Symptomatic Discoid Lateral Meniscus at Short- and Long-term Follow-up：A Systematic Review. *Arthroscopy*, **33**(9)：1733-1742, 2017.
13) Coskun N, et al：Incidence of accessory ossicles and sesamoid bones in the feet：a radiographic study of the Turkish subjects. *Surg Radiol Anat*,

31(1):19-24, 2009.
Summary X線検査を用いて足関節・足部の副骨の出現頻度を調査.

14) Kiter E, et al:The relationship between the tibialis posterior tendon and the accessory navicular. *Ann Anat*, 182(1):65-68, 2000

15) Takahashi M, et al:Magnetic resonance imaging in adolescent symptomatic navicular tuberosity. *J Med Invest*, 61(1-2):22-27, 2014.

16) 安間久芳, 小林良充:Iselin 病:第5中足骨粗面部骨端症. 日臨スポーツ医会誌, 19(3):498-504, 2011.

17) Forrester RA, et al:Iselin's Disease:A Systematic Review. *J Foot Ankle Surg*, 56(5):1065-1069, 2017.

18) 田中正栄ほか:第5中足骨粗面部骨端症と遺残障害例の検討. スポーツ傷害, 17:5-7, 2012.

19) Ishimatsu T:Return to sporting activity after osteochondral autograft transplantation for Freiberg disease in young athletes. *Arch Orthop Trauma Surg*, 137(7):959-965, 2017.

20) 野口英雄:フライバーグ病(骨端症)に対する関節形成術. *JMIOS*, 65:33-40, 2012.

21) Tsuda E, et al:Osteochondral autograft transplantation for advanced stage Freiberg disease in adolescent athletes:a report of 3 cases and surgical procedures. *Am J Sports Med*, 39(11):2470-2475, 2011.

22) Volpon JB, de Carvalho Filho G:Calcaneal apophysitis:a quantitative radiographic evaluation of the secondary ossification center. *Arch Orthop Trauma Surg*, 122(6):338-341, 2002.

23) Nicholson AD, et al:Relationship of calcaneal and iliac apophyseal ossification to peak height velocity timing in children. *J Bone Joint Surg Am*, 97(2):147-154, 2015.

24) Ogden JA, et al:Sever's injury:a stress fracture of the immature calcaneal metaphysis. *J Pediatr Orthop*, 24(5):488-492, 2004.

特集／成長期のスポーツ外傷・障害とリハビリテーション医療・医学

Ⅱ．成長期のスポーツ外傷・障害について
　―部位別の特徴と種目―

腰椎外傷の特徴と種目関連性

山下一太[*1]　西良浩一[*2]

Abstract　成長期の腰痛の共通点として，スポーツ活動が挙げられる．スポーツ活動で過度な負荷がかかることにより腰痛が発生することがある．腰痛の原因は単一ではないことも多いが，主と考えられる疼痛源を同定することは，再発予防の観点からも非常に有用である．成長期の腰痛の主な原因として，①腰椎分離症，②腰椎椎間板ヘルニア，③椎間板性腰痛が挙げられる．また，やや頻度は劣るが見逃されやすい原因として，④椎間関節炎，⑤骨端輪骨折が挙げられる．それぞれの病態は腰椎運動，つまり腰椎前屈・後屈・回旋の過度な反復が原因で引き起こされる．各スポーツ種目で要求される腰椎運動内容の比重や，疼痛誘発時の姿勢を確かめることで，各種病態の存在が疑われる．また，さらにそれに応じた適切な画像診断を加えることで，疼痛源を同定することができる．スポーツに携わる医療者は，各種病態の特徴に精通し，疼痛源の特定に努めなければならない．

Key words　成長期(adolescent)，腰痛(low back pain)，診断(diagnosis)，腰椎分離症(spondylolysis)，椎間板性腰痛(discogenic low back pain)

はじめに

以前は，成長期の腰痛は非常に稀であると考えられていた．しかし近年の疫学調査により，腰痛の罹患率は13.7〜60.3%[1]と報告されており，これまで考えられていたよりも高いことがわかってきた．

成長期の腰痛の共通点として，スポーツ活動が挙げられる．スポーツ活動で過度な負荷がかかることにより腰痛が発生することがある．大部分の成長期の腰痛はスポーツ休止による安静で軽快するが，なかには疼痛が持続したままスポーツ活動を継続している場合もある．また，不幸にも腰痛の原因が特定できないままドクターショッピングを繰り返している場合も散見される．そのような場合には，仮に腰痛が一旦軽快してもまた再発することが多く，腰痛の原因を特定することは重要な課題である．本稿では成長期の腰痛の特徴と運動内容の関連性について，症例を提示しながら述べる．

成長期の腰痛

成長期の腰痛の主な原因として，①腰椎分離症，②腰椎椎間板ヘルニア，③椎間板性腰痛が挙げられる．また，やや頻度は劣るが見逃されやすい原因として，④椎間関節炎，⑤骨端輪骨折が挙げられる．以下に代表症例とともに，各々の病態について解説する．

1．腰椎分離症

腰椎分離症は腰椎椎弓の関節突起間部(pars interarticularis)に起こる疲労骨折であり，成長期のスポーツ選手に多発する．腰椎分離症は発生形

[*1] Kazuta YAMASHITA, 〒770-8503 徳島県徳島市蔵本町3-18-15 徳島大学大学院運動機能外科学，特任助教
[*2] Koichi SAIRYO, 同，教授

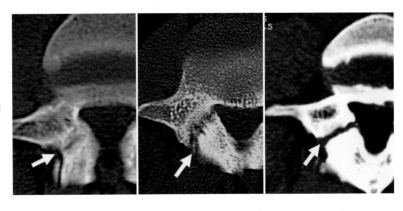

図 1.
成長期腰椎分離症の CT の病期分類
　a：初期（hair line）
　b：進行期（clear gap）
　c：終末期（pseudoarthrosis）

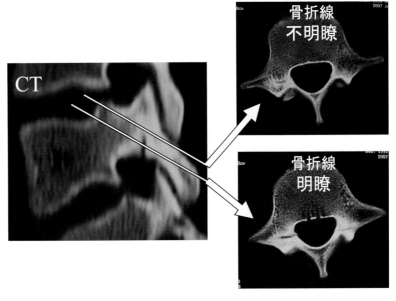

図 2.
分離初期の CT
骨折は関節突起間部の腹側・尾側から起こる.

態においては pars 部の疲労骨折であるが，経年的に病態を変化させる疾患であり，その治療にあたっては，それぞれの病期や病態に応じた知識と治療が必要となる.

腰椎 pars 部の疲労骨折から腰椎分離症に至る過程には，大きく分けると，①分離初期，②分離進行期，③分離終末期に分けられ，その身体所見は病期によって異なる. 図 1 に CT による病期分類を示す. Pars に疲労骨折による骨吸収が hair line 状にみられる時期が初期，pars に明らかな骨性 gap がみられると進行期，いわゆる偽関節状態（pseudoarthrosis）となると終末期である. また，骨が未熟であるほど椎体のすべりが発生，進行しやすくなることがわかっている. 進行期，終末期は単純 X 線で描出されるため，診断は難しくない. 一方，初期分離症は単純 X 線では描出されないため，①腰椎後屈で増強する腰痛，②Kemp sign 陽性，③限局した棘突起の圧痛などの理学的所見を詳細にとり，それと疑って診察しないと見逃される恐れがある.

腰椎分離症を疑って単純 X 線を撮像したのに，明らかな関節突起間部の骨折線を認めないときは，CT と MRI の撮像を検討する. CT は骨形態面での正確な評価に優れており，治療後の骨癒合の評価にも有用である. 図 2 に分離初期の CT 矢状断像を示す. 関節突起間部（pars）の腹側・尾側に骨折線を認め，分離初期は尾側から始まることがわかる. CT 撮影を検討するときは，常に腹側・尾側に注目することで，初期分離を見逃さないようにすることが肝要である. 一方，MRI は単純 X 線・CT で分離部の骨折線が明瞭になる前に，椎弓根部の骨髄の評価が可能である[2]. 椎弓根高位の T1・T2 強調像で，椎弓根の骨髄内に輝度変化を確認することができる（図 3）. T1・T2 強調像

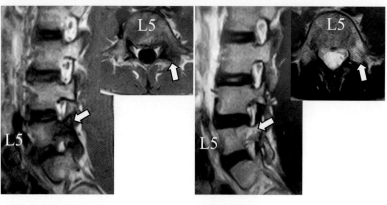

図 3.
初期腰椎分離症 MRI（T1，T2 強調像）
L5 左椎弓根内に T1 低信号，T2 高信号領域を認める（矢印）．
　a：T1WI
　b：T2WI

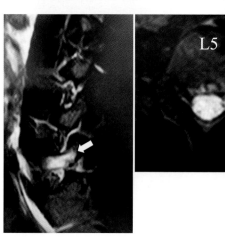

図 4. 症例 1：初期腰椎分離症 MRI 横断像（STIR）
STIR を撮像することで，椎弓根内の輝度変化はより明瞭となり，小さい変化も見逃しにくくなる（矢印）．

で不明瞭な場合は，T2 脂肪抑制像や STIR 像で輝度変化を同定することができるため有用である．

　腰椎分離症は早期発見するほど骨癒合率も上昇するため，早期発見が非常に重要である[3]．しかし，特に成長期では CT による医療被曝の影響が懸念されるため，CT を頻回に撮像することは厳に慎まなければならない．我々の関連施設では，初期分離症を疑った際には，まず MRI で評価し，CT はどうしてもその情報が必要と感じた場合に限って撮像し，かつ撮像範囲を絞って撮像するようにしている．

　症例 1：13 歳，男子．テニス部．4 か月前，練習中に腰痛自覚し，以降も継続．近医受診するも X 線撮影では異常なく，腰痛に対する診断は不明であったため，セカンドオピニオン目的で当院受診．左右回旋時，後屈時の疼痛を認めた．MRI で L5

の左椎弓内に T1 低信号，T2 高信号領域を確認し，L5 分離症の初期と診断することができた．同部位は STIR-MRI でより明瞭な高信号を呈していた（**図 4**）．スポーツ活動の休止に加え，後屈と回旋を制御した硬性コルセット着用を指示した．当院受診後 3 か月で腰痛消失，MRI の輝度異常消失を確認し，競技復帰となった．

2．腰椎椎間板ヘルニア

　椎間板ヘルニアは，脱出した椎間板組織が神経根や硬膜を圧迫して腰・下肢痛を引き起こす病態である．加齢による椎間板の変性が要因であるが，重量物挙上やスポーツなどの腰部外傷が発症原因となることが多く，成長期でもスポーツ活動の程度によっては椎間板ヘルニアを発症することがある．

　椎間板ヘルニアの症状は特徴的であるため，整形外科医・リハビリテーション（以下，リハ）医であれば診断自体は困難ではない．身体所見として，腰痛と殿部から下肢にかけての疼痛やしびれが特徴的である．一般的に下肢痛に先駆けて腰痛を自覚することが多い．腰椎前屈時に症状増悪し，仰臥位で症状側の下肢を挙上させると，疼痛が増強されることが多い（straight leg raising test；SLR test）．

　画像診断としては MRI が有用であり，近年の改良によりその描出はより明瞭になっている．膨隆あるいは脱出した椎間板組織が硬膜や神経根を圧迫して殿部下肢症状を引き起こしている場合には，症状の部位とヘルニア高位が一致することで確定診断とする．

　腰椎椎間板ヘルニアの治療は安静・投薬・リハなどの保存療法がメインであるが，それでも継続

する疼痛や神経症状の悪化に対しては手術療法の適応となる．近年，腰椎椎間板ヘルニアに対する最小侵襲手術である，経皮的内視鏡視下椎間板摘出術（percutaneous endoscopic discectomy；PED）が本邦でも普及しつつある．約8 mm 切開の小皮切，腰背筋の温存，局所麻酔下手術という長所があり，特に早期復帰を希望するスポーツ選手に対しては大きなアドバンテージがある．

症例2：15歳，男子．柔道部．以前より軽度の腰痛を自覚していた．練習中に相手と組んでいて背負い投げにいった瞬間に強い腰痛と右殿部大腿部痛が出現．近医受診し，MRI 撮像のうえ，L5/S レベルの右腰椎椎間板ヘルニアと診断された（**図5**）．スポーツ活動休止，安静で腰痛，下肢痛は徐々に軽減．その間は体幹筋力訓練と下肢ストレッチングのコンディショニングを継続した．MRI でヘルニアの消失を確認し，約3か月後に競技復帰となった．

3．椎間板性腰痛

慢性腰痛の40％以上は椎間板が関与していると報告されている[4]．成人と比べて，成長期の椎間板変性の頻度は少ないが，スポーツ活動を盛んに行っている成長期のスポーツ選手には椎間板が原因の腰痛が起こり得る．

椎間板性腰痛は前屈位となるときに増強する．画像診断としては MRI が有効であり，矢状断像

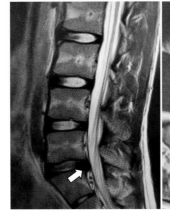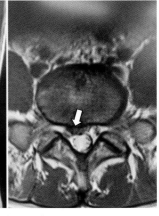

図5．症例2：腰椎椎間板ヘルニア
L5/S レベル右側で椎間板の突出と右 S1 神経根の圧排を認める（矢印）．

で椎間板髄核の輝度変化を容易に確認することができる．しかし変性そのものが疼痛を示すわけではない．変性部分を修復する目的で血管が侵入する際に，神経組織も椎間板内に侵入し，炎症性物質が惹起されて疼痛が引き起こされる．また近年 high signal intensity zone（HIZ）という概念が提唱されている[5]．線維輪の断裂部分に fluid が貯留し，二次的に炎症性変化が起きているところを描出したものである（**図6**）．「HIZ の存在」と「椎間板造影の疼痛誘発テスト陽性」は強い相関がある，また慢性腰痛患者の28〜59％に HIZ が陽性であったという報告は，"HIZ の存在は椎間板性腰痛の診断に有効である"ことを後押しするものである[6]．一方で，症状がなくても一定数で HIZ が陽性であるという報告[7]もあり，まだ議論の余地

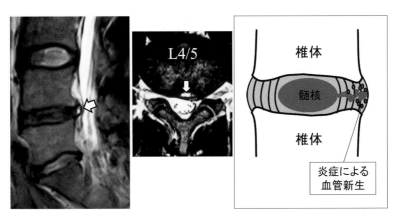

図6．椎間板性腰痛のMRI T2WI（high signal intensity zone；HIZ）
L4/5 椎間板後方線維輪内に T2 高信号領域を認める（矢印）．

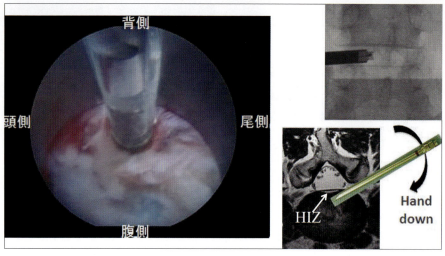

図 7. PED technique を利用した thermal annuloplasty
MRI の HIZ 部分(赤く充血した炎症所見部位)をラジオ波で焼灼する.

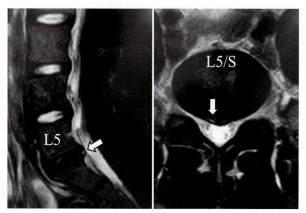

図 8. 症例 3：椎間板性腰痛の MRI(T2 強調像)
L5/S 椎間板後方線維輪に HIZ を認める(矢印).

がある．画像所見だけではっきりしない場合は，椎間板造影による疼痛再現とそれに続く椎間板ブロックでの疼痛消失を確認して，椎間板性腰痛と診断する．

一旦変性した椎間板は，基本的には元に戻ることはない．安静，体幹装具，鎮痛剤などで炎症を抑えて除痛をはかる．基本的に成長期では保存療法がメインで手術を要することは非常に少ないが，それらの保存療法で軽快しない頑固な慢性腰痛では，症例によって手術療法の適応を検討する．先に述べた，PED の術式を利用した，炎症部分を低侵襲手技で熱凝固・蒸散させる術式，thermal annuloplasty が開発され，特に早期競技復帰を希望するスポーツ選手の椎間板性腰痛に対して施行されている(図 7)．

症例 3：14 歳，女子．バスケットボール選手．約 3 か月前からの練習中の腰痛．症状進行し，前屈位や，くしゃみをした際などにも腰痛があり，日常生活にも支障をきたすようになった．近医受診するも腰痛の原因はわからず，当院紹介受診となった．MRI では L5/S 椎間板の正中の突出を認めるものの，硬膜の圧迫はなかった．また同レベルの椎間板後方に HIZ を認めた(図 8)．椎間板造影で疼痛再現あり，続いてリドカインを使用した椎間板ブロックで疼痛消失したことを確認し，最終的に椎間板性腰痛と診断した．計 2 回の椎間板ブロックと下肢のストレッチ，体幹筋力訓練のコンディショニングで徐々に疼痛緩和し，当院紹介受診後 4 か月で元の競技レベルに復帰した．

4．椎間関節炎

椎間関節も疼痛源となる可能性がある．通常，成長期の椎間関節は関節症性変化となっていることは少ないはずだが，スポーツの種類や外傷歴によっては念頭に置かなければならない病態である．一般的に，ピッチャーやハンマー投げのようなスローイングスポーツ選手は回旋と後屈による荷重が繰り返されることにより，利き手と反対側の椎間関節に肥大を伴う変形が起こる．椎間関節ブロックは炎症が抑えられ腰痛改善に効果的だが，機械的刺激が繰り返されるとまた再発してしまう．そのため，体幹筋力訓練に加え，腰椎は安定させつつも胸郭・胸椎の回旋柔軟性を得るよう

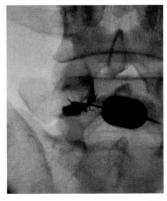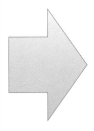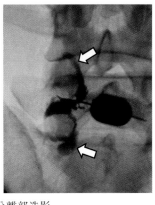

図 9. 進行期分離症に対する分離部造影
分離部の滑液包炎と連結した椎間関節の滑膜炎(矢印)

なりリハとコンディショニングが必要となる．また成長期では，先に述べた腰椎分離症が元にあり，分離症の進行期や終末期に，分離部と椎間関節が連結して滑膜炎となっていることもある(図9)[8]．

症例4：15歳，男子．ラグビー部．3年前の試合中に相手と正面衝突した際に強い腰痛があった．以降，徐々に腰痛は改善したものの，練習中は常に疼痛が継続していた．背屈，右回旋時に疼痛は増強した．近医受診するも腰痛の原因特定には至らず，当院受診となった．単純X線とMRIでは明らかな異常所見はなかったが，CTにてL5/S左椎間関節の関節症性変化を認めた(図10)．同部位への椎間関節ブロックで疼痛の一時的な消失を確認し，椎間関節炎と診断した．本人に病態を説明し，現在は非コンタクトスポーツに変更して活動中である．

5．骨端輪骨折

骨年齢が未熟な時期に腰椎分離症が発生し，分離すべり症に進行する際に，稀ではあるが椎体骨端輪に骨折を伴うことがある[9]．その際の腰痛は急激かつ激烈であり，小骨片が神経根を圧迫すると下肢痛が出現する．この病態は見逃されていることが多く，注意を要する[10]．

症例5：12歳，男子．サッカー部．1年程度前より練習中の腰痛を自覚．近医でL5分離症を指摘されていた．保存加療で徐々に症状は軽減していた．練習中に突如強い腰痛が出現し，かかりつけ医受診するも，「分離症の悪化」といわれ，セカンドオピニオン目的に当院受診．MRIではL5/S椎間板の膨隆に伴う硬膜の軽度圧迫を認めるのみ

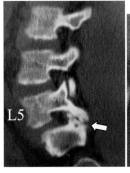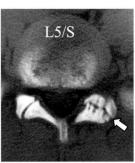

図 10. 症例4：椎間関節炎のCT
L5/S左椎間関節の関節症性変化(矢印)

だったが(図11)，CTでL5椎体下位終板レベルの骨片を確認(図12)，L5腰椎骨端輪骨折と診断した．スポーツ休止と硬性コルセット着用に加え，NSAIDs内服で徐々に疼痛軽減し，当院受診後3か月半で競技復帰した．

成長期の腰痛の特徴と運動内容の関連性

成長期に限らず，スポーツ選手は一般人と比較して，スポーツ活動中により頻回に体幹動作を行っており，脊椎への繰り返される荷重と体幹動作が原因で腰痛が起こることがよくある．またスポーツ活動に起こる腰痛に限らず，腰痛は全般的に，単一の疼痛源だけが原因で起こらず，複数の原因が存在していることが多い．そのことが疼痛源を同定することを困難にしており，医療者としても頭を悩ませるところである．

また腰椎はいうまでもなく運動器の中心に位置し，どのスポーツ競技でも腰椎運動は必須であり，腰椎前屈・後屈・回旋などの各種腰椎運動が要求

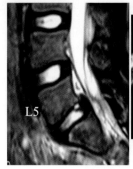
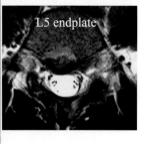

図 11. 骨端輪骨折の MRI
L5/S 椎間板の正中膨隆のみで明らかな骨折は認めない.

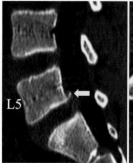
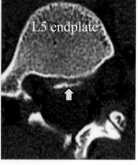

図 12. 骨端輪骨折の CT
L5 椎体下位終板レベルに骨片を認める(矢印).

される.「野球選手の腰痛の原因は腰椎分離症である」というように,スポーツ競技種目別に腰痛の原因を分別することはできないが,各スポーツ種目で要求される腰椎運動内容の比重により,大まかに分別し,診断の際に参考にすることは可能である.

ここでは腰椎の運動内容,つまり,腰椎前屈・後屈・回旋などによる腰痛との関連性について述べる.

1. 前屈時の腰痛

腰痛が腰椎前屈時に起こるときは,椎間板や椎体終板などの腰椎前方成分が疼痛の発生源と考えられる.その際の疼痛の原因は基本的には前屈時の機械的圧迫であり,腰背筋の伸展が原因となることは稀である.つまり,前屈時に起こる腰痛として鑑別に挙げるべきなのは,腰椎椎間板ヘルニアと椎間板性腰痛である.スポーツ種目として腰椎前屈の比重が大きいのは,ラグビー,バスケットボール,柔道,レスリング,ゴルフなどが挙げられる.

2. 後屈時の腰痛

腰椎後屈時に腰痛が起こるときは,関節突起間部や椎間関節などの腰椎後方成分が疼痛の発生源となる.つまり,後屈時に起こる腰痛として鑑別に挙げるべきなのは,腰椎分離症と椎間関節炎である.スポーツ種目として腰椎後屈の比重が大きいのは,体操,バレーボール,水泳,サーフィンなどが挙げられる.

3. 回旋時の腰痛

腰椎回旋も腰椎後屈と同様に,関節突起間部や椎間関節などの腰椎後方成分が疼痛の発生源となるため,回旋時に起こる腰痛として鑑別に挙げるべきなのは,腰椎分離症と椎間関節炎である.スポーツ種目として腰椎回旋の比重が大きいのは,野球,サッカー,バレーボール,テニスなどが挙げられる.

総 括

成長期にも腰痛は起こり,特にスポーツ選手に頻発する.腰痛の原因を特定できないまま症状が軽快するものも多いが,腰痛は高率に再発する.スポーツ活動に携わる医療者はそれぞれのスポーツに特徴的な病的状態を見逃さないように注意する必要がある.腰痛の疼痛源は単一ではないことが多いが,各成長期スポーツ選手の腰痛の最も大きい原因を同定することで,治療のコンセプトが明確となる.さらにはリハとコンディショニングの目的と対象も明確となり,再発防止につながる.疼痛が誘発される腰椎の運動内容が何なのか,常に考えながら問診・診察することが肝要である.

文 献

1) Scoffer B, Foldspang A：Physical activity and low-back pain in schoolchildren. *Eur Spine J*, **17**(3)：373-379, 2008.

2) Sairyo K, et al：MRI signal changes of the pedicle as indicator for early diagnosis of spondylolysis in children and adolescents. A clinical and biomechanical study. *Spine*, **31**：206-211, 2006.
   Summary 椎弓根高位の MRI・T2 強調脂肪抑制像の axial view で,単純 X 線・CT で分離部の骨折線が明瞭になる前に,椎弓根の骨髄内に輝度変化を認めることをはじめて報告した.

3) Sairyo K, et al：Conservative treatment of lumbar spondylolysis in childhood and adolescence：the radiological signs which predict healing. *J Bone Joint Surg Br*, **91**(2)：206-209, 2009.
   Summary 腰椎分離症の病期により骨癒合率は異なることに加えて，早期診断・早期治療の有用性を報告した．

4) Ito M, et al：Predictive signs of discogenic lumbar pain on magnetic resonance imaging with discography correlation. *Spine*(Phila Pa 1976), **23**(11)：1252-1258, 1998.

5) Aprill C, Bogduk N：High-intensity zone：a diagnostic sign of painful lumbar disc on magnetic resonance imaging. *Br J Radiol*, **65**(773)：361-369, 1992.
   Summary High signal intensity zone(HIZ)という概念をはじめて提唱した．

6) Lam KS, et al：Lumbar disc high-intensity zone：the value and significance of provocative discography in the determination of the discogenic pain source. *Eur Spine J*, **9**(1)：36-41, 2000.

7) Weishaupt D, et al：MR imaging of the lumbar spine：prevalence of intervertebral disk extrusion and sequestration, nerve root compression, end plate abnormalities, and osteoarthritis of the facet joints in asymptomatic volunteers. *Radiology*, **209**(3)：661-666, 1998.

8) Sairyo K, et al：Painful lumbar spondylolysis among pediatric sports players：a pilot MRI study. *Arch Orthop Trauma Surg*, **131**(11)：1485-1489, 2011.

9) Baranto A, et al：Fracture patterns of the adolescent porcine spine：an experimental loading study in bending-compression. *Spine*(Phila Pa 1976), **30**：75-82, 2005.

10) Tamaki S, et al：Lumbar posterior apophyseal ring fracture combined with spondylolysis in pediatric athletes：case series of three patients. *JBJS Case Connect*, **6**：e64, 2016.

特集／成長期のスポーツ外傷・障害とリハビリテーション医療・医学

Ⅲ．成長期のスポーツ種目別外傷・障害の特徴とリハビリテーション医療・医学

ジュニアテニス選手に対するメディカルチェックの実際

橋本祐介[*1]　別府諸兄[*2]

Abstract　ジュニアテニス選手は個人競技であるがゆえに，専業コンディショニングスタッフを有することはほとんどなく，みえない障害を抱えながらトップツアーに参戦し，その後，ジュニア時代の障害によって成績が低迷することが散見される．我々日本テニス協会医事委員会では成長期に特有なタイトネスに注目し，メディカルチェックを行ってきた．今回，日本テニス協会医事委員会，関西テニス協会医科学委員会での取り組みの変遷を紹介し，現在取り組んでいる現場の誰でも評価できる，平易な内容でスクリーニング可能な，選手にもフィードバックできるメディカルチェック方法を紹介する．

Key words　ジュニアテニス選手(junior tennis player)，タイトネス(tightness)，メディカルチェック(medical check)

はじめに

テニスは非対称な動きの競技であり，テニス選手の関節可動域には左右差があることが報告されている[1)〜5)]．可動域制限，タイトネスが障害に関連する報告もあり[6)]，できるだけ左右差がないことが望ましい．ジュニアテニス選手は個人競技であるがゆえに，専業コンディショニングスタッフを有することはほとんどないために，コンディショニングされないまま，みえない障害を抱えながらにトップツアーに参戦し，トップレベルになった時点で，ジュニア時代の障害によって成績が低迷することが散見される．ジュニア選手はジュニア時代にランキングを保持する必要がある一方，ランキング保持のためにオーバーユースとなり，成長期特有の障害を引き起こすことをしばしば経験する．このオーバーユースによる障害を見逃さず，コンディション作りを行えるような環境作りが必要である．今回，日本テニス協会医事委員会，関西テニス協会医科学委員会での取り組みの変遷を紹介し，現在取り組んでいる現場の誰でも評価できる，平易な内容でスクリーニング可能な，選手にもフィードバックできるメディカルチェック方法を紹介したい．

トップ選手に対する過去の取り組み

以前から，日本テニス協会では強化本部 TSS（テクニカルサイエンスサポート）メディカル部門が作成したコンディショニングチェックシートを用いて整形外科的メディカルチェック（問診，タイトネステスト，関節可動域（表1））を日本トップテニス選手に対して行ってきた．その結果，タイトネスは大腿四頭筋が 50％，ハムストリングは 62.5％ に認められ，SLR テストの角度が他の競技に比べて減少していることがわかった．可動域は肩内旋，前腕回内外について左右差が認められ

[*1] Yusuke HASHIMOTO，〒 545-8586　大阪市阿倍野区旭町 1-5-7　大阪市立大学大学院医学研究科整形外科，講師/日本テニス協会医事委員会，委員
[*2] Moroe BEPPU，上馬整形外科クリニック，院長/日本テニス協会医事委員会，委員長

た[7]．このメディカルチェック内容は，詳細な問診，詳細な診察，理学的所見を確認することで，プレーへのアドバイスなどが可能であり，大変有用なことであった反面，1名につき1時間以上の時間が必要であることが問題であった．

トップ選手に行っていたメディカルチェックのジュニア選手に対する取り組み

2010年から関西テニス協会主催のジュニア選手に対するメディカルチェックを本格的に導入した．その際に導入したメディカルチェックはトップ選手に行うものとほぼ同等であり，1名1名に丁寧な問診と診察を行った．そこで得られた知見とトップ選手との違いを検討したところ，テニス選手における関節可動域の左右差は全日本トップレベルにおいて肘関節と肩関節にみられたが，ジュニア選手は肩関節と股関節にみられた．ハムストリングタイトネスの発生率に競技レベル・年齢の差を認めず，SLRも70°未満と減少していたことから，テニスでは下肢タイトネスを生じやすいと考えられた．下肢タイトネスが下肢傷害・障害に関連するとの報告[8)~11)]もあるために，下肢のタイトネスの改善はテニス選手の傷害予防のために必須であると考えられた[12]．

以上から，ジュニア選手の関節可動域は肩関節の制限があること，タイトネスが成人と同レベルあるいはそれ以上存在することがわかった．一方，このメディカルチェック方法はトップ選手と同様の方法で行ったため，多大な時間がかかり，それを解消するために多くの医師を必要とした．また，我々がこれらのメディカルチェック実施から得られた知見は，トップ選手に対する詳細なメディカルチェックと，成長期で怪我，障害に対する知識が皆無であるジュニア選手に対するメディカルチェックは明らかに趣旨が異なることであった．前者はすでにメディカルチェックやコンディショニングの重要性をすでに知っているプロ選手が多く，より詳細な，きめ細かいケアが必要となる．後者はメディカルチェックやコンディショニングの知識や情報が乏しい，実際に外傷・障害で困っている選手が多く，誰に相談したら良いかわからない状況にあることがわかった．また，選手だけではなく，コーチ，保護者への情報提供が乏しいこともわかった．さらに，ジュニア選手においては自身の体がどのように硬いか，どうなっているのか，理解すること自体が難しいように感じた．

表1．可動域チェック

		利き側	非利き側
肩関節	2nd 内旋（90°外転位内旋）		
	3rd 内旋（90°屈曲位内旋）		
肘関節	屈曲		
	伸展		
前　腕	回内		
	回外		
手関節	掌屈		
	背屈		
股関節	内旋（屈曲0°）		
膝関節	屈曲（腹臥位）		
足関節	背屈（膝屈曲）		
タイトネス	大腿四頭筋		
	SLR（straight leg raise）		

スポーツ振興くじ（toto）助成金対象事業（U14/12）の全国メディカルフィジカルチェック事業『ジュニアテニス選手を対象としたコンディショニングチェックおよび体力トレーニング教室～ケガをしない身体づくり・パフォーマンス向上を目指して～』におけるメディカルチェックの実際

日本テニス協会医事委員会では2015年からU14/12のジュニア選手を対象とし，多くのジュニア選手が，より良いコンディションで日頃の練習やトレーニングに携われるよう，コンディショニングのチェック（メディカル面，フィジカル面）を目的に実施している．対象は，四国・九州・北海道・東海・東北・関西・中国の各地域U14以下で地域トップジュニア選手（平均12.7±1.25歳）を対象とし，過去の教訓をもとに，肩関節の内旋，股関節内外旋，肘回内回外，体幹の柔軟性，下肢柔軟性，股関節柔軟性，足関節柔軟性を抽出してメディカルチェックシートを作成，実施した．今

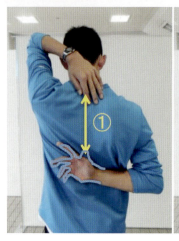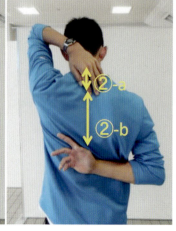

図 1.
結帯・結髪動作，指椎間距離

回の可動域測定は現地のトレーナーやコーチに協力いただいたこともあり，可動域についてはばらつきが多く，一定の見解を得ることが困難であった．柔軟性については定量評価から定性評価に変更したことによって，過去の報告と同様に，主に下肢のタイトネスが多くみられた．以上から，より普及した形でのメディカルチェックは簡便な定性的なスクリーニング要素が強いほうが受け入れやすく，再現性があったと考えられる[13]．

全日本ジュニアテニス選手権に対する傷害調査

日本テニス協会医事委員会の大会サポート医師派遣事業の1つとして，関西テニス協会主催の全日本ジュニアテニス選手権がある．大会選手対象は12～18歳の男女，ダブルス32ドローあるいはシングルス64ドローがあり，延べ参加人数は1,000名を超える大きな大会である．関西テニス協会医科学委員会では当大会のサポートを13年にわたって行っており，傷害調査を毎年行っている．2010～15年の全日本ジュニアテニス選手権の傷害調査を行い，メディカルルームで診察されたカルテから傷害部位と年齢的背景について調査したところ，12～14歳は男女ともに腰痛が多く，16～18歳女子は肩，肘，手関節，足関節，18歳男子で足関節の傷害が多くみられた．

つまり，ジュニアテニス選手は運動器検診でターゲットにされている成長期に注意すべき疾患である腰椎分離症，上腕骨小頭離断性骨軟骨炎，投球障害肩，足関節捻挫をスクリーニングする必要性があると考えられた．

現在のジュニア選手に対するメディカルチェックの実際

ジュニア選手に対するメディカルチェックは，①成長期特有の運動器疾患について理解してもらうこと，②柔軟性の低下が問題であることを本人だけではなく，指導者，保護者に理解してもらうことが重要であり，④できるだけ簡便な方法で，⑤誰でも実践できる方法で，⑥その場でフィードバックできる方法を確立することが重要であると我々は考えている．

現在は医師でなくても簡単にチェックができ，即時フィードバックもできる方法を用いて，メディカルチェックを行っている．実際にはスクリーニング，教育的要素を加味した定性評価としてタイトネス評価，点数化，さらに即時フィードバックを行っている．

メディカルチェック内容

柔軟性テストの以下6項目に絞って実施している．

1．**結帯・結髪動作，指椎間距離（finger vertebral distance；FVD）**[14]：肩関節周囲筋群の評価（図1）

立位にて，背中越しに手を組む．右腕上・左腕下，左腕上・右腕下で行い，両手が届く場合，0 cmとし合格とした．届かない場合，それぞれの母指間の距離を測定する（図1-①）．

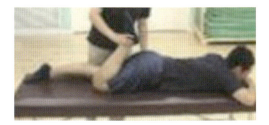

図 2．踵殿間距離

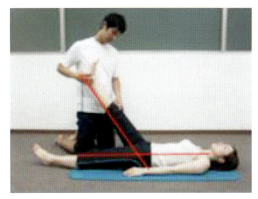

図 3．下肢伸展挙上角度

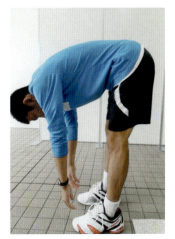

図 4．指床間距離

1）FVD 上（図 1-②-a）

肩関節を外転・外旋させ，母指を第 7 頸椎棘突起より脊椎に沿って最大努力で能動的に下げたときの第 7 頸椎棘突起からの距離（cm）を測定する．数値が大きいほど僧帽筋上腕三頭筋の柔軟性良好を示し，8 cm 以上を合格とする．

2）FVD 下（図 1-②-b）

手を下から背中に回し肩関節を伸展・内旋させ，母指を脊柱に沿い下から最大努力で上げたときの第 7 頸椎棘突起との距離（cm）を測定する．数値が低いほど肩内旋の柔軟性良好を示し，15 cm 以下を合格とする．

2．踵殿間距離：大腿四頭筋の評価（図 2）

腹臥位にて股関節・足関節中間位で膝関節の他動的屈曲を行い，殿部と踵の間の最短距離（cm）を測定（heel buttock distance；HBD）．殿部に踵がつけば 0 cm とし，殿部と踵の距離が大きいほど柔軟性低下を示し，4 cm 以下を合格とした．

3．下肢伸展挙上角度：股関節伸展筋群（ハムストリングス，殿筋群など）の評価（図 3）

仰臥位にて足関節を固定せず，膝関節伸展位での股関節の受動的最大屈曲角度（straight leg raise；SLR）を測定する．70°以上を合格とする．

4．指床間距離：股関節伸展筋群・脊柱可動性の評価（図 4）

両足を揃え，膝伸展にて，立位体前屈を 5 秒保持する．指〜手が地面についた場合，合格とする．届かない場合，指と地面との距離を計測する．

5．しゃがみこみ動作：足関節可動域，腓腹筋の評価（図 5）

両足を揃え，両上肢を前方に出し，踵をつけたまま，殿部を下ろし，しゃがみこみ姿勢を 5 秒保持する．転倒すれば grade 0，保持すれば grade 1，両肘屈曲にて前腕を揃え保持すれば grade 2，両上肢を後ろ手で保持できれば grade 3 と判定する．踵が上がる，大腿と下腿が離れている場合は，そのひとつ下の grade と判断する．Grade 1 以上を合格とした．

6．Thomas テスト：腸腰筋の評価（図 6）

仰臥位にて，両下肢を胸に抱え，計測する下肢を踵が地面につくまで伸ばし，膝窩部地面との距離を計測する．4 cm 以下，2 横指以下を合格とした．

メディカルチェック終了後，フィードバック用紙（図 7）に点数を記入して直接手渡しし，実際にタイトネスがある部分を本人に説明，セルフストレッチの説明書をみながらその場でストレッチを実践している（図 8〜13）[15]．

最後に

ジュニア選手のなかには想像を超えたレベルアップを達成し，世界のトップ選手になる可能性

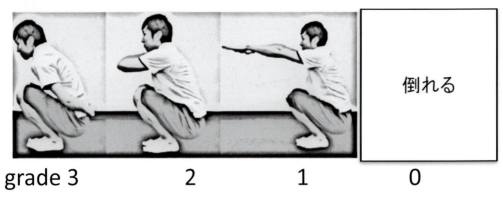

図 5. しゃがみこみ動作

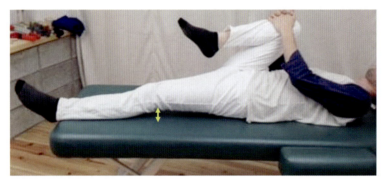

図 6. Thomas テスト

が秘められている．世界トップ選手にならなくとも，テニス指導者など，今後の日本テニスを強化する立場として活躍の場を移すこともしばしばである．そのようなジュニア選手に対して，長期的な目で自らの体調管理，体のケアに注目するような指導や講習は今後の日本のテニスの運命を左右する重要な課題であるといって過言ではない．成長期におけるスポーツ傷害に対しては，①できるだけ簡便なスクリーニングとして，②指導者，保護者への啓発として，③選手に対する意識付けとしてのメディカルチェックが今後も必要であると考える．

謝　辞

2007年から関西テニス協会でメディカルチェック事業を開始され，全国展開の先駆けとなりました日本テニス協会医事委員中田　研先生，2007年からデビスカップチームドクターとしてご尽力いただきました日本テニス協会医事委員奥平修三先生，2015年スポーツ振興くじ(toto)助成金対象事業において，ご尽力いただきました日本テニス協会医事委員米谷泰一先生に感謝いたします．

文　献

1) Ellenbecker TS：Rehabilitation of shoulder and elbow injuries in tennis players. *Clin Sports Med*, 14(1)：87-110, 1995.
2) Ellenbecker TS, et al：Glenohumeral joint total rotation range of motion in elite tennis players and baseball pitchers. *Med Sci Sports Exerc*, 34：2052-2056, 2002.
3) Ellenbecker TS：Transactions of IOC world conference on prevention of injury & illness in sports. Tromsø, Norway 2008.
4) Ellenbecker TS, et al：Descriptive profile of hip rotation range of motion in elite tennis players and professional baseball pitchers. *Am J Sports Med*, 35：1371-1376, 2007.
5) Kibler WB, Chandler TJ：Range of motion in junior tennis players participating in an injury risk modification program. *J Sci Med Sport*, 6：51-62, 2003.
6) 松岡素弘ほか：整形外科的メディカルチェックの結果と傷害との関係—高校サッカー選手を対象とした検討—. 臨スポーツ医, 22(10)：1269-1275, 2005.
7) 奥平修三ほか：日本男子テニス代表選手の身体特

トレセン　メディカルチェック(柔軟性)　氏名＿＿＿＿＿＿＿＿＿＿

項目	目標値			
腰部・ハムストリングス	届く 0cm以下			
腸腰筋	4cm以下 2横指以下	右： 左：	右： 左：	
大腿部前面	4cm以下 2横指以下	右： 左：	右： 左：	
大腿部後面	80度以上	右： 左：	右： 左：	
肩関節	届く	右上： 左上：	右上： 左上：	
C7TH	15cm以下	左下： 右下：	左下： 右下：	
股関節	45°以上 (同時)	内旋 右：左： 外旋 右：左：	内旋 右：左： 外旋 右：左：	内旋 右：左： 外旋 右：左：
しゃがめる？	倒れない			
点数		/16	/16	

図 7. フィードバック用紙

（文献 15 より引用改変）

次回の測定までに，×を○にしよう !!

“腰部・ハムストリングス”が×の人は，

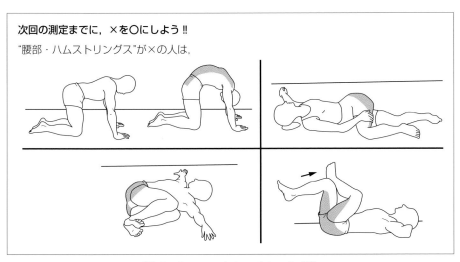

図 8. セルフストレッチシート(腰)

（文献 15 より引用改変）

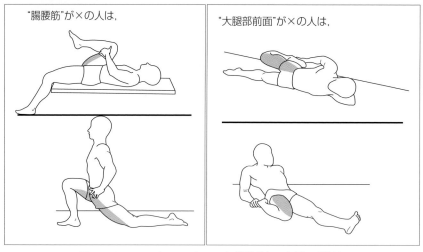

図 9. セルフストレッチシート(腸腰筋, 大腿四頭筋)

(文献 15 より引用改変)

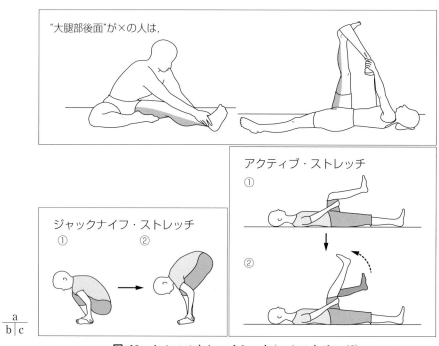

図 10. セルフストレッチシート(ハムストリング)

c：ジャックナイフ・ストレッチ(膝関節, 股関節, 骨盤の動きを改善)
① 胸と太もも前面をぴったりとつける.
② その状態から胸と太ももが離れないように膝をできるだけ伸ばす.
d：アクティブ・ストレッチ(高齢者でも無理なく, 寝ながらできる)
① 仰向けで片方の脚を上げ, 太ももの裏側を両手で支え, 膝は曲げた状態に.
② そのまま, 膝からつま先までを上げる. 片方の脚も同様に.

(文献 15 より引用改変)

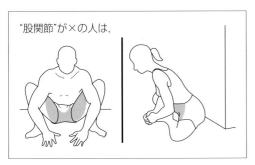

図 11. セルフストレッチシート(股関節)
(文献 15 より引用改変)

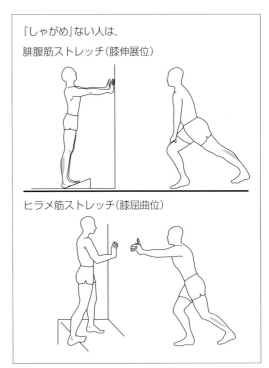

図 12. セルフストレッチシート(足関節)
(文献 15 より引用改変)

性(非対称性)―関節可動域の左右差と下肢タイトネスに関する検討―. 日臨スポーツ医会誌, **20**(3)：510-515, 2012.
8) Jones BH, et al：Epidemiology of injuries associated with physical training among young men in the army. *Med Sci Sports Exerc*, **25**(2)：197-203, 1993.
9) Krivickas LS, Feinberg JH：Lower extremity injuries in college athletes：relation between ligamentous laxity and lower extremity muscle tightness. *Arch Phys Med Rehabil*, **77**(11)：1139-1143, 1996.
10) Worrell TW, Perrin DH：Hamstring muscle injury：the influence of strength, flexibility, warm-up, and fatigue. *J Orthop Sports Phys Ther*, **16**(1)：12-18, 1992.
11) 滝川正和ほか：整形外科的メディカルチェックからみた大学サッカー選手の身体特性―特に股関節・骨盤を中心として―. 体力科学, **50**：211-218, 2001.
12) 奥平修三ほか：テニススポーツ障害とメディカルチェック. スポーツ傷害, **15**：20-23, 2010.
13) 米谷泰一ほか：テニスジュニア選手におけるスポーツ外傷・障害とその予防―. 臨スポーツ医, **33**(11)：1078-1087, 2016.
14) 笠原政志ほか：距離法を用いた指椎間距離測定の信頼性と客観性. 日臨スポーツ医会誌, **19**(3)：534-539, 2011.
15) Micheal J. Alter 著：イラストでわかるストレッチングマニュアル. 大修館書店, 2002.

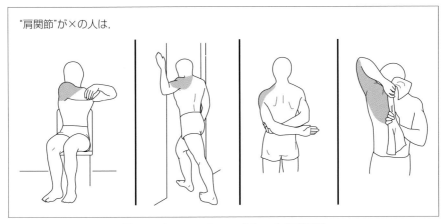

図 13. セルフストレッチシート(肩関節)
(文献 15 より引用改変)

特集／成長期のスポーツ外傷・障害とリハビリテーション医療・医学

Ⅲ．成長期のスポーツ種目別外傷・障害の特徴とリハビリテーション医療・医学

バドミントン

髙田　寿*

Abstract　最近の成長期のスポーツ外傷・障害は，年々増加傾向にある．これは子どもたちの運動不足と運動過多「オーバーユース症候群」の二極化が特徴といわれている．成長期の子どもたちの身体状況を知るために，運動器検診を活用したメディカルチェックが有用になると思われる[1]．2016年4月から実施されている学校健診における運動器検診は，今後，成長期のスポーツ外傷・障害のスクリーニングとして役立ち，スポーツ外傷・障害を起こさせないためにも，成長期のスポーツ選手の身体状況把握と予防が有用と思われる．またバドミントンの競技特性についても説明する．

Key words　バドミントン(badminton)，成長期(growth period)，運動器検診(examination of musculoskeletal system)，メディカルチェック(medical check)

はじめに

近年の日本バドミントン界は，2002年頃からの小椋・潮田ペアで(通称：オグシオ)で注目を浴び，その後，2012年ロンドンオリンピックで女子ダブルスの藤井・垣岩(通称：フジガキ)ペアが銅メダル，2016年リオデジャネイロオリンピックで女子ダブルスの高橋・松友(通称：タカマツ)ペアが金メダル，女子シングルス奥原が銅メダルを獲得，オリンピックでメダルを狙える競技になり，国際大会でもたびたび優秀な成績を残せるようになった．これはジュニアからの地道な選手強化が実を結んだ結果と思われる．

バドミントンの競技特性

バドミントンは，縦13.4 m，横6.1 m(シングルスはサイドラインがダブルスより46 cm内側とやや縦長)の大きさのコートを1.524～1.550 mの高さのネットを挟んで相対し，重さ約5 gのシャトル(羽)を，ラケットで緩急をつけた多彩なショットで打ち返し，自分のコートにシャトルを落とさず，相手のコートに落とすことを狙って点数を競い合う競技である．種目はシングルス(相対する2つのサイドにおいて各々1人のプレーヤーで行う試合)とダブルス(相対する2つのサイドにおいて各々2人のプレーヤーで行う試合)がある．ダブルスはそれぞれ男子ペア，女子ペア，男子と女子でペアを組む混合がある．2006年にラリーポイント制(サービス権の有無にかかわらず，ラリーに勝ったほうに点数が入る方式)にルールが変更された．20対20になったら，一方が2点リードするまで継続．29対29になった場合は，先に30点目を取ったほうが勝ちになる．試合は1ゲーム21点，2ゲーム先取で勝敗が決まる[2]．

競技スポーツで行うバドミントンは，狭いコートの中を前後左右縦横無尽に動き回り，予想以上に運動量が多いスポーツである．ネットを挟んで相対するため相手選手との接触はないが，ダブルスのパートナーのラケットが身体に直接当たるケガ(外傷)がある．ラケットがカーボン製で軽量で

---

* Hitoshi TAKADA，〒 949-6101　新潟県南魚沼郡湯沢町大字湯沢2877-1　湯沢町保健医療センター整形外科／(公財)日本バドミントン協会選手強化本部．医事・トレーニング管理部

頑丈，かつ素早いスピードで振り下ろされるため，ラケットが当たった部位の軟部組織に相当なダメージを受けることがある．また，スマッシュで打ち出されたシャトル初速度は時速450 kmを超えることもあり，近距離で眼に当たると高度な打撲となり，時に重症な後遺症を引き起こすこともある．シャトルが眼に当たったときは，注意深い観察をし，視力低下などの症状出現時には眼科受診が必要になる（表1）．

約30年前のラケットは，木製でそれなりに重量はあったが，技術開発の成果で現在では約90 g前後まで軽量化されている．フレーム強度も進み，テンションを高くしてガットを張ることができるようになり，ナショナル選手のなかには，まるで鉄板が貼り付けられているようなテンションでガットを張る選手もいる．新しいラケットへの交換時やテンションを変えてガットを張り替えたとき，肩関節や肘関節に違和感を訴えることがある．ラケットは重量の軽いものへの交換や，ガットのテンションを上げるとラケットを持つ上肢に負担が大きくなり，手関節や肘関節に負担がかかるようになる．数日使用して違和感が持続するときには前に使っていたラケットに戻すことも考える[3]．使用する道具（ラケット，シャトル）が軽量のため，上肢より下肢に障害が起こりやすい傾向にある．

バドミントンの練習試合環境は，風によるシャトルへの影響を防ぐために競技場内の窓をすべて閉め切り，光によってシャトルが白く反射するのを防ぐために暗幕を使用する．

現在ではエアコンを用いて競技場内環境を調整することがあるが，まだエアコンのない施設もあり，暑熱環境が厳しい中での練習，試合が行われている現状がある．常に熱中症を引き起こす可能性を考え，競技場内の環境整備に気を配り，注意深く選手を観察する必要がある．熱中症の兆しがみられたら早急な対応が必要である．

表1．バドミントンの競技特性

①狭いコート内を前後左右に激しく動く競技
②コートがネットで区切られているため，非接触型（ノンコンタクト）の競技
③使用する道具（ラケットやシャトル）が軽量のため，上肢より下肢に障害が多い競技
④シャトルが打ち出される初速が速く終速が遅い緩急の差が激しい競技

メディカルチェック

1．ナショナル選手のメディカルチェック

スポーツ選手のメディカルチェックは，選手のカラダの特徴とケガ（外傷）・障害の予防と競技力アップを目的として行われる．日本バドミントン協会では，ナショナルチームAB代表選手に対して合宿時や海外遠征派遣前にメディカルチェックが年に数回行われる．チェック内容は内科，整形外科，歯科，精神（メンタル），栄養，身体能力（フィットネス＆スキルチェック）など幅広く行われる．内科，整形外科は表2,3の項目が検査されている．

内科はスポーツ中の死亡原因として多い突然死につき，その原因として多い循環器系（心臓・呼吸器）を中心に，またスポーツ活動の障害となる気管支喘息の呼吸器系，貧血，甲状腺機能ついてもチェックされる．

その結果は現場に戻され，外傷や障害の予防と競技力アップに役立てられている．メディカルチェックが役立った例として，元ナショナルチーム代表選手で気管支喘息の存在を知らずにプレーを継続，合宿時のメディカルチェックの呼吸機能検査で気管支喘息が判明，その後，適切な治療で良好なコントロールが得られ，喘息発作を起こすことなく，素晴らしい成績を残した選手がいる．

2．学校健診

成長期の選手では，学校で行われる学校健診（健康診断）がある．学校健診を行う学校医は内科や小児科の専門医が多く，運動器疾患の診断，治療は詳しくないのが現状であった．運動器検診は，1978年に脊椎側弯症の項目が加わったのみで，今まで行われていなかった．2014年4月に学校保健安全法施行規則が一部改正され学校での運動器検診の義務化に伴い2016年4月から実施されている．

表 2. JISS メディカルセンター実施の内科的メディカルチェック項目

1) 尿検査項目
   ① 尿蛋白，② 尿ウロビリノーゲン，③ 尿糖，④ 尿潜血
2) 血液検査項目
   貧 血：① 赤血球数，② ヘモグロビン，③ ヘマトクリット，④ 網状赤血球，⑤ 血清鉄，
         ⑥ TIBC，⑦ フェリチン
   炎 症：① 白血球数，② CRP
   栄養状態：① 総蛋白，② アルブミン，③ 総コレステロール，④ HDL コレステロール，
           ⑤ LDL コレステロール
   腎機能：① 尿酸，② クレアチニン，③ 尿素窒素
   肝機能：① ALT，② AST，③ γ-GTP
   骨：① アルカリフォスファターゼ
   代 謝：① 甲状腺刺激ホルモン
   筋：① CPK
   感染症：① 麻疹抗体価，② HBs 抗体価，③ HBs 抗原
3) 胸部 X 線検査（正面）
4) 安静時心電図検査
5) スパイロメトリー
6) 心臓超音波検査（必要に応じて）
7) 内科診察

（国立スポーツ科学センター〔https://www.jpnsport.go.jp/jiss/medicalCenter/medicalinformationfordoctors/medicalcheck/tabid/1065/Default.aspx〕より）

表 3. JISS メディカルセンター実施の整形外科的メディカルチェック項目

1) アライメントチェック
   ① Carrying Angle，② O-X 脚チェック，③ Q-Angle，④ 足部のチェック，⑤ 脚長差，⑥ 体幹側弯
2) 関節弛緩性テスト
   ① 手関節屈曲，② 肘関節伸展，③ 肩関節回旋，④ 脊椎前屈，⑤ 膝関節反張，⑥ 足関節背屈，⑦ 股関節外旋，⑧ 関節弛緩性
3) タイトネステスト
   ① 体幹前屈，② 股関節内旋，③ 腸腰筋テスト（トーマステスト），④ 大腿四頭筋（大腿直筋）テスト（Ely テスト），⑤ ハムストリングテスト（SLR），⑥ 下腿三頭筋

（国立スポーツ科学センター〔https://www.jpnsport.go.jp/jiss/medicalCenter/medicalinformationfordoctors/medicalcheck/tabid/1068/Default.aspx〕より）

実施方法は，保護者へ「運動器検診保健調査票」（図 1）[4]を配布，記入後回収，学校側で異常所見のチェック項目を整理，学校医が行う内科検診時に「運動器検診保健調査票」で得られた情報を基に運動器検診を実施．学校医が運動器に支障ありと判断すると，整形外科医診察を勧められる．整形外科医は診察結果を「結果の通知と治療勧告書」に記載し保護者から学校に報告する手順に改められた．

運動器検診保健調査票は，① 運動歴，② 側弯症，③ 腰椎，④ 四肢関節，⑤ 股関節，⑥ 下肢タイトネスを子どもたちの身近で成長を見届けてきた保護者目線で申告される．

子どもの運動器の外傷・傷害は年々増加傾向にあり，これは子どもたちの運動不足と運動過多の二極化が大きくかかわっていると報告がある[5]．

今後は運動器検診の情報が成長期のスポーツ選手のメディカルチェックとして，有効に活用されることに期待する．

スポーツを行ううえで身体の状態を知ることも重要である．運動器がスポーツを行ううえで適切な機能をしているか？を客観的に判断し，ストレッチ，筋力強化やフォーム改善で対応できる範囲か？専門的な治療が必要か？スポーツ外傷・障害を予防し，競技力向上のために運動器メディカルチェックを受けることが勧められる．

3．運動器メディカルチェック

1）全身のチェック

問診票として「運動器検診保健調査票」（図 1）を参考に用いることは，運動器メディカルチェックを行ううえで有用と思われる．下記の手順で全身

公益財団法人　運動器の健康・日本協会　平成29(2017)年11月版

運動器（脊柱・胸郭，四肢，骨・関節）についての保健調査票

学校名	学年　組　出席番号	氏名（フリガナ）	性別	生年月日
学校	年　組　番	(　　　　　　　)	□男 □女	平成　　年　　月　　日生

次の質問のあてはまる項目に☑印をつけてください。（↓保護者記入欄）　　記入日 平成　　年　　月　　日

I．現在、どんな運動部活動やスポーツ少年団各種教室・クラブなどに入っていますか？ （例：小3よりサッカースクール，小1よりバレエ）	□入っていない □入っている （　　　　　　　　　　　　　　　　　　　）
II．以前や現在、病院などで治療または経過観察を受けていますか？（例：10歳の時、右膝半月板手術）	□なし □ある（　　　　　　　　　　　　　　　　　）

III．背骨についてあてはまる□にチェックしてください。（↓保護者記入欄）		学校医記入欄（事後措置）
1．背骨が曲がっている。	□①肩の高さに左右差がある □②ウエストラインに左右差がある □③肩甲骨の位置に左右差がある □④前屈した背面の高さに左右差があり、肋骨隆起もしくは腰部隆起がみられる （※このチェックが最も重要です） □⑤①〜④はない	（全員に直接検診します） □①異常なし □②経過観察・簡易指導＊ □③整形外科への受診要

IV．腰と四肢についてあてはまる□にチェックしてください。（↓保護者記入欄）		（支障があれば、直接検診します）
1．腰を曲げたり反らしたりすると痛みがある。	□①曲げたら痛い（いつ頃から：　　　　） □②反らしたら痛い（いつ頃から：　　　） □③曲げても反らしても痛くない	□①経過観察・簡易指導＊ □②整形外科への受診要
2．腕（うで）、脚（あし）を動かすと痛みがある。 （右の図に、痛い部位に○をつけてください。）	□①痛みがある （いつ頃から：　　　　） □②痛みがない	□①経過観察・簡易指導＊ □②整形外科への受診要
3．腕、脚の動きに悪いところがある （右の図に、動きが悪い部位に×をつけてください。）	□①動きが悪い （いつ頃から：　　　　） □②動きは悪くない	□①経過観察・簡易指導＊ □②整形外科への受診要
4．片脚立ちが5秒以上できない。	□①5秒以上できない □②できる	□①経過観察・簡易指導＊ □②整形外科への受診要
5．しゃがみこみができない。 （足のうらを全部床につけて完全に）	□①しゃがめない □②しゃがめる	□①経過観察・簡易指導＊ □②整形外科への受診要

学校記載欄（養護教諭など） 学校での様子や運動・スポーツ活動での気付いたことなどがあれば記載する	総合判定　　　　学校医名_____ □①経過観察・簡易指導＊（＊親子のための運動器相談サイト参照） □②整形外科への受診要 備考（学校医記載欄）

図1．運動器（脊柱・胸郭，四肢，骨・関節）についての保健調査票
（公益財団法人　運動器の健康・日本協会〔http://www.bjd-jp.org/medicalexamination/doc/surveysheets.pdf〕より）

をチェックする．

(1) 診察室に入ってくる歩容状態をチェックする．歩容は正常か？　肩，腰の動揺性はないか？

(2) 解剖学的肢位（立位姿勢，前腕を回外して手のひらを前に向けた状態）で上下肢をチェックする．
・上肢では，外反肘，内反肘の有無のチェック
・下肢では膝部でO脚，X脚，反張膝の有無．足部で，扁平足，外反母趾の有無，leg heel alignment，脚長差の有無についてチェック

(3) 背中が曲がっていないか？　脊柱側弯症のチェックを次の項目に沿って行う．
① 肩の高さに左右差がある
② ウエストラインに左右差がある
③ 肩甲骨の高さに左右差がある
④ 前屈した背面の高さに左右差がある（肋骨隆起もしくは腰部隆起がみられる）

左右差は，5°以上の肋骨隆起もしくは腰部隆起がみられることで，視診上で明らかに左右差を認める状態である．

明らかな原因がなく，背中が曲がってくる特発性側弯症は10歳以上の女子に多く，時間経過とともに弯曲が増悪時には肺機能や運動機能低下をきたすため，早めの整形外科医（脊椎外科専門医）の受診を勧める．

(4) 腰を曲げたり反らしたりすると腰の痛みがあるか？

腰を曲げたときに痛みを訴えるときは，腰椎椎間板障害，腰を反らしたとき（伸展時）に痛みを訴えるときは，腰椎分離症の可能性を考える．

腰を曲げたときもしくは反らしたときに痛みがあり，2週間以上運動時に痛みや日常生活に支障があれば整形外科医の受診を勧める．

(5) 上肢，下肢を動かすと痛みがあるか？
運動時痛があり，運動時に支障があれば整形外科医の受診を勧める．

(6) 上肢，下肢に動きの悪いところがあるか？
運動器の動きが悪く，関節可動域の左右差（5°以上）あれば整形外科医の受診を勧める．

(7) 片脚立ちが5秒以上できるか？

両手を下に垂らした状態で片脚立ちが5秒以上できず，歩行時に股関節痛や大腿部痛があれば小学校低学年ではペルテス病，小学校高学年から中学生では大腿骨頭すべり症，発育性股関節形成不全（先天性股関節脱臼）などを考え，整形外科医の受診を勧める．

(8) 足底をすべて床につけて，しゃがみこみができるか？

両手を前に伸ばし，両足の間隔は肩幅以下で，しゃがみ込み動作を行う．

足底をすべて床につけてしゃがみ込みができず，膝部や足関節部に運動時痛があれば整形外科医の受診を勧める．しゃがみ込みができないとスポーツを行ううえで，パフォーマンスの低下を起こすため，下肢のストレッチを指導する[6]．

2）全身性の弛緩性

次に全身性の弛緩性を調べる．全身の関節のゆるさ（弛緩性）と柔らかさ（柔軟性）がある．関節のゆるさは生まれつき持った特性（先天性）の1つともされ，ストレッチやトレーニングで強化改善するとも考えられている．関節のゆるさの評価方法の1つを紹介する．

図2のテストを点数化し，①〜⑤の関節は左右あるため左右でできたときは1点，左右のどちらかのときは0.5点，⑥，⑦は各1点の合計7点．目安として4点以上は関節がゆるい傾向があると評価する．関節がゆるすぎると，関節は外から加わる力への抵抗が弱いため，無理な動きを強いられ，靱帯などの関節周囲の軟部組織を傷めると，手，肘，肩，膝，足，股関節などケガの発生率が高くなるといわれている．特に女子選手でその傾向が強いともいわれている．

関節のゆるさ（弛緩性）が強い場合の対策として，関節周囲の筋力トレーニング行い，筋力強化をはかり関節支持性を高めたり，テーピングやサポーターでサポートすることが有効である．ケガ（外傷）をしたときは関節がゆるくならないように，RICE（図3）を含めた初期治療，その後に続く適切な治療と機能訓練を主体としたリハビリテー

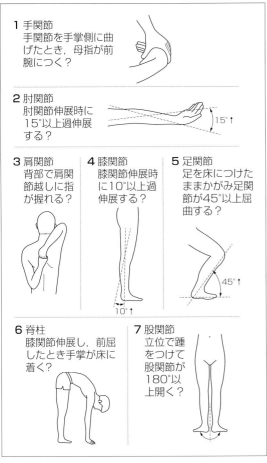

図 2. 全身関節弛緩性テスト

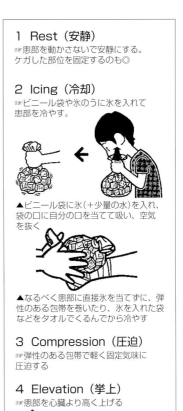

図 3. RICE 処置の実際
(バドミントン・マガジン 2016 年 5月号より引用)

ション(以下,リハ)が大切である.

3) アライメント(配列)[11]

次に,骨・関節部のアライメント(配列)を調べる.骨・関節部での配列異常は,骨・関節や関節周囲の軟部組織に影響を及ぼしスポーツ外傷・傷害を起こし,パフォーマンスの低下を引き起こす.

運動器官のアライメント(配列)チェックは,上肢では carrying angle,下肢では O 脚,X 脚,Q-angle,leg heel alignment,扁平足,脚長差などをチェックする.

a) 上 肢:上肢では,立位で両上肢を手のひらを前に向けた肢位で上腕と前腕のなす角度(carrying angle)(図 4)を観察する.正常は約 168°の外反を呈している.Carrying angle が 160°以下を外反肘,180°以上で内反肘である.

骨成長期での上腕骨外上顆骨折の後遺症として外反肘,上腕骨顆上骨折の後遺症として内反肘がみられ,外反肘は遅発性尺骨神経麻痺を引き起こす.

b) 下 肢:(1) O 脚・X 脚:下肢のアライメントでは,膝部で O 脚(内反膝),X 脚(外反膝)(図 5)を調べる.

O 脚(内反膝)は,下肢伸展位で両側の足関節内果を密着させて両膝の内側間に距離を計測する.2 横指以上空いているときを陽性とする.

X 脚(外反膝)は,下肢伸展位で両膝を密着させ,両足関節の内果間を計測する.2 横指以上空いているときを陽性とする.

O 脚では,膝の外側上方で腸脛靱帯と大腿骨外側上顆との機械的刺激(摩擦)による炎症を起こす腸脛靱帯炎を起こしやすくなる[7].

X 脚(外反膝)では,膝蓋骨が外側に引かれて膝蓋骨が亜脱臼の状態になりやすく,膝の内側下方膝

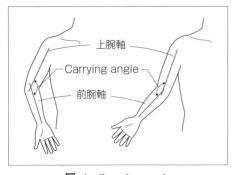

図4. Carrying angle
検査方法：上腕軸に対して前腕軸の角度を測る．

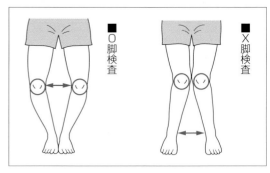

図5. O脚・X脚

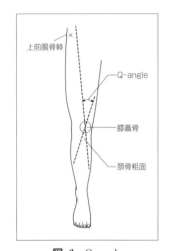

図6. Q angle
上前腸骨棘と膝蓋骨中心を結んだ線が膝蓋骨中心と脛骨結節を結んだ線となす角度．

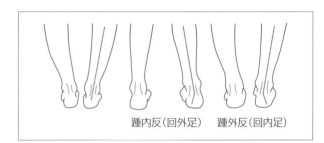

図7. Leg heel alignment
検査方法：片脚で立って，後ろからみたとき，踵が内側や外側に傾いていないかを観察する．

屈筋の付着部で，走行時の伸長ストレスが原因で鵞足炎を起こしやすくなり，膝痛の原因にもなる[8]．

(2) **Q angle(Q角)**：上前腸骨棘と膝蓋骨中央と膝蓋腱(膝蓋骨中央と脛骨粗面中央)のなす角のうち小さいほうの角度(**図6**)．Q角が大きいと膝蓋骨が外側に脱臼しやすくなる．

(3) **Leg heel alignment**：立位で下腿後方から観察する．下腿遠位1/3中央長軸線と踵骨縦軸線の交差角を調べる(**図7**)．明らかな評価基準はないが1つの目安として使用する．踵部が外反した状態が回内足，踵部が回内した状態が回外足である[9]．

(4) **扁平足**：足部では扁平足をチェックする．扁平足は，足部の土踏まずのアーチが低かったり，なかったりする状態をいう．足底が地面についたときにアーチに余裕がないと運動時に足底筋膜に負担がかかり，足底腱膜炎を引き起こす[10]．

(5) **脚長差**：脚長差の存在は，これを補正するために2次的に側弯を引き起こし，腰背部痛の原因の1つになる．

4) タイトネス(筋緊張度)

次に，タイトネス(筋緊張度)を調べる．「タイトネス」は筋緊張亢進状態である．筋肉や腱の緊張度は環境因子に影響を受けるといわれている．寒いときや疲れているときは筋の緊張は高くなっている．成長期には，骨の成長に筋肉の成長が追いつかない時期があり，筋肉が相対的に短縮し突っ張ったような状態になる．腰部・下肢の筋群の緊張度はスポーツを行う動作に大きな影響を与え，スポーツ外傷・傷害の発生に関連が深いと思われる．腰部や下肢の関節の動きに関与する筋群の緊張度を評価し，筋緊張の亢進がみられたらストレッチで柔軟性を回復させスポーツ外傷・障害を予防する必要がある．タイトネスを調べるテストを紹介する．

a）指床間距離（FFD）：膝を伸ばし体幹を前屈させ，指先と床の間の距離を計測する．腰背筋やハムストリング（大腿屈筋群）に緊張があると床に指がつかない．床から10 cm以上離れる場合は問題ありと判断する．

b）股関節屈曲拘縮テスト（トーマステスト）：膝をかかえた姿勢で床から大腿が浮き上がる角度を測定する．股関節を曲げる（屈曲）ことに大きく関与し，股関節に屈曲拘縮の存在の有無を確認する．

c）SLR（下肢伸展挙上）：膝を伸ばした状態で下肢を床から90°以上げられるか測定する．ハムストリング（大腿屈筋群）に緊張があると90°まで上げることができない．

d）尻上がり検査（大腿四頭筋テスト）：うつ伏せで膝関節を屈曲，お尻に踵を近づけ，お尻が上がりだしたときの床と下腿の角度を計測する．大腿四頭筋に緊張があると踵とお尻はつかない．120°以下でお尻が浮き上がれば問題ありと判断する．

e）足関節背屈の検査（下腿三頭筋テスト）：仰向けに寝て，足関節の背屈角度を測定する．下腿三頭筋に緊張があると足関節を十分に背屈ができない．10°以上背屈できないときは問題ありと判断する．

ナショナルチームAB代表代表選手に対して行われるメディカルチェックをジュニア選手全員に行うことは現時点では，時間・人員・費用など，総合的に判断して困難がある．学校健診の運動器検診保健調査票のデータとそれに基づく整形外科医の診察データを利用し，外傷・傷害のある選手を，日本協会として定期的にメディカルチェックを行うシステム構築が望まれる．成長期の選手に対しては，選手本人を含め選手家族・監督・コーチ（指導者）など，選手を取り囲む大人たちが健康管理意識を持ち続けることがとても大切である．このことがスポーツ外傷・障害の予防につながると考える．トップを目指す，スポーツを長く続けてもらうためには選手自身がカラダの状態を把握し，オーバーユース（使いすぎ）にならず身体能力に合った練習を行うことが大切と考える．

治療中の成長期のアスリートは，医療者側が考えている以上にスポーツ現場に早く復帰したい気持ちが強く，症状があっても良くなった・良いようにみせかける傾向があると思う．親，指導者を含め成長期の選手に納得がいくように説明し，治療・リハに専念するように指導が必要である．ことを焦るがために治療に難渋して結果としてパフォーマンス低下やスポーツ現場に復帰ができなくなることは避けてあげなければならないと考える．外傷・障害を防ぐためには，運動開始時に十分なウォーミングアップとストレッチが大切である．特に成長期は，骨の成長に筋肉の成長が追いついていかない時期でもあり，筋肉は硬い状態にある．時に成長期のアスリート1人ひとりに合ったトレーニングメニュー作成も必要と思われる．

上肢スポーツ外傷・障害

成長期における上肢の障害は，オーバーユースによるものが多くみられる．

外傷では，受傷早期の解剖学的整復位獲得後，外固定処置，処置後のRICEの励行，受傷早期から罹患関節以外の関節可動域訓練，診察上，骨折部の圧痛の改善とX線上骨折部の転位がないことを認めたら，罹患関節の自動運動の開始．強い痛みを伴う関節可動域訓練は異所性仮骨の原因になることがあり注意が必要である．保存的治療を最優先に治療方法が検討され，手術療法必要時には受傷早期の手術を計画されることが望ましいと考える．

骨端線にからむ外傷は，時に成長障害を引き起こすことがあり，注意深い経過観察が必要である[12]．

成長期にみられる疾患について説明する．

1．骨盤裂離骨折（上前腸骨棘，下前腸骨棘，坐骨結節）

1）病　態

骨盤裂離骨折は，筋肉や腱などの骨の付着部で発生し，筋肉の牽引（引っ張る力）によって起こる．ランニング，ダッシュ，ジャンプ，ボールキックなど下肢の筋肉に力が入った瞬間に，骨盤や殿部

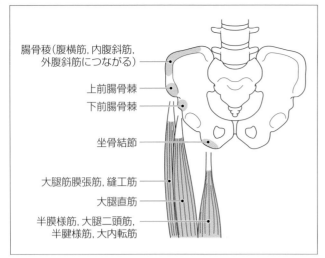

図 8. 骨盤裂離骨折の病態
筋肉の急激な収縮による牽引力により，力学的に弱い骨端線部に裂離骨折が起きる．

に強い痛みを感じる．

骨盤周囲には姿勢を維持かつ下肢の運動に関係する様々な筋肉・腱がついている．

図8のように，上前腸骨棘には大腿筋膜張筋，縫工筋．下前腸骨棘には大腿四頭筋の1つの大腿直筋．坐骨結節にハムストリング（半腱様筋，半膜様筋，大腿二頭筋）．腸骨稜には腹横筋，内腹斜筋，外腹斜筋がついている．その筋・腱付着部には成長期には骨成長帯の軟骨があり解剖学的に弱いため，スポーツ活動で起こる動作（ランニングやダッシュ，ジャンプ，ボールキックの後など）により，骨盤筋付着部が急激に牽引され，その結果，骨盤の一部が剥がれる．骨盤裂離骨折には，発生頻度順に，①上前腸骨棘裂離骨折，②下前腸骨棘裂離骨折，③坐骨結節裂離骨折，④腸骨稜裂離骨折がある．

①上前腸骨棘裂離骨折は大腿筋膜張筋，縫工筋，②下前腸骨棘裂離骨折は大腿直筋の急激な牽引によって起こる．ダッシュ，ジャンプ，キックなどのスポーツ動作中に突然股関節痛が起こり，その後走ることや歩くことができなくなる．痛いほうの股関節，膝関節を曲げた姿勢となり，股関節，膝関節を伸ばそうとすると痛みが強くなる．

③坐骨結節裂離骨折は股関節を曲げ，膝関節を伸ばした状態でハムストリング（半腱様筋，半膜様筋，大腿二頭筋）の急激な牽引によって起こる．

走っているときに転びそうになった際やスタートダッシュ，ボールを蹴るときに身体が前かがみになった際に起こりやすくなる．症状はお尻から太ももの後ろへの痛みである．

④腸骨稜裂離骨折は柔道・相撲の投げ動作，野球の空振りなどでみられる．これは左右の足を地面に固定した状態で身体を強く捻る動作で起こる．症状は突然の痛みで歩くことができなくなる．

検査は，単純X線検査，CTで骨片の剥離を確認する．

2）治　療

治療は，初期で痛みが強いときは，RICEを行う．痛みに応じて，患部の負担を減らす目的で松葉杖歩行を勧める．歩行時の痛みがなくなったら関節可動域訓練と筋力強化訓練を始める．受傷後約4～6週でジョギング開始，8～12週で運動復帰が1つの目安である．ただし，坐骨結節は強い牽引力が加わるために十分な骨癒合が得られるには長時間がかかるため，スポーツ復帰には慎重さが求められる．ほとんどの場合は，保存的治療で骨癒合が得られる．剥がれた骨片が大きく，かつ離れているときは手術療法が行われることがある．スポーツ復帰には骨癒合が得られ，関節可動域と筋力の回復が得られることが必要である．

3）予　防

予防も大切である．指導者は，身長が急激に伸びている時期の子ども（中学生から高校生）の身体では，筋肉・腱の牽引力（引っ張る）力に対して解剖学的に弱い部分があることを認識して，練習メニューを考える必要性がある．特に大人の骨になる前（骨端線が閉鎖する前）は強度の高い筋力トレーニングは避けることが必要である．選手は練習前に骨盤周囲の筋肉や股関節のストレッチを十分に行い筋肉・腱の付着部に過度の負担がかからないように準備が必要である[13]．

2．足底腱膜炎（足部の障害）

1）足部の骨

足部は地面と直接接触し，走ったり跳んだりする力を生み，スポーツを行ううえでとても重要で

ある．歩いたり走ったりする（歩行や走行）とき，足部には足部から上の重さと地面との衝撃がかかる．歩くときに足にかかる負担は体重の約1.2倍，走るときは体重の約3倍，ジャンプや下り坂を走るときは体重の約6倍の衝撃がかかるといわれている．足部には，趾骨（基節骨・中節骨・末節骨）が14本，中足骨が5本，足根骨（立方骨・舟状骨・内側・中間・外側の3つの楔状骨・踵骨・距骨）が7個，これに母趾の種子骨2個を加えて片足28個，両足で56個の骨がある．人間には208個の骨があるといわれ，足部だけで身体全体の骨の約25％を占めている．特に踵骨は人間の進化の過程で2本の足で歩行するために大きくなり，足部の骨の約50％を占め，立位時体重の80％が踵骨にかかるといわれている．これらの骨が靱帯や関節包などの軟部組織でしっかりとつながれている．足部にかかる体重負担を減らす組織に，筋肉・腱・脂肪・血管（毛細血管）の軟部組織と足底アーチ構造がある．

2）足底アーチ構造

足底アーチ（図9）は，内側縦，外側縦，横アーチの3つがある．内側縦アーチ（土踏まず）は，踵骨と第1中足骨の先端との間にある前後のアーチである．これは，足部が地面に着くときの足部への衝撃をやわらげ，歩行時，進む方向に推し進める力（推進力）に関係している．外側縦アーチは，踵骨と第5中足骨の先端との間にある前後のアーチである．これは，体重を支え姿勢を安定させ，歩行時に姿勢の安定を保つ働きがある．横アーチは，第1中足骨の先端と第5中足骨の先端の間，内側と外側の間にあるアーチである．足裏の血管や神経などを圧迫から守り，重心が前へ行き過ぎることを防ぎ，足趾で地面をとらえる働きがある．内側縦アーチと外側縦アーチを支える組織に足底腱膜がある．

足アーチ形成が悪く，スポーツにより衝撃を受け続けると，骨・軟骨・靱帯・腱・筋肉などの軟部組織に障害をきたし痛みが発生する．ランニングやジャンプなどを頻回に繰り返すスポーツで起

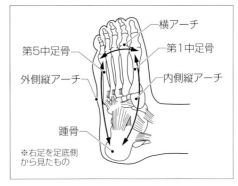

図 9．足底アーチについて

こりやすく，踵に負担がかかることで足底腱膜が踵の骨に付く部位に小さな傷や変性が起こり痛みが出る．

3）症　状

症状は，走っているとき，歩いているとき，長時間立っているとき，歩き始めのときのいずれかのときに，土踏まずや踵に痛みを感じる．また足底から踵を押さえたときに痛みを認める．

4）治　療

土踏まずや踵に痛みを感じたらまずRICEを行う．痛みが続くときは練習量を減らすか休みが必要である．その後にアイスマッサージや低周波などの機械を使った理学療法や消炎鎮痛剤内服やトリガーポイント注射を行うことがある．靴の中敷（インナー）の使用も有効である．症状が続くときには，手術療法を行うこともある．

5）予　防

足部の障害では予防が大切である．まず発生原因を調べる．練習のしすぎのほかに，足部の柔軟性の低下や筋力不足・足底アーチ不足などの障害の発生しやすい足の形・足に合わないシューズの使用・足場の悪い場所での練習などが発生の原因になっていることがある．その原因を取り除くことも大切である．また，足に合ったシューズの選択も大切である．足は夕方になるとむくみ，朝から比べると0.5cmくらい大きくなる．シューズを買うときは夕方にお店に行き，足の長さ，幅，高さ，周径を測ってもらい足に合ったシューズを選ぶようにする．足底アーチ不足のときは足にかかる負担を減らす目的で靴の中敷（インナー）の使用も有効である．同時に足部ストレッチ（図10）や

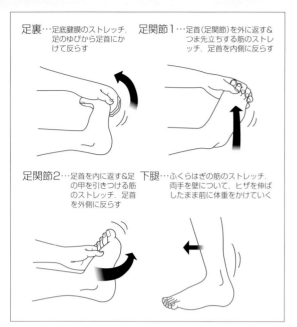

図 10. 足部・下腿のストレッチ例

下腿の筋力強化も行う．運動後は筋肉の温度は高い状態である．上がりすぎた筋肉の温度を下げ，疲労回復や筋肉痛を和らげるためにクーリングを行うことも大切である．足部のスポーツ障害を起こさないように日頃からの予防も大切である[14]．

3．有痛性外脛骨

外脛骨は，足の舟状骨内側の過剰骨である．これは約 20％の人に認められ，多くは無症状である．

1) 足部の解剖

足部は趾骨（末節骨，中節骨，基節骨）中足骨，足根骨（舟状骨，立方骨，踵骨，距骨，楔状骨），種子骨の 28 個の骨で構成され多くの小さな骨が集まり足の型を作っている．足部の内側中央に舟状骨がある．そこに後脛骨筋が付着している．後脛骨筋は足関節を足底の方向に折り曲げたり（足関節底屈），内がえし（内反）する働きがある．また足の土踏まず形成に大きな役割を果たしている．

有痛性外脛骨は，スポーツ活動が盛んな小学校高学年から中学生の時期（成長期）の女子で両側にみられることが多く，足部の内側の骨の出っ張りに気づき，この部位が運動により靴と擦れたり，足関節を捻ったり，後脛骨筋が繰り返し引っ張られる運動（ランニングやジャンプ）により外脛骨の部分が舟状骨から剥がれかけるようになり，その出っ張り部分に一致して痛みと腫れを訴えることがある．悪化すると歩行しただけでも痛みが出てくる．

2) 診断

診断は，足部内側に骨性の膨隆を認める．同部の圧通はあるが，発赤，腫脹などの炎症反応は強くない．単純 X 線検査では，足の舟状骨の分裂や肥大変形を認める．軟骨や靱帯の状態を確認するために超音波や MRI 検査を行うこともある．X 線学的分類はⅠ型からⅢ型に分けられる．Ⅰ型は舟状骨から離れているようにみえる．Ⅱ型は舟状骨と繊維性に結合しているようにみえる．Ⅲ型は，舟状骨と骨性にくっつき舟状骨が大きくみえる．

3) 治療

治療は，骨端線が閉鎖する時期の 5〜17 歳頃には自然治癒することが多く，基本的には保存的治療を行う．症状が強い時期には RICE を行う．時に足関節を動かさないようにギプス固定を約 2〜3 週間行い，消炎鎮痛剤内服を行うこともある．痛みが強いときは練習を休むことも必要である．練習を続けてくれぐれも火に油を注いだ状態にはしないようにする．

より症状が強いときには，炎症を抑えるため注射を行うことがある．外脛骨部への刺激を少なくする目的で足底板（装具）を使うこともある．症状が繰り返すときには，骨骨接合術もしくは外脛骨摘出術を行うこともある．

4) 再発予防

痛みが改善されればスポーツ復帰が許されるが，発生の原因が取り除けていないと再発する可能性がある．再発予防がとても大切である．下腿の筋肉が硬くなると外脛骨につながる後脛骨筋腱が骨を強く引っ張るようになる．下腿のストレッチが重要である．運動後の下腿と外脛骨部のアイシングも大切である．足部の内側部の骨の出っ張った部分が靴で圧迫されることが原因の 1 つでもある．靴の縁が当たらないように切り抜き，足に合ったシューズ選択や後脛骨筋腱の緊張を和らげるために，土踏まずがしっかりサポートされた足底板の使用が勧められる[15]．

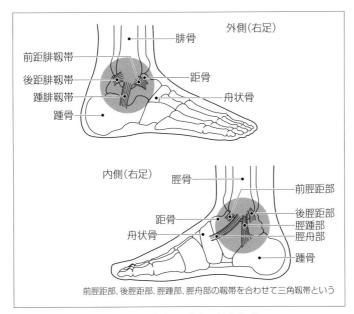

図 11. 足首（足関節）の骨と靱帯

4．足関節捻挫

足関節捻挫は，足関節を捻り，本来の動く範囲を超えて足関節の周りにある骨と骨をつないでいる靱帯損傷である．

1）足関節

足関節は，脛骨，腓骨，距骨の3つの骨より構成され，外側には3つ靱帯，前距腓靱帯，踵腓靱帯，後距腓靱帯，内側には三角靱帯がある（**図11**）．足首を内側に捻ったことで損傷を受けやすい靱帯は，外側にある前距腓靱帯と距腓靱帯である．内側の三角靱帯は強固な靱帯である．外側の靱帯の強度は内側と比べると弱く，筋力の関係で足関節は内反ししやすく，足関節が内側に捻られ，足関節外側を痛める捻挫が多くみられる．

2）症　状

症状は，足関節周囲の痛みや腫れ，熱感である．外傷直後もしくは，少し時間経過後，足関節痛増強，患肢に荷重がかけられなくなり，歩行困難がみられる．成長期（特に10歳以下）では骨が靱帯と一緒に剝離することが多く，注意が必要である．

捻挫の程度は大きく3つに分類される．1度（軽傷）は，靱帯が引き伸ばされた状態（不全断裂）．自分で立って歩くことができる．数日で練習復帰が可能な状態．2度（中等症）は，靱帯が一部切れた状態（部分断裂）．足を引きずって歩く．練習復帰まで約2〜3週間かかる．3度（重症）は，靱帯が切れた状態（完全断裂）で自力歩行ができない．練習復帰まで約6〜8週間かかる．

3）応急処置

捻挫を起こしたときの応急処置は「RICE」が基本である．受傷直後からどれだけ適切な処置「RICE」ができたかにより，症状や回復に大きな差が出る．一般的に1度・2度損傷は，弾性包帯固定，テーピング，装具などを使って保存的療法が行われる．3度損傷は状況により手術的療法や保存的療法が行われる．

4）再発予防

足関節捻挫後，伸びてしまった靱帯は完全に元の状態に戻らない．時間が経ってもある程度ゆるいままになってしまう．しっかりとした治療を行わないと痛みが残り，スポーツ活動に大きな影響を及ぼすことになる．始めの段階でしっかりとした治療を行えば再発の可能性は低くなる．捻挫を繰り返すとそのたびに足関節がゆるくなり，捻挫を起こしやすくなり，捻挫を繰り返すと関節にある軟骨がこすれ，すり減ってできる軟骨の破片（関節ネズミ）や骨と骨棘が形成され，足関節痛の原因の1つになる．

足関節捻挫の予防，再発予防にテーピングやサポーターなどの装具がよく使われる．それぞれ長

所と短所がありいろいろな点を考慮して決めるのが良い．成長期にはテーピングを巻けるトレーナーがいないことが多いため装具の使用が良いと思われる[16]．

再発予防の点から早期のスポーツ復帰を焦ってはいけない．練習復帰まではリハにより十分な関節の動きが得られ，筋力が戻り，バランス能力が改善し，片足ジャンプができるようになってから段階的にスポーツに復帰する．

文献

1) 武藤芳照：学校健診の動向．日整会誌，91：370-374，2017．
2) ヨネックス秋田マスターズ 2018 オフィシャルプログラム．P. 36，2018．
3) 西　祐子：用具と環境を考える2 バドミントン編．月刊トレーニングジャーナル，6：26-28，2010．
4) 髙田　寿：メディカルチェック．バドミントンマガジン，37：79，2016．
5) 運動器（脊柱・胸郭，四肢，骨，関節）について保健調査票〔http://www.bjd-jp.org/medicalexamination/doc/surveysheets.pdf〕
6) 武藤芳照：学校健診の動向．日整会誌，91：370-374，2017．
7) 高橋敏明：学校健診における運動器健診のあり方．臨スポーツ医学，34(10)：1026-1031，2017．
8) 桜庭景植ほか：膝関節傷害を起こしやすいアライメント異常とはなんですか？　桜庭景植ほか（編），スポーツ診療 Q & A．pp. 123-126，全日本病院出版会，2011．
9) 加藤哲也：20 下肢 Q8，早わかりスポーツ医学，p. 200，金原出版，2001．
10) 白仁田　厚：過剰骨傷害，足根骨癒合症．山下敏彦ほか（編），こどものスポーツ傷害診療ハンドブック．pp. 140-159，中外医学社，2013．
11) 柏口新二：Q33 自分でできる身体のチェック法は？「運動器の10年」日本委員会（監），学校の運動器疾患・障害に対する取り組みの手引き，財団法人日本学校保健会，2009．
12) 島村安則ほか：小児期の運動器障害—上肢障害・外傷—．*Jpn J Rehabil Med*，55：30-33，2018．
13) 髙田　寿：骨盤裂離骨折．バドミントンマガジン，38：72，2017．
14) 髙田　寿：土踏まずやカカトの痛み．バドミントンマガジン，38：75，2017．
15) 髙田　寿：有痛性外脛骨．バドミントンマガジン，38：71，2017．
16) 髙田　寿：足関節ネンザ．バドミントンマガジン，38：83，2017．

特集／成長期のスポーツ外傷・障害とリハビリテーション医療・医学

Ⅲ．成長期のスポーツ種目別外傷・障害の特徴とリハビリテーション医療・医学

野球

梅村　悟[*1]　石井淳一朗[*2]

Abstract　成長期の野球プレーヤーは発達過程にあるため，成長段階を考慮した対応が必要である．

学童期は投球動作のみに目を向けるのではなく，「姿勢」・「柔軟性」・「身体の使い方」・「休養」・「栄養」など幅広く捉えることが重要である．これらの要素を踏まえたうえで，成長に合わせ，投球動作の評価を取り入れていく．

中学生以降は，個々の投球動作への対応がより必要となる．投球障害の治療の主体は，身体機能の改善であり，特に肩甲胸郭機能の評価・治療は重要である．投球障害の評価を，投球動作を基とした「投球動作評価」，複合関節機能を中心とした「動的評価」，機能低下につながる要因を抽出する「静的評価」の3段階に分類した．その評価に基づき，アプローチや効果判定を行う．効果を認めた場合は，選手自身でコンディショニングできるように自主トレーニングを指導する．

Key words　投球障害(throwing injury)，リハビリテーション(rehabilitation)，成長期(growth period)

はじめに

野球で多くみられるのは，肩や肘の障害である．投球障害の治療の主体は，身体機能の改善である．特に，胸郭・肩甲骨の運動機能（以下，肩甲胸郭機能）の低下は，肩や肘の障害につながるため，評価・治療は必須となる．また，成長期の野球プレーヤーは，発達過程にあるため，成長段階に応じた介入が必要である．本稿では成長期の投球障害への対応について，学童期と中学生以降に分け，評価とアプローチについて述べる．

学童期に対するアプローチ

学童期のプレーヤーは，投球障害のみに目を向けるのではなく，幅広く対応することが重要である．学童期のプレーヤーに必要な要素を「姿勢」・

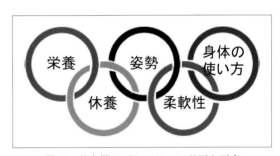

図1．学童期のプレーヤーに必要な要素

「柔軟性」・「身体の使い方」・「休養」・「栄養」の5つに分類した(**図1**)．これらの要素が相互に結合しているため，どの部分に問題があるか着眼点を絞り対応する[1]．

1．姿　勢

学童期は成長に伴い姿勢が変化する．正しい姿勢では，姿勢保持筋が主に働く．不良姿勢では，

[*1] Satoru UMEMURA，〒 156-0083　東京都世田谷区奥沢3-33-13　東京明日佳病院リハビリテーション科，理学療法士
[*2] Junichiro ISHII，JCHO 東京新宿メディカルセンターリハビリテーション室，理学療法士

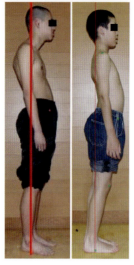

図 2. 腰椎前弯や胸椎後弯が
増強された不良姿勢

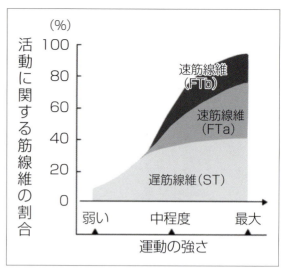

図 3. 運動の強さと働く筋線維の割合
弱い〜中程度の運動までは主として遅筋線維が働く.

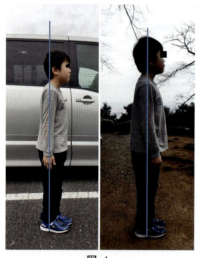

図 4.
持続的な歩行により姿勢は改善する.
a：歩行前
b：1 時間のハイキング後

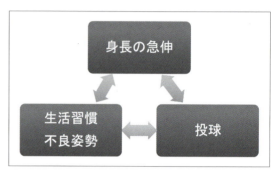

図 5. 学童期のプレーヤーにおける柔軟性低下の原因
投球負荷のみに目を向けるのではなく，学童期の特徴
や生活習慣など多角的な視点を持つ.

姿勢保持筋で支持しきれずに，それ以外の筋に負担がかかる（図 2）．主な作用が姿勢保持ではない筋に過負荷がかかり，筋の緊張が亢進する．その影響で，肩甲帯や骨盤帯の柔軟性が低下し，投球動作が阻害され肩や肘の障害につながる．良い姿勢を獲得するためには，姿勢保持筋の強化が重要である．ヒラメ筋を始めとする姿勢保持筋は，遅筋線維の割合が高いという特徴がある．遅筋線維は，ゆっくりとした持続的な運動で働く（図 3）．学童期の筋力の増加は，その遅筋線維の発達が主である．遅筋線維は持続的に歩くことや立位時間を増やすことで強化される．正しい姿勢の獲得には，日常生活での歩行量を増やすことや，屋外での遊びを増やすことが重要である（図 4）．

2．柔軟性

学童期のプレーヤーの柔軟性の低下は，投球負荷のみに目を向けるのではなく，学童期の特徴や生活習慣など多角的な視点を持つ必要がある（図 5）．低学年と高学年ではアプローチの着眼点も変化する（図 6）[2]．

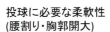

図 6.
成長段階別のアプローチの目安
成長段階によりアプローチの着眼点も変化する.

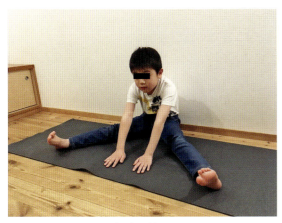

図 7. 股関節内転筋のストレッチ

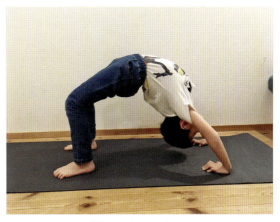

図 8. ブリッジング
腹部・前胸部・肩周囲などの筋の柔軟性の向上をはかる.

1）低学年

　低学年は，将来にわたり柔軟性が必要な部位へのストレッチの習慣づけが重要である．優れた選手に共通する要素として,「腰割り」と「胸郭の開大」の柔軟性が優れている点が挙げられる．「腰割り」は股関節内転筋の柔軟性が必要であるため，低学年からストレッチを指導する（図7）．「胸郭の開大」は腹部・前胸部・肩周囲などの筋の柔軟性が必要である．低学年ではブリッジングなどわかりやすい方法が受け入れやすい（図8）．この時期は理解力や集中力が乏しいため，指導するストレッチは，わかりやすいものを1つか2つに絞る必要がある.

　また，この時期は外遊びをしたり，親と一緒に歩いたりすることが重要である．適切な負荷の運動をすると柔軟性は向上するため，ストレッチのみに捉われずに本人が楽しいと思える運動を行うことが大切である（図9）.

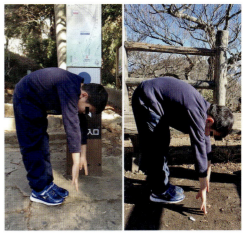

図 9.
外遊びや歩行でも柔軟性は向上する.
　a：歩行前
　b：1時間のハイキング後

2）高学年

　高学年となると，第二次性徴期を迎え身長の急伸期（グロース・スパート）が訪れる．筋の長さは起始と停止の骨の位置により決められるので，筋

```
基本的運動パターン
├─ 姿勢制御運動
│   ・たつ
│   ・ねる
│   ・まわる
│   ・ころがる
│   ・のる
│   ・ぶらさがる
│   ・からだをふる
│   ・バランスをとる
│   　　　　など
├─ 移動運動
│   ・あるく
│   ・はしる
│   ・とぶ
│   ・はう
│   ・すべる
│   ・のぼる
│   ・はいる
│   ・スキップする
│   　　　　など
└─ 操作運動
    ・うつ
    ・ける
    ・なげる
    ・うける
    ・まわす
    ・ふる
    ・ひく
    ・おす
    　　　　など
```

図 10. 基礎的運動パターン

緊張は骨格発育に依存する．身長の急伸期は骨の成長が先行し，筋が引き伸ばされ筋の長さも増加する．その際，筋の組織形成が追いつかず，一時的に筋は張力の高い状態となる．小学校高学年頃始まる身長の急伸期にはスポーツ活動の有無にかかわらず，身体が硬くなりやすい時期である．特に下肢は，骨の成長が体幹や上肢と比べ旺盛であるため，柔軟性の低下が生じやすい．ハムストリングスや大腿直筋，大内転筋など自然長の長い筋の柔軟性が低下しやすくなる．

この時期になると，投球負荷により柔軟性が低下する部位への対応が必要となる．また，個々の投球動作の特徴や身体的な特性により個別の対応がより重要となるため，後述する投球動作の評価を取り入れていく．

3．身体の使い方

学童期のプレーヤーは下肢・体幹の筋力は十分ではないため，成人期を基準とした理想的とされる投球動作の獲得は困難である．学童期は，感覚の発達や神経・筋コントロール能力の向上が著しいため，前腕の使い方や指先の感覚を意識したプログラムを取り入れる．また，ボールの握りは学童期を過ぎると習得が困難となるため，この時期に指導する．

学童期に，遊びや様々なスポーツを経験することで基礎的運動パターン（図 10）[3]を習得すること

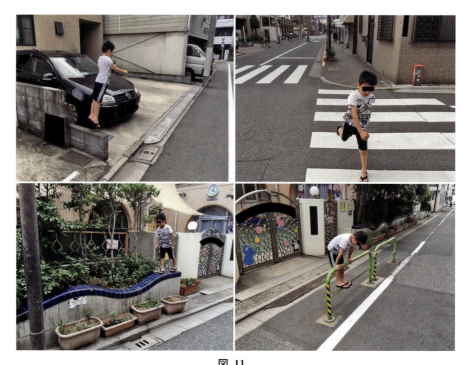

図 11.
低学年は，外を歩くことで多くの基礎的運動パターンを経験できる．

が，将来の良いパフォーマンスにつながる．投球動作以外の様々な身体の使い方を習得することが重要である．低学年では，歩くことにより基本的運動パターンの多くを経験できる(**図 11**)．

4．休養・栄養

投球障害の原因はオーバーユース，投球動作の問題，身体機能の低下など様々だが，休養や栄養の不足といった日常生活の問題が背景にあることも多い．学童期でも習い事などで時間にゆとりのないケースもある．睡眠時間が短いと筋のリラクゼーションが得られず，ストレッチや運動療法の効果が十分に得られないことも多い．また，入眠中に成長ホルモンが分泌され，傷ついた組織が修復される．学童に対応する際は睡眠時間を確認し，十分睡眠をとるよう指導をする．

中学生以降へのアプローチ

投球動作の評価はどの年代でも必要であるが，成長段階によって着眼点が異なる．中学生以降では，個々の投球動作に応じた対応がより重要となる．投球障害の評価を，「投球動作評価」・「動的評価」・「静的評価」の 3 つに分類した(**図 12**)．投球動作の改善が最も重要なため，「投球動作評価」を基として考える．「動的評価」で複合関節機能の動

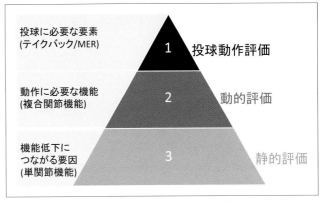

図 12．投球障害に対する評価
投球に必要な「投球動作評価」の下位項目として，複合関節機能を中心とした「動的評価」，機能低下につながる要因を抽出する「静的評価」と段階分けした．

きの評価を行い，単関節機能を中心とした「静的評価」で機能低下につながる要因を抽出する．抽出された問題点にアプローチを行い，介入前後で「投球動作評価」を行い，改善度合を指標とし自主トレーニング指導を行う(**図 13，14**)．

1．投球動作評価

「投球動作評価」は，投球動作と同様の運動パターンでの評価で，テイクバックテスト・MER (maximum external rotation)テストの 2 つに分けている．テイクバックテスト・MER テストは，各年代共通の評価として行う．アプローチの効果判定として用いるため，最も重要な評価である．

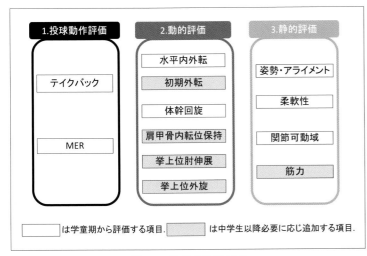

図 13．投球動作評価表

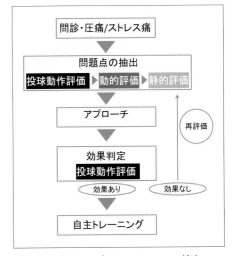

図 14．リハビリテーションの流れ

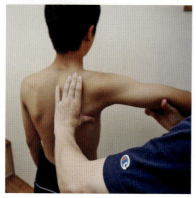

図 15. テイクバックテスト
他動では，肩の外転制限や上腕骨頭・肩甲骨の代償に着目する．

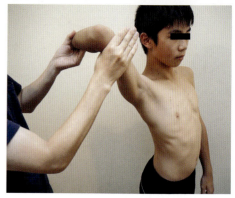

図 16. MER テスト
MER ポジションで胸郭開大・肩甲骨後傾・胸椎伸展・肩外旋の複合的な動きを評価する．

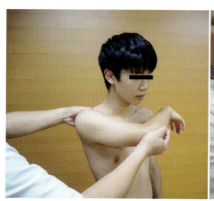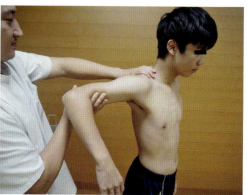

図 17. 水平内外転テスト

1）テイクバックテスト（図 15）

テイクバックテストは，投球動作と同じ運動パターンで行い，適切なトップポジションを通過できるかどうかをみる[4]．投球動作は個別性が重要であるため，選手個々が適切なテイクバックをとれているかを評価する必要がある．個々の選手のテイクバックの特徴を把握するために，まずは自動運動でテイクバック動作を行う．評価者は僧帽筋上・中・下部を触診し，肩甲骨周囲筋の収縮を確認する．投球障害例では，下部の収縮が低下し，上部の過緊張が生じていることが多い．

他動では肩の外転制限や，上腕骨頭・肩甲骨の代償運動に着目して評価を行う．選手に脱力させた状態で，肩甲骨下角を徒手的に固定し肩外旋を行う．肩甲上腕関節の可動域制限だけではなく，肩甲骨の前傾に伴う上腕骨頭の前方への突き出しなどの代償運動を確認する．左右差や調子の良いときとの違いを確認し，選手の感覚的な部分も聴取しながら評価する．Combind abduction test（CAT）と同様の概念の評価である．

2）MER テスト（図 16）

MER ポジションで他動的に肩の外旋を行い，胸郭開大・肩甲骨後傾・胸椎伸展・肩関節外旋の複合的な動きを評価する[4]．肘の高さや，肩甲骨の位置（内転位，中間位）を変えながら評価し，疼痛の誘因となる機能障害をスクリーニングする．肩や肘の投球障害例では，胸郭の開大を中心とした肩甲胸郭機能が低下していることが多いため，胸を張った状態と張っていない状態での疼痛の程度を評価する．胸を張ると疼痛が減弱する場合は，肩甲胸郭機能の低下が原因と考えられる．疼痛が増強する場合は，腱板や前腕回内屈筋群の機能不全が考えられるためそれらの評価を行う．

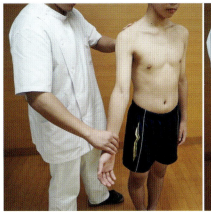
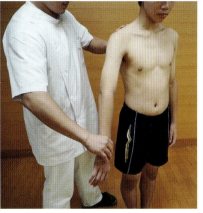

図 18. 初期外転テスト

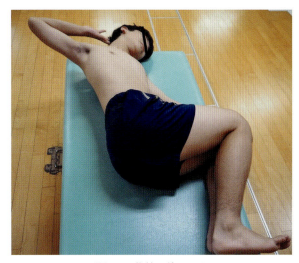

図 19. 体幹回旋テスト

2．動的評価

投球障害への対応は，投球動作と単関節の評価のみでは不十分であり，その間に位置する複合関節機能の評価が必要である．「動的評価」は，「投球動作評価」の下位項目で，投球動作に必要な複合関節機能の動的な評価を中心としている．テイクバックテストに関する動的評価として，水平内外転テストと初期外転テスト，MER テストに関する動的評価として，体幹回旋テスト・肩甲骨内転位保持テスト・挙上位肘伸展テスト・挙上位外旋テストを行う．

1）水平内外転テスト（図 17）

他動的に肩を水平内転させ，その後水平外転最終域に誘導する．まず，水平内転の疼痛や可動性，肩甲骨の挙上・前傾などの代償動作を評価する．肩後方軟部組織の柔軟性の低下が生じると，上腕骨頭の求心位がとれないために，陽性となりやすい．horizontal flexion test（HFT）と同じ概念の評価である．また，水平内転位から水平外転するにしたがって肩内旋可動域は拡大するが，肩後方の軟部組織の柔軟性の低下があると可動域拡大の幅が少ない．また，肩甲骨内側軟部組織の柔軟性の低下があると，水平外転最終域で"つまり感"を訴えることもある．

2）初期外転テスト（図 18）

初期外転テストは，セッティングフェイズにおける肩甲骨の固定性と腱板機能（上腕骨頭の求心位保持機能）の評価である．棘上筋の評価として，上腕骨中間位・前腕回内位とし下垂位から外転 30°までの範囲で，肩甲骨面外転に抵抗をかけ肩甲骨の動きと筋出力を評価する．さらに外転 30°の位置で素早い内転方向への抵抗を加え反応速度を評価する．同様の方法を上腕骨内旋位で行い棘下筋の機能を評価する．肩甲骨の固定性が低下していると，抵抗をかけた際に肩甲骨の内転方向への動揺が大きく，winging などの代償が出現する．

3）体幹回旋テスト（図 19）

MER ポジションでの体幹の可動性をみる評価である．側臥位で股・膝関節 90°屈曲位で骨盤を固定する．TOP ポジション近似肢位をとり，肩甲骨を床面へ近づける．前胸部・肋間・上部腹筋群・肩甲骨内側部の筋群などの柔軟性の低下により可動性の制限が生じる．

4）肩甲骨内転位保持テスト（図 20）

MER ポジションでの体幹回旋と肩甲骨内転位保持の連動をみる評価である．TOP ポジション

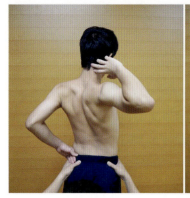
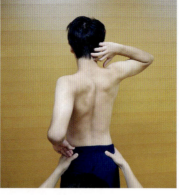

図 20. 肩甲骨内転位保持テスト

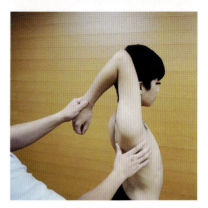

図 21. 挙上位肘伸展テスト

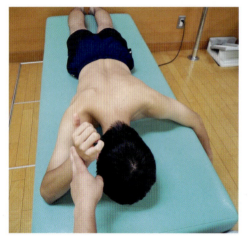

図 22. 挙上位外旋テスト

近似肢位をとり，肩甲骨を内転位に保持させ，左右への体幹の回旋を行う．肩甲骨内転位での体幹回旋の可動性を評価する．胸椎回旋の可動性，肋間筋・腹筋群・広背筋・前胸部の柔軟性，肩甲骨の固定性などの低下により可動性の制限が生じる．

5）挙上位肘伸展テスト（図 21）

僧帽筋下部・小円筋・上腕三頭筋の連動，肩甲骨の固定性，上腕骨頭の求心位保持機能を評価する．肩最大挙上・肘屈曲位から，肘伸展に対して抵抗を加える．機能低下により疼痛や筋出力の低下，肩伸展・外転などの代償動作が生じる．

6）挙上位外旋テスト（図 22）

肩甲骨の固定性と，広背筋の体幹固定機能に着目した評価である．腹臥位で上腕骨肩甲棘延長線上，肘 90°屈曲位，肩最大外旋位とし，内旋方向へ抵抗を加える．筋出力や肩甲骨，体幹の動きを評価する．肩甲骨の固定性の低下があると大胸筋での固定や手関節背屈などで代償することが多く，広背筋の機能低下があると体幹の側屈がみられる．

3．静的評価

単関節の関節可動域，四肢や肩甲骨のアライメント，筋力，筋緊張などの個々の機能評価である．動作評価や機能評価で得られた情報を基に，機能低下につながる細部の要因を特定するために行う．

4．機能障害に対するアプローチの実際

1）テイクバックに問題がある場合

テイクバックテストで制限がある場合，水平内外転テストにて可動域制限を確認する．可動域の制限や，代償動作がある場合，肩後方軟部組織の柔軟性低下がその原因となることが多い．そこで静的評価を行い，各々の筋の柔軟性や緊張を確認し原因を特定していく．各種テストにより得た情報から制限因子を特定し，アプローチ法を選択する．アプローチ前後でテイクバックテストを再施行し，効果判定を行う．効果が得られれば，反応の良い方法を選択し自主トレーニングを指導する（図 23）．

初期外転テストで筋出力や反応の低下が認められた場合は，肩甲骨の固定性や腱板機能，肩甲骨のアライメント異常などをチェックする．肩甲骨の支持性の低下に対しては，elbow-toe，手押し車，サイドブリッジ，ラットプルダウンなどを行い効果的な方法を選択する．腱板の機能低下にはセラバンドを用いて側臥位肩外転エクササイズなどを行い筋の活性化をはかる（図 24）．

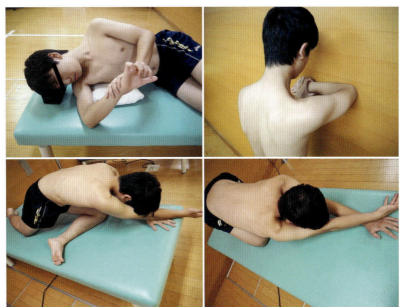

図 23.
肩後方軟部組織に対する
アプローチ

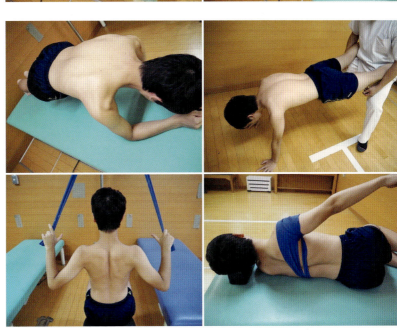

図 24.
腱板機能・肩甲骨固定性に対する
アプローチ

2) MER に問題がある場合

体幹回旋テストで可動性の低下が認められた場合，上部腹筋群・肋間筋・前胸部の柔軟性の低下により胸郭に運動制限が生じていることが多いため，静的評価でそれらの筋の柔軟性の評価を行い，制限因子を特定しアプローチ方法を決定する(図 25)．

肩甲骨内転位保持機能に低下が認められた場合は，胸椎回旋などの可動性の問題か，肩甲骨を内転させる筋の問題か判別するため，胸椎の回旋可動域や，肩甲骨内転筋の評価を行い，制限因子を特定しアプローチする．肩甲骨の内転下制を意識させるプログラムや，バットを用い内転位保持しやすい状況を作ったうえで，胸椎の回旋を意識したプログラムが反応を得やすい(図 26)．

挙上位肘伸展テストで出力の低下や肩甲骨の固定性の低下が認められた場合，肩甲骨の固定性の問題か，上腕三頭筋を中心とした筋の出力不全かを静的テストで評価する．上腕三頭筋の出力不全の場合は，徒手的に隣接する筋との間のモビライゼーションを行うことで改善がみられることが多

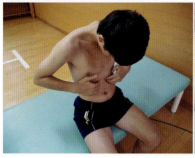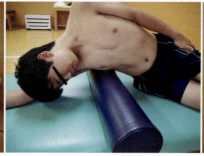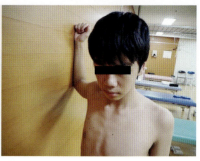

図 25. 上部腹筋群・肋間・前胸部に対するアプローチ

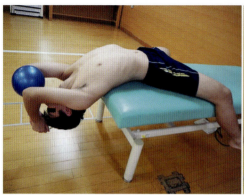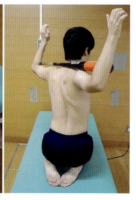

図 26. 胸郭開大・肩甲骨内転位保持＋体幹回旋に対するアプローチ

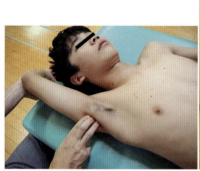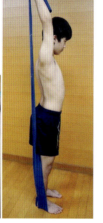

| a | b |

図 27.
a：上腕三頭筋, 小円筋間のモビライゼーション
b：上腕三頭筋～僧帽筋下部に対するアプローチ

い. また, テストと同肢位でゴムチューブを用いて肘の屈曲・伸展運動を実施する. 伸張位で筋収縮を繰り返すことにより, 肩後方の筋緊張が緩和し, 肩甲骨後傾位での筋収縮が得られる. 上腕三頭筋・小円筋・僧帽筋下部が連動するようにアプローチする（図27）.

挙上位外旋テストで筋出力の低下がみられた場合, 広背筋を中心とした体幹の筋群が活動したうえで肩甲骨の固定性向上を意識したアプローチを実施する. また, Triple ReConditioning Exercise（トリコン, 図28）は, 肩甲帯の機能改善を目的としたエクササイズで, 挙上位での肩外旋筋力が向上することが証明されている[5]．

文献

1) 梅村 悟：成長期の投球障害―身体機能のみかた―. 菅谷啓之ほか（編）, 新版野球の医学, pp. 106-115, 文光堂, 2017.
2) 梅村 悟：学童期の野球少年の育成と身体機能―ストレッチの実際―. 柏口新二ほか（編）, 野球肘検診ガイドブック, pp. 139-154, 文光堂, 2018.
   Summary 競技特性や成長段階を考慮したストレッチ指導の実際が述べられている.
3) 日本体育協会（編）：共通科目Ⅰ. 公認スポーツ指導者養成テキスト, p. 129, 2005.
4) 能勢康史：投球障害からの競技復帰のプロセス―身体機能と投球動作―. 菅谷啓之ほか（編）, 新版野球の医学, pp. 29-35, 文光堂, 2017.
   Summary 投球障害からの競技復帰について, 必要な身体機能や, 投球負荷設定について記されている.

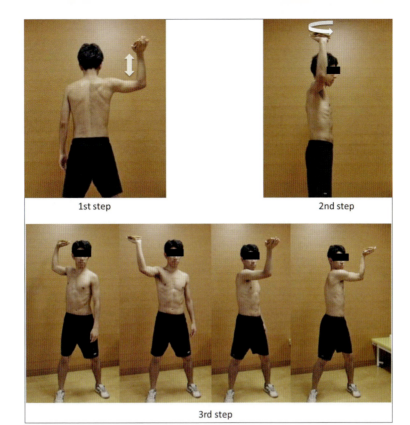

図 28. トリコン（Triple ReConditioning Exercise）

1st step：開始肢位は肩甲骨面における肩関節 90°外転・外旋位，肘関節 90°屈曲位，前腕回内外中間位，手関節最大背屈位．おもりは手掌に載せて，手指は伸展位に保持．その肢位から，3 cm 程度の上下動を 20 回程行う．

2nd step：同肢位を保持させたままで前腕の回内，回外を最大可動域で交互に 10 回程行う．

3rd step：胸椎の回旋を伴う肩甲骨外転，前腕回外，肩関節水平内転の複合運動と肩甲骨内転，前腕回内，肩関節水平外転の複合運動を最大可動域で交互に 5 回程行う．

以上の 3step を連続して行う．おもりの重量は 500 g 程度から始め，グラウンドではグローブを用いるなど工夫する．

5）木村鷹介ほか：肩複合体の機能改善を目的としたエクササイズ（Triple ReConditioning Exercise）が肩関節外旋筋力に及ぼす即時効果―ラバーバンドを用いた腱板筋エクササイズとの比較検討―．理学療法東京，3：31-37, 2015．

増刷案内

こどものスポーツ外来
－親もナットク！このケア・この説明－

編集企画／田中康仁（奈良県立医科大学教授）
　　　　　笠次良爾（奈良教育大学教授）

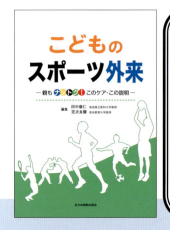

こどものスポーツ傷害を診るとき，親や指導者への説明の仕方に困ったことはありませんか？本書では，「保護者および指導者に対する説明のポイント」を各分野の第一人者がわかりやすく説明．
運動器の傷害をはじめ，メンタルや栄養面，皮膚科・歯科領域や履き物の指導に至るまで，「こどものスポーツ傷害」を包括的にとらえた構成としました．
2016年度からスタートした学校運動器検診にもきっとお役に立ちます！

B5判　280頁　定価（本体価格 6,400円＋税）
2015年5月刊

保護者・指導者への説明のポイントはここで押さえる！

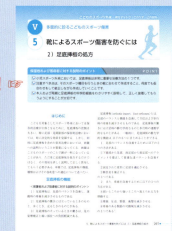

＜主な構成＞──詳しい目次は，弊社ホームページまで！
www.zenniti.com

Ⅰ．こどものスポーツ傷害の現状
　　　発育・発達との関係，傷害統計ほか
Ⅱ．こどものスポーツ傷害の早期発見・予防
　　　運動器検診，コンディショニング，熱中症予防ほか
Ⅲ．スポーツにより生じる特徴的な傷害の概論
　　　成長期の肉ばなれ，疲労骨折ほか
Ⅳ．部位別-こどものスポーツ傷害の治療と予防
　　　頭頸部，腰部，手，肩・肘，膝，足ほか
Ⅴ．多面的に診るこどものスポーツ傷害
　　　栄養面，噛み合わせ，靴の指導，紫外線対策ほか

おとなの身体とどう違うのか⁉
障害を防ぐ練習の仕方は？
けがをしてもできることはある？
エキスパートが詳説します！

㈱全日本病院出版会
〒113-0033　東京都文京区本郷 3-16-4
TEL：03-5689-5989　FAX：03-5689-8030
公式 twitter：@zenniti_info

特集／成長期のスポーツ外傷・障害とリハビリテーション医療・医学

Ⅲ．成長期のスポーツ種目別外傷・障害の特徴とリハビリテーション医療・医学

ランニング

向井直樹*

Abstract ランニングによる外傷・障害は下肢に生じるものが多い．ここでは陸上競技の走種目を中心に下肢の外傷・障害に対象を絞り，ジュニア期の現状の調査の結果とそれに対するチェックの方法，筆者が実際に診療時に心がけている注意点などを述べ，ジュニア競技者の治療について説明する．

中学生よりも高校生競技者の受傷既往が多く，短距離では肉離れの比率が高く，高校駅伝で疲労骨折の占める割合が高い．また，高校生女子では無月経経験者で疲労骨折受傷既往が多く，中学生男子ではBMIが18.5未満で多い．ランナーのメディカルチェックには下肢の運動器チェックと体重の確認，女子では月経の有無の確認が必要になる．

さらに，ランニングに関する外傷・障害について，個々にリハビリテーションのポイントを述べる．

Key words ランニング障害（running disorder），肉離れ（muscle strain），疲労骨折（stress fracture），鼠径部痛症候群（groin pain syndrome）

ランニングは各種のスポーツに共通する運動の手段であるが，本稿では陸上競技における走運動としてのランニングについて述べる．

ジュニア選手のランニング障害の現状

日本陸上競技連盟医事委員会では，2013年から順次，高校と中学の全国大会で障害調査を行った．いずれも無記名記載方式による質問紙調査で，これまでのスポーツ外傷・障害の既往・治療などについての情報を得ている．それぞれの回収率は全国高校陸上72.4%，全国高校駅伝62.8%，全日本中学陸上44.3%，全国中学校駅伝46.9%であり，高校生のほうで回収率が高かった[1)2)]．

跳躍，投擲と混成競技を含むすべての競技者のデータをみると，高校生では全国高校陸上選手の75.5%，全国高校駅伝選手の81.3%にスポーツ外傷・障害の受傷歴があり，中学生では全日本中学陸上出場者の60.5%，全国中学校駅伝出場者の49.7%にスポーツ外傷・障害の受傷歴があった（図1）．中学生よりも高校生競技者の受傷既往が多く，若年期の外傷・障害の予防が重要であると考えられる．

種目別の検討から走種目である短距離・ハードルと中長距離を専門とする競技者のデータを抜き出してみると，短距離では肉離れの比率が高く，高校駅伝で疲労骨折の占める割合が高い．

また，慢性障害である疲労骨折に着目してみると，高校生女子では無月経の経験がある者の疲労骨折受傷既往が多いこと，中学生男子ではBMIが18.5以上で疲労骨折の発生率が10.4%に対し，18.5未満では26.0%と有意に高い数値となり，低体重にも注意が必要であること，中学生では練習休日が週2日以上ある競技者は疲労骨折発症の比率が低いことも示され（図2），これらの状

* Naoki MUKAI，〒305-8577 茨城県つくば市天王台1-1-1 筑波大学体育系外科系スポーツ医学，准教授

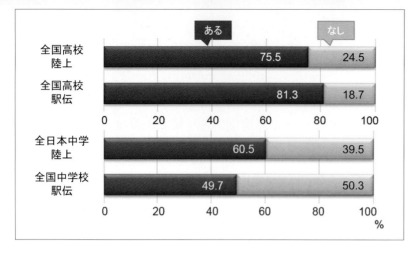

図 1.
スポーツ外傷・障害の受傷歴
(文献 1, 2 より引用改変)

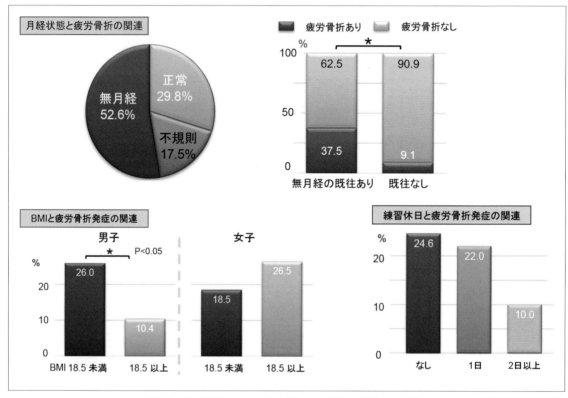

図 2. 月経状態, BMI, 練習休日と疲労骨折発症の関連

(文献 1, 2 より引用改変)

態を確認する重要性も再認識できる.

これ以外に多い外傷にはアキレス腱断裂,障害には鼠径部痛症候群などが知られているが,最近問題になっている障害に走行中に下肢の筋力低下を自覚する状態があり,長距離選手は「脚抜け」,「ぬけぬけ」などと呼んでいるものがある.まだ詳細は明らかではないが,起伏のあるクロスカントリーよりも平地走行で起こりやすい,股関節周囲あるいは膝周囲の筋力低下が起きることが多いなどの特徴があり,筋電図波形の変化をきたしたという報告[3]もあって今後の解明が待たれる.筆者はいくつかの病態に区別されるものではないかと考えており,原因に沿った対応が必要であろう.

いずれにしてもランナーの外傷・障害は下肢に多く発生しており,陸上競技会における筆者の救護経験でも医務室利用者のうち運動器に関するト

ラブルの88%が下肢に発生していることからも，特に下肢についてのチェックや対策を取ることが重要と考えられる．

ジュニア選手のメディカルチェック

これらの状況を鑑みると，ランナーのメディカルチェックには下肢の運動器チェックと体重の確認，女子では月経の有無の確認が必要になる．もちろん，下肢以外の運動器のチェックもできる範囲で行っておくほうが良い．

筆者は既往歴，身長・体重の測定，関節弛緩性，肘関節・膝関節・下腿・足関節アライメント，関節可動域，関節不安定性チェック，脊柱の形状に加え，本人が不具合を感じている身体箇所があればその診察も行っている．これらをチェック用紙にまとめ，項目漏れがないように実施している（図3）．

女子では初経発来時期と現在の月経の状況（間隔，周期性，疼痛の有無など）も聞き取るようにしているが，男性医師に対しては女子競技者が羞恥心を持ってしまうことを考えると，直接聞き取りをするよりも質問紙を活用したほうが良いと思われる．

チェックでなんらかの問題点がみられた場合には，本人の感じる不具合と関連がないかどうか，将来のトラブルにつながらないかどうかを評価し，外傷・障害の予防につながる対応策を考案して伝えるべきだと考えている．

リハビリテーションの実践
（ポイント，注意点など）

ランニングに関する外傷・障害について，個々にリハビリテーション（以下，リハ）のポイントを述べる．

1．鼠径部痛症候群

鼠径管周囲，大腿近位内側および前面，下腹部などに，局在が明瞭でない疼痛がある．動作により疼痛が増強することが多く，特に股関節内転に伴う疼痛がみられやすい．股関節内転拘縮と外転筋力低下があり，疼痛・拘縮・筋力低下の悪循環に陥ることが多い．

恥骨や坐骨の疲労骨折，大腿骨頚部疲労骨折，腰椎椎間板ヘルニア，種々の股関節疾患で鼠径周囲の疼痛をきたすことがあるので，これらを鑑別するためのX線検査，MRIは必須である．

他の原因疾患が認められない場合には，自覚症状と関節可動域減少，外転筋力低下，筋腱の柔軟性低下などから本疾患の診断を下す．以前は鼠径ヘルニア手術が行われたが，最近は保存的治療が主流になっている．安静による疼痛の改善はあまり期待できないので，鎮痛剤を使って疼痛をある程度コントロールしながら股関節周囲筋の柔軟性獲得と筋力増強訓練を行う必要がある．

内転筋の拘縮と外転筋力の低下が疼痛と関連していると考えられるため，内転筋拘縮除去と股関節周囲筋力増強（特に外転）が重要である．しかし，大きな負荷がかかった状態で股関節外転や伸展を課す運動は疼痛を再燃させる可能性が高いので避けるべきである．

2．股関節周囲の疲労骨折

ランナーには骨盤の疲労骨折が散見される．特に女性ランナーに多くみられ，そのほとんどが恥骨下枝のものである．走行や片脚起立での鼠径部周辺の疼痛がみられた場合には，この疾患を疑う必要がある．

大腿骨頚部に生じる場合もあり，これは転位を伴うと復帰に時間がかかるので，早期発見が重要である．

いずれもX線写真でわかる例もあるが，早期診断には骨シンチグラムやMRIが有用である．

ランニングフォームの左右アンバランスが関係していると考えられ，歩容や股関節周囲の筋力の均等性があるかどうかを確認することが必要である．見かけ上の下肢長差が観察される場合もあり，骨盤の左右の傾きのチェックも重要になる．

完全な安静や免荷を要することは少なく，ジャンプやランニングを中止して競歩や水中運動，あるいは部分免荷のできるトレッドミルなどを活用して運動を続行することが可能である．また，ラ

メディカルチェック記入用紙

学籍番号（　　　）
氏名（　　　　　　）
生年月日 19　年　月　日　身長（　　）cm　体重（　　）kg
BMI（　　）

所属部活動

関節弛緩性

	右		左	
手関節	有	無	有	無
肩関節	右上　有	無	左上　有	無
脊柱	有	無		
股関節	有	無		
足関節	度（有	無）	度（有	無）
肘関節	度（有	無）	度（有	無）
膝関節	度（有	無）	度（有	無）

アライメント

	右	左
膝内反・外反	有：内反・外反　cm　無	有：内反・外反　cm　無
Q角	度	度
Thigh-foot angle	度	度
Leg-heel angle	＋　－　度	＋　－　度
Carrying angle	度	度

既往歴チェック表

	小学校	中学校	高校
スポーツによるケガを具体的に記入してください			
どこで治療したか番号で記入してください 1. 病院 2. 接骨院 3. 放置 4. その他			
現在のケガのなおり具合を番号で記入してください 1. なおった 2. 不十分 3. まだなおっていない			
ケガのための影響を番号で記入してください 1. 一時的に運動をやめた 2. 種目変更 3. ペースを落とした 4. 完全復帰			

図3. 筆者らが利用しているチェック用紙

関節可動域

肩関節	右	左
屈曲	度	度
伸展	度	度
外転	度	度
内転	度	度
外旋（下垂位）	度	度
（外転位）	度	度
内旋（下垂位）	度	度
（外転位）	度	度

肘関節	右	左
屈曲	度	度
伸展	度	度
回内	度	度
回外	度	度

手関節	右	左
掌屈	度	度
背屈	度	度
橈屈	度	度
尺屈	度	度

股関節	右	左
屈曲		
伸展		
外転		
内転		
外旋		
内旋		

膝関節	右	左
屈曲		
伸展		

足関節	右	左
底屈		
背屈		

頸椎	右	左
回旋	度	度
側屈	度	度
屈曲		度
伸展		度

胸腰椎	右	左
回旋	度	度
側屈	度	度
屈曲		度
伸展		度

関節不安定性

		右	左
肩関節	前方		
	後方		
	下方		
肘関節	内反		
	外反		
手関節	掌側		
	背側		
	橈側		
	尺側		

その他特記事項

		右	左
膝関節	外反0°		
	外反30°		
	内反0°		
	内反30°		
	前方引き出し		
	後方引き出し		
	N-test		
	Lachman		
	膝蓋骨外方変位		
足関節	前方		
	後方		
	内反		
	外反		
	内旋		
	外旋		

その他特記事項

図 3. つづき

ンニングやウォーキングにこだわらず，自転車エルゴメーターなどを活用して必要な持久力の維持・向上につなげる，いわゆる「クロス・トレーニング」の考えを持って柔軟なトレーニングメニューを立てるのも有用である．

3．肉離れ

現場での処置はRICEの原則に従い，受傷した筋肉をゆるめるようにして安静を守る．疼痛を増強させる動作をしない．

ほとんどの場合，保存的治療と適切なリハプログラムにより競技復帰可能であるが，超音波画像診断やMRIで筋実質に断裂があることが明らかな例では断裂部の縫合や血腫を穿刺吸引したほうが経過が良い．

保存的治療を行う場合には，受傷後2日間は間欠的に氷囊で冷却する．3日目以降は疼痛に応じて歩行を開始し，1～2週経過後から痛みがない範囲で患部の等張性の筋力トレーニング，ストレッチを開始する．2週以降からジョギングを始め，4週後から走スピードを少しずつ上げる．6週以降になると損傷した組織がほぼ正常の強度に戻るため，ストレッチングを十分に行いながら競技復帰をめざす．健側の90％以上の筋力に戻ってから競技に復帰する．

競技復帰を急ぐあまり，適切なリハを怠り，損傷部位に瘢痕が残って再発を繰り返すことが多いため注意する．リハは医師のみでは困難であり，トレーナー，コーチと連携して計画，実施していくことが必要である．

4．大腿四頭筋短縮

中学・高校生に多い．特に身長が急激に伸びる時期には，骨格の伸長に比べて筋・腱の伸長が遅れがちで筋緊張が高くなることが多い．うつ伏せにして膝を曲げると多くは踵が殿部につくまで膝が曲がるが，筋緊張が高いと踵が殿部に届かなかったり殿部が上に浮き上がったりする．そのような時期に激しいトレーニングを行うと四頭筋の伸長性が低下して大腿前部から膝伸展機構(膝蓋骨周囲-膝蓋腱-脛骨粗面)に疼痛を生じやすくなる．特に好発年齢のアスリートには四頭筋のストレッチを励行させるべきである．膝蓋靱帯炎(ジャンパー膝)やオスグッド病(脛骨粗面の疼痛性骨増殖)のような膝蓋骨周囲の疼痛に関与することも多い．

ランニングフォームとの関連も考えられ，特に膝の屈伸に頼る動きがみられる場合には股関節のスイングを有効に利用したフォームの習得を目指すべきである．膝の屈伸に頼る走動作は女子に多いので，特に注意を払うべきである．

5．膝の障害

膝伸展機構由来の疼痛は大腿四頭筋短縮と関連することが多いため，四頭筋のストレッチを行う．静的ストレッチだけでなく，動的ストレッチを併用すると効果が上がるようである．オスグッド病は発症すると長期間疼痛が持続するが，痛みを我慢してトレーニングを続けるよりも完全に休養したほうが回復とパフォーマンスの発揮が短期間に得られたというデータがある．アスリートは休養を嫌がる傾向があるが，局所の安静が必要な場合があることも理解しなければならない．このようなときでも患部以外のトレーニングは続行する．

内側の疼痛の代表として鵞足炎が，外側のものとしては腸脛靱帯炎が挙げられる．いずれもその解剖学的位置と疼痛の出現のしかたをみればさほど判断は難しくない．しかしいずれも使い過ぎ症候群であるため，競技復帰には時間を要する例も多い．

走法などの技術面の問題があったりトレーニング法に要因があったりすることも少なくない．このようなときには競技の指導者とトレーニングについての相談をしながら対応すべきである．

膝部の障害には足底板が有用なことも多いが，その使用や指導については十分な検討が必要で，1回の制作で完全なものができるわけではない．使用してみて満足な結果が得られない場合には，形状を変更したり完全に作り直したりしなければならないこともある．

膝靱帯損傷や半月損傷などの外傷は他の競技と

共通するため,ここでは割愛する.

6.下腿・足関節

下腿には疲労骨折が比較的多くみられ,この早期発見が必要になる.仮骨形成ができやすいものは運動負荷の中止や軽減で治癒が期待できるが,仮骨ができない脛骨前方皮質のいわゆる跳躍型疲労骨折は,髄内釘固定が必要になることがある.躊躇せずに手術を考慮することが競技者の早期復帰に有効であると考えている.

アキレス腱炎・腱周囲炎は断続的なアキレス腱への負荷により小断裂が生じて起きると考えられている.放置するとアキレス腱断裂につながることがある.重症になると復帰に長期を要すため,早期の対処が望まれる.支持期途中の過回外や過回内が発症と関連すると考えられ,足底板や踵骨のねじれを矯正テープが有効な場合が多い.また,アキレス腱の張力を中和するようなテーピングも用いられる.伸張性筋収縮のエクササイズが有効とされていたが,近年ではストレッチや体外衝撃波治療の有効性を示す報告がみられる[4].

後脛骨筋腱はアキレス腱に近いが,それよりも内側,前方に位置する組織である.「アキレス腱が痛い」と受診する人のうち少なからぬ人がこの部分の症状で,疼痛の正確な場所を把握することが重要である.踵の内側を高くする楔状足底板やアーチ保持のテープが有効であることが多い.

足関節捻挫後の疼痛も厄介な問題であるが,初期の固定が不十分であることがその原因になっていることが多い.近年は早期に運動を行うことが多いが,あまりに早すぎる運動復帰はかえって痛みを残して能力回復の障害になることがあるので,要注意である.内がえし方向の固定だけでなく,前方や内旋の動揺性を確認し,必要であればその方向の固定もしておく必要がある.装具だけでは十分な安定性が得られない場合もあり,テーピングの手技を追加すると有効なこともある.

中足骨の疲労骨折は比較的多く,足部痛のみられた場合には鑑別を要するものの一つである.内側の舟状骨部の疼痛は扁平足障害や有痛性外脛骨でも起きるが,疲労骨折や無腐性骨壊死の場合もある.疲労骨折や骨壊死は診断が遅れると手術を行わないと競技復帰できない例もあるので,的確な診断が必要である.

足部の痛みは足底アーチの異常と関連することが多い.内側縦アーチの評価はしやすいが,中足骨の横アーチについては忘れがちになる.見落とさないようにしたいものである.

下肢の傷害は数が多く,いちいち取り上げることは困難である.しかし,どの部分が痛いのか,どんなときに痛いのか,どの程度痛いのかを正確に把握して解剖学的に考察すれば自ずとその異常はどのようなものか絞られてくるはずである.

文献

1) 公益財団法人日本陸上競技連盟ジュニアアスリート障害調査委員会:陸上競技ジュニア選手のスポーツ外傷・障害調査.第2報(2016年度版),公益財団法人日本陸上競技連盟,2017.
2) 公益財団法人日本陸上競技連盟ジュニアアスリート障害調査委員会:陸上競技ジュニア選手のスポーツ外傷・障害調査.第3報(2017年度版),中学生アスリート調査,公益財団法人日本陸上競技連盟,2018.
3) 黒阪 翔:長距離ランナーにおける突発的な下肢の機能不全—いわゆる脚抜けの実態について—.2015年度筑波大学大学院人間総合科学研究科体育学専攻修士論文,2016.
4) 杉田直樹ほか:経験と考察 腱付着部障害に対する体外衝撃波治療の経験.整形外科,69:125-129,2018.

特集／成長期のスポーツ外傷・障害とリハビリテーション医療・医学
Ⅲ．成長期のスポーツ種目別外傷・障害の特徴とリハビリテーション医療・医学

サッカー

仁賀定雄[*1]　牧野孝成[*2]

Abstract　ジュニア選手の診断，治療を行ううえで重要なのは，単に外傷・障害の診断，治療を行うのではなく，外傷・障害の発生要因を考え，予防を考えることである．小・中学生の外傷・障害のうち半数以上がオーバーユースによるものなので，予防可能な外傷・障害である．サッカーでは子ども達の成長に応じて，取り組む練習内容や目標は変化していく．成長期は筋力，体力よりも技術や感覚を磨くことが重要である．筋力，体力は成長が終了してから負荷をかけて向上させることが可能だが，技術や感覚は成長してから練習しても身につけるのは困難なので，ゴールデンエイジの12歳までに習得することが重要である．ゴールデンエイジは「即座の習得」が可能な人生で2度とない時期なので，オーバーユースで休むのは大変もったいない．可能なら複数の種類のスポーツに親しむことが，子どもの様々な可能性を引き出し，それぞれのスポーツにも良い影響を与えるので，望ましい．

Key words　メディカルチェック（medical check），オーバーユース（overuse），オーバーロード（overload），ゴールデンエイジ（golden age），疲労骨折（stress fracture）

ジュニア選手のメディカルチェック

1．発生要因を知り，予防を考える

ジュニア選手の診断，メディカルチェックを行ううえで重要なのは，単に外傷・障害の診断，治療を行うのではなく，なぜその外傷・障害が発生したのか，怪我の発生要因を考え，予防を考えることである．

子ども達の状況をみると，以前は少年団での活動が主だったが，近年はクラブ組織が発達し，クラブで活動する子どもが増えている．また主として所属している少年団やクラブでの練習がない日に，技術系の指導を行ういわゆるサッカー塾に通う子どもが増えている．さらに近年では，いわゆるサッカー塾に加えて，スピードトレーニングやアジリティを専門に指導する教室に通う小学生も増えている．少年団・クラブでは，小学生の場合，低学年であれば週に1～2回，中学年で週に2～4回，高学年で週に4～6回の練習回数であることが多いが，その空いている日にいわゆるサッカー塾やスピードトレーニング・アジリティの教室に通うので，所属を確かめると2つから，多いと4つの所属先で活動している子どももいる．

サッカーを学校外のクラブに所属して活動している子どもは，中学生になると何らかの部活に入ることが学校で推奨または半ば義務化されており，その場合内申点を上げるために文化系の部活ではなく体育系の部活に所属して，両方合わせて週に8回以上の練習をしている子どもがいる．これは練習回数の過多（オーバーユース）である．

1回の練習の量と質にも注目する必要がある．小学生・中学生は1回の練習が平日2～4時間，休日は4～6時間以上の場合が少なくない．これは練習時間の過多である．

[*1] Sadao NIGA，〒338-0013　埼玉県さいたま市中央区鈴谷3-10-7 JIN整形外科スポーツクリニック，院長
[*2] Takashige MAKINO，同クリニック，リハビリテーション科

また，小学生が練習で筋力訓練を過剰に行っている場合がある．例えば，坂道ダッシュや階段ダッシュ，階段ケンケン，階段2段跳びケンケン，おんぶダッシュ，2人おんぶして歩く，手をつないで全員が完全にしゃがみ込むフルスクワットなどである．これは過負荷（オーバーロード）である．

　負けたら罰として失点の10倍の本数のダッシュなどを連帯責任で全員に科しているチームが小・中学生で見受けられる．なかには勝っても失点の10倍の本数のダッシュを罰として科しているチームもある．これはオーバーユースであり，オーバーロードである．

　小・中学生の外傷・障害のうち半数以上がオーバーユース，オーバーロードなので，これらは未然に予防可能な外傷・障害である．外傷・障害のメディカルチェック診断時に，治った後の再発，チームでの発症を予防して未然に防ぐためにはどうすれば良いか，本人，保護者，指導者が自ら考えるように手助けしていく必要がある．そして子ども達が将来大人になって指導者になったときに，次の世代の子ども達により良い指導をすることを考える良い機会と捉えて，外傷・障害のメディカルチェック・治療・予防に取り組むことが重要である．

2．成長に合わせた練習内容の重要性

　サッカーでは子ども達の成長に応じて，取り組む練習内容や目標は変化していく．成長期は筋力，体力よりも技術や感覚を磨くことが重要である．筋力，体力は成長が終了してから負荷をかけて向上させることが可能だが，技術や感覚は成長してから練習しても身に付けるのは困難なので，ゴールデンエイジの12歳までに習得することが重要である．また，ゴールデンエイジは人生で2度とない短い時間での「即座の習得」が可能な時期でもある．したがって，12歳までの子ども達の練習は，オーバーユース・オーバーロードを避けながら短い時間で，少ない回数で，技術や感覚を磨くこと，楽しみながらサッカーをすることが大切である．子どもには無限の可能性があるので，子どもがサッカーが一番向いているかどうかはわからない．ゴールデンエイジでは，可能なら複数の種類のスポーツに親しむことが，子どもの様々な可能性を引き出し，それぞれのスポーツにも良い影響を与えるので，望ましい．

3．日本にストライカーは生まれるか？

　失点による罰を回避するために，失点を少なくして勝つサッカーを目指すと，子ども達はリスクを賭けて攻撃することを避けるようになる．1人でドリブルして相手を抜いたり，チャレンジのパスを出して失敗し，カウンターを受けて失点したら，全員が連帯責任で失点の10倍の本数のダッシュが科せられる環境で，子ども達は自由な発想で攻撃するサッカーをできるだろうか？スポーツを楽しんで行うことができるだろうか？メッシやロナウジーニョ，エムバペのような攻撃の才能の持ち主の可能性を押しつぶしていないだろうか？

　子ども達には成長の早い子も遅い子もいる．チームが勝つことを最優先に指導した場合，成長が早く筋力が強い子ども達を中心にして試合をしていないだろうか？子ども達がそれぞれの特徴を伸ばすことができる環境だろうか？

　ノックアウト方式でのトーナメントばかりだと，勝利のために，早熟な子ども達を中心にメンバーを固定しがちになり，試合に出れない子ども達はスポーツを楽しむことができなくなるので，それぞれの年代の子ども達皆が参加できるリーグ戦形式で試合を行うことが望ましい．

　勝利を目指して練習すること，試合することは，悪いことでなく，むしろ子どもの頃から勝利への強い気持ちを持つことが重要である．勝利することで勝つ喜びを覚え，一生懸命練習する意欲も生まれてくる．しかし成長期の子ども達を指導する指導者は，子どもの時期に勝利を目指すことだけでなく，子ども達1人ひとりの特徴や自由な発想を伸ばすことを心がけて欲しい．サッカーには色々なポジションや役割があり，背の高い選手も低い選手もいるし，自己中心的な選手，自我を抑えてチームに献身する選手もいる．サッカーはそ

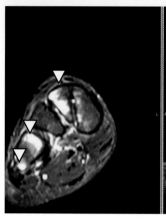
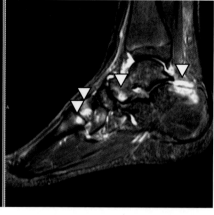

図 1.
足部多発性疲労骨折
かけもちで週に9回練習していた
中学1年生女子サッカー選手.

れぞれが自分の特徴を活かして活躍できるスポーツである．ストライカーの資質を持つ子どもを伸ばす指導をしているだろうか？「ストライカーは育てるものではなく，生まれるもの」「子どもにシュートの方法を教えてはいけない．教えた大人以上の選手になれなくなるから」と古くからサッカー界で指摘している指導者がいるように，指導者が意図してストライカーを作り出すことは難しい．指導者によってストライカーの才能が伸びることを止められてしまう子どもが数多くいる可能性に思いを馳せて欲しい．

4．外傷・障害の診断と治療・予防
1）膝・足の成長痛

オスグッド病，Sinding-Larsen-Johansson 病，有痛性2分膝蓋骨，シーバー病，有痛性外脛骨が代表的な疾患である．一般的な診察方法はよく知られているが，問診で練習回数，時間，練習内容，所属チームのかけもちなどの状況から疲労骨折が疑われる場合，成長痛の部位だけでなく，大腿骨骨幹部，脛骨骨幹部，足根骨，中足骨などの圧痛をよく調べることが重要である．子ども達はオーバーユース，オーバーロードで多発性の疲労骨折をしていることが少なくない．疲労骨折が疑われる場合は，XPで異常がなくても，MRIで検査して，疲労骨折の有無を早期に診断すること，疲労骨折の発生要因を突き止めることが重要である．チームの練習量と質に問題があれば，チーム全体で予防に取り組むことを働きかけ，個人が複数のチームに所属していることが問題であれば，本人・家族で所属チームを減らして予防することを検討してもらう．成長期の子どもに重要なのは技術や感覚を磨くことであり，筋力・体力を強化するのは成長が終了してからのほうが，外傷・障害予防の観点からも，選手の能力の成長においても効果的であることを理解してもらう．

2）剥離骨折・骨端線骨折

成長期には捻挫した場合，靱帯よりも靱帯付着部の骨が骨折しやすく，骨端線が存在するので，自家筋力で骨盤での骨端線骨折が生じやすい．

3）疲労骨折

成長期にはオーバーユース，オーバーロードによって多発性に疲労骨折を生じやすい(図1)．練習の量と質，所属チームの数の問題があれば，その予防を考える．

4）腰椎分離症

XP，CTでは写らない超早期および初期新鮮分離症をなるべく早く発見し，体育およびサッカーの練習を中止させ，コルセットを装着して，早期の骨癒合をはかる．超早期に新鮮分離症を発見できれば運動中止1～2か月で骨癒合が得られる例も少なくない．腰椎伸展・ケンプテストの痛みと腰椎棘突起の圧痛があれば，MRIで分離症の有無を診断し，早期診断・早期治癒を目指す(図2)．診断がはっきりしないまま一時的な運動中止を指示して，復帰して再び痛みを生じる繰り返しを避けるべきである．近年の研究で新鮮分離症の早期診断にはMRIが第1選択であることは定説となっている．MRIで新鮮分離症と診断した場合，コルセットを装着して，一律に3か月，6か月の運動中止を指示するのではなく，1か月に1回MRIま

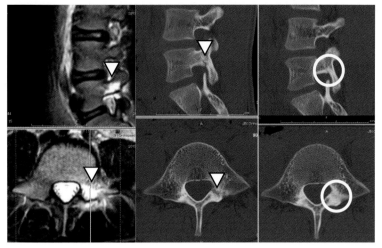

初診時 MRI　　　　　1 か月後 CT　　　　3 か月後 CT(骨癒合)

図 2. 腰椎疲労骨折
XP で異常なく，MRI で診断．運動中止後 3 か月で骨癒合．

たは CT で分離症癒合の有無または偽関節型への移行を確認して，コルセット装着続行か除去の判断，運動復帰の可否を判断する．以前は新鮮分離症と診断した場合，骨癒合が得られるまで一切の運動を禁じていたが，現在は分離症の発生要因となる腰椎伸展，ケンプテストの動作を避けて，リハビリテーション（以下，リハ）スタッフが 1 人ひとりの状態に合わせて可能なリハを指導している．

運動を中止させるにあたって，医師からの一方的な禁止の決定は避けるべきである．分離症の状態の説明と治療方法，予後を説明し，運動を中止して早期骨癒合，早期復帰を目指すことを勧める．そしてもし運動継続した場合は，痛みの増強や再発の繰り返しの危険があること，骨癒合の確率が低下することを説明する．今休んでしっかり治して将来活躍したいのか，痛みが長引いても今目の前の試合に出ることが重要なのか，子ども本人の目を見て，本人の意思を自分の言葉で話してもらうことが重要である．親が，目の前の試合やトレセンなどを休めないなどの理由で運動続行を望む例が少なくないが，子ども本人に自分の考えを述べてもらうことが重要である．多くの場合，親の意思に反して子ども自身が，自分は今休んでしっかり治し，将来活躍できるようにしたいと述べることが確認でき，親がびっくりする．親も本人が

はっきり運動中止して治す意思を述べると，本人の意思を尊重すると同意してくれる．

分離症に限らないが，運動中止するかどうかを医師や親が決定するのではなく，医師が診断，推奨する治療方法を説明したうえで，子ども本人が意思決定することが大切である．サッカーの試合中に監督や親の指示を待って動いていたら良いプレーはできないことと同じであることを説明する．失敗しても良いから自分で決めて，その結果を受け入れ，また努力することの大切さを，怪我の治療を通して学び，成長してもらうことが重要である．

リハの実践（ポイント，注意点など）

1．はじめに

サッカーでは，成長期の外傷や障害において下肢の疾患が多くみられる．リハも下肢の外傷・障害に対しての治癒・予防を目標に進めていくが，下肢以外の上半身・体幹部分の機能の調整が重要である．どの外傷・障害においても，きちんと立つ，止まる，動くをできるようにすることが重要であり，姿勢保持や動作において，いかに患部への力学的負荷を減らせるか，全身の柔軟性を維持させるかがポイントとなる．同じ障害・外傷でも 1 人ひとり病態は違うので，個々の病態・機能をみていくことが大事である．

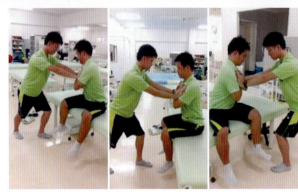

図 3. Trunk push test
被験者は端座位で，足を床につけないようにし，胸の前で上肢をクロスする．
検者は前方，右側，左側の 3 方向から体幹部を押す．被験者にはその抵抗に耐えるよう指示．陽性（筋力が不十分）であれば，抵抗に耐えられず押し負ける．

成長期のサッカー選手に多い疾患のリハにおける共通評価項目を述べ，膝・足の成長痛，剥離骨折・骨端線骨折，疲労骨折，腰椎分離症に分けて実際のリハのポイントを解説する．

2．成長期の外傷・障害の共通評価事項

1）問　診

(1) 現病歴，既往歴，合併症など

(2) サッカーのポジション，サッカー歴，所属先，頻度・時間・強度・量など

2）画像検査結果の確認

XP，MRI，CT など

3）理学所見

a）視診・触診：患部の腫脹，発赤，熱感，痛みの程度など

b）ROM：足関節，距骨下関節，膝関節，股関節，胸郭などの可動域を評価する．

c）柔軟性：大腿四頭筋，ハムストリングス，下腿三頭筋を中心に，下肢などの筋の柔軟性と，前屈動作（FFD：指床間距離），後屈動作など体全体の柔軟性を評価する．

d）筋出力：大腿四頭筋，殿筋群，ハムストリングス，腸腰筋，下腿三頭筋，足趾，体幹（trunk push test，図 3），後脛骨筋，腓骨筋などの筋出力を評価する．

e）ストレステスト：膝伸展抵抗・膝抵抗下 SLR（膝の成長痛），つま先立ちテスト（足の成長痛），ケンプテスト（分離症）などを評価する．

f）姿　勢：立位アライメントを中心に，足部アーチや重心位置，各関節を結ぶラインのズレなどを評価する．特に踵重心や，骨盤後傾で大腿四頭筋の伸張ストレスが高くなっていないかなどを評価する．

g）動　作：片脚立位，スクワット，片脚スクワット，ランジ動作，歩行などの動作評価．

跛行や疼痛動作を確認する．また股関節・膝関節・足関節のどこを中心に動作を行っているのか，矢状面・前額面・水平面での運動軸のズレなどを評価する．

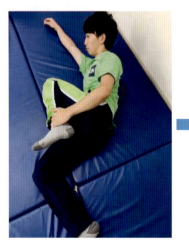 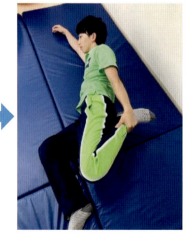

図 4．大腿四頭筋のストレッチ
まず股関節屈曲位で膝を屈曲し，膝屈曲を保ったまま，股関節を伸展する．

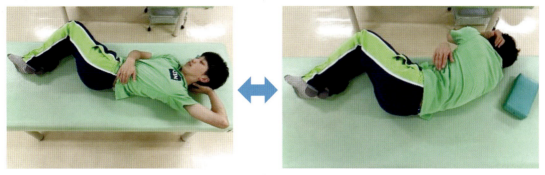

図 5. 90°/90°ストレッチ
骨盤-下肢を屈曲位で保持し,上側の手を後頭部で固定し,腹側と頭側に回旋する.
それぞれの肢位で数回呼吸をして,姿勢を変える.このとき骨盤が後傾したりしないよう注意する.

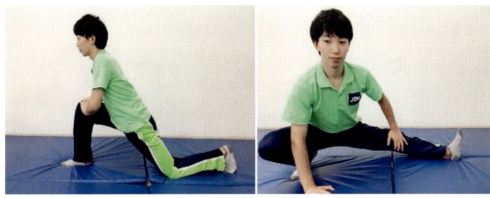

図 6. 腸腰筋ストレッチ(左)と内転筋ストレッチ(右)
腰部に過伸展の負荷がかからないよう,前方に手をつくなどして,腰は反らないようにする.

3. 成長期の外傷・障害の共通のリハのポイント

1) ストレッチング

大腿四頭筋,ハムストリングスを中心に,下腿三頭筋,腸腰筋,大腿筋膜張筋,内転筋,その他胸郭,肩甲帯などに対しても行う(図4〜7).

a) 筋のコンディショニング(大腿四頭筋,ハムストリングス,後脛骨筋など):実際に筋の短縮があるのか,筋スパズムによる見かけの短縮か,などを確認.短縮しているようであればストレッチ,スパズムが高ければ患部筋付着部上を圧迫などで抑制する.

b) 股関節・膝関節 ROM の拡大

(1) **大腿四頭筋のストレッチ(図4)**:オスグッドでは先に膝を屈曲してから股関節を伸展すると伸ばしやすい.

(2) **ハムストリングスのストレッチ**:骨盤後傾が生じやすく注意が必要.

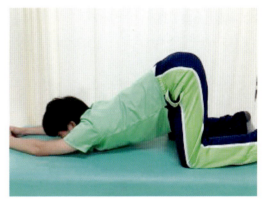

図 7. 脊柱ストレッチ

(3) **大腿外側部のストレッチ**:特に分離膝蓋骨では,牽引負荷を減らすために外側広筋や腸脛靱帯といった外側部の柔軟性を改善する.

(4) **内転筋,腸腰筋,大殿筋のストレッチ(図6)**

c) 足関節 ROM の拡大

(1) **下腿三頭筋のストレッチ**:膝関節伸展位での足関節背屈 ROM の確保.

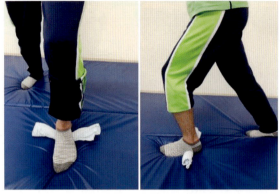

図 8．タオル踏み（竹踏み）
縦アーチを潰さず，足部の可動域を改善（立方骨を挙上）．

　(2) ヒラメ筋ストレッチ：膝関節屈曲位での足関節背屈 ROM の確保．
　d）肩甲帯・胸郭可動性拡大：90°/90° ストレッチなどで上半身・下半身の分離可動域・モビリティを獲得する（図 5, 7）．
　2）可動性確保
　a）組織の可動性の向上：皮膚，筋間，伸筋・屈筋支帯，脂肪体などのマッサージ・リリース
　b）関節アライメントの修正（図 8）：膝蓋骨外側偏位や踵骨回内位など，副運動とともに関節運動を回復する．
　3）筋力維持・強化
　下肢の筋力低下部分と合わせて，股関節周囲筋，体幹の筋力低下が下肢の筋出力低下やアライメントの崩れを引き起こすため，OKC（open kinetic chain）トレーニング中心に患部に負担がかからないものは初期から積極的に行う．
　　a）腰部・骨盤のスタビリティエクササイズ
　　　　（以下，Ex）
　(1) 腹圧機能向上 Ex（腹式呼吸など）
　(2) 殿筋群 Ex（ヒップリフトなど）
　(3) 体幹 Ex（elbow-toe など）
　(4) 腸腰筋の収縮促通
　　b）足部内在筋・足関節周囲筋の筋力トレーニング
　(1) タオルギャザー
　(2) 後脛骨筋 Ex
　(3) 腓骨筋 Ex
　(4) カーフレイズ　など
　　4）バランストレーニング・CKC（close kinetic chain）トレーニング
　《立つ・止まる》に必要な動作を安定して行えるようにする．knee-in，toe-out のような膝の外側や足部回内の過度な伸張ストレスが加わる動作があれば修正し，足部アーチを保持したまま他の関

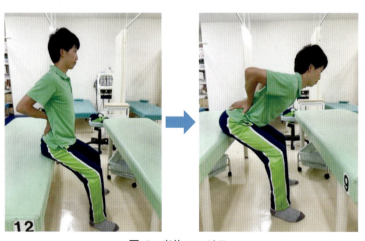

図 9．座位ヒンジ Ex
端座位で座り，まず骨盤を立直し，脊柱を正中に保ったまま股関節を屈曲する．

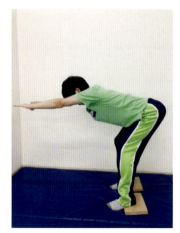

図 10．ヒップヒンジ Ex
はじめは踵部に台を置き，つま先重心を作りやすくして，重心位置を変えないようにしながら，股関節を屈曲していく．

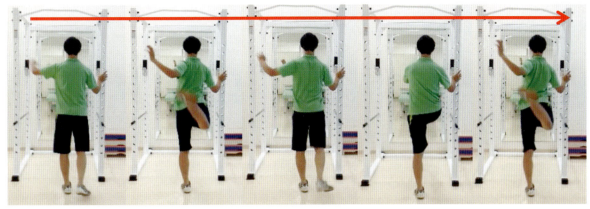

図 11-①. クロスモーションの片手支持前後スイング
片手で支持して体幹を安定させた状態で，スイング脚と反対側の肩甲帯の動きを協調させて行う．

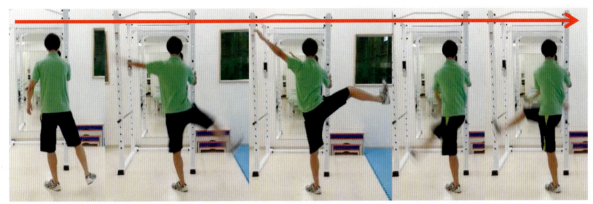

図 11-②. クロスモーションの片手支持内外スイング
片手で支持して体幹を安定させた状態でスイング脚と反対側の肩甲帯の動きを協調させて行う．

節運動を行えるようにする．股関節，膝関節，足関節の3つの関節を効率よく使って衝撃を吸収する感覚を持つことが重要である．

a）重心の前方誘導トレーニング：ヒンジEx（図9, 10）

b）CKCトレーニング：片脚立位，片脚スクワット，ランジ，エアプレイン，シングルカーフレイズなど

c）不安定環境での訓練：バランスパッド，不安定板などの不安定な状況でも行えるようにする．

5）クロスモーション動作

（注：分離症や剝離骨折の場合は，再発防止のため，骨癒合が確認できてから，可動域の向上というよりタイミングの練習として軽めの動作から始める．）

クロスモーションのスイング動作（図11）で肩甲帯から下肢を連動して動かして走る動作を習得させる．サッカーで必要なキック動作や，ランニング動作を全身を使って行うための練習となる．

6）グラウンドや体育館での動作

・ジョギング，ランニング，ステップ動作（前後，左右），ジャンプ動作，キック動作
・疼痛なくバランス良くできているか確認する．

＜その他＞

7）持久力の維持

運動休止は骨格筋の代謝や形態，心血管系にも著しい影響を与えるので，筋・心肺の持久力を維持するためにエルゴメーターを可能な範囲で行う．

8）サーフェス

グラウンド面，また床面について，横滑りしやすい，ストップがかかり過ぎるなどの悪条件がないか調査しておく必要がある．

9）シューズ選び

　ヒールカップがしっかりしていて踵の安定性が確保されるもの，内側縦アーチがあるもの，可能なら横アーチもあるもの，MP関節以外の足底部分が簡単に曲がらない，MP関節で屈曲しやすい靴を指導する．

10）スパイクの使用

- 小・中学生は，人工芝ではなるべくスパイクを履かず，サッカーシューズを履くほうが障害発生が少なくなる．
- 中学・高校生以降でスパイクを履く場合，特に人工芝では歯形のスパイクよりも丸いポイントのほうが，障害が少なくなる．
- 長距離のランニング時にはランニングシューズに履き替えるなどの指導をしておくことも大事である．

11）練習強度・内容・時間の見直し

　最近では特に小学生で，サッカークラブ（少年団）のほかに，技術系トレーニングのサッカー塾，スピードトレーニングの教室，アジリティトレーニングの教室など合わせて2～4つのクラブ・サッカー塾・体力系教室に通っている子どもも少なくない．複数の所属でトータルの量が過負荷になっていないか見直すことも必要である．小学生が走り込みなどの筋力，持久系訓練を過剰に行っていないか検討することも，予防として重要である．

12）セルフトレーニングの継続

　自主的なウォーミングアップ，クールダウンなどを普段からの習慣にすることが重要．

4．膝・足の成長痛のリハのポイント

（オスグッド病，Sinding-Larsen-Johansson病，有痛性2分膝蓋骨，シーバー病，有痛性外脛骨）

- 膝・足ともに，基本的には痛みがあっても運動量を調整させながら運動可能を目標とする．
- ただし，練習中・後に跛行がみられる場合は一旦運動を中止させる．
- 脛骨粗面や踵骨部にかかる力学的ストレスが，なぜかかりやすいのかを評価から探る．
- 可動域の左右差，うつ伏せ膝屈曲でHBD（heel buttock distance）に左右差がある場合は一時休止する．
- 胸郭・下肢のストレッチを習慣化する（図4～7）．
- 動作時に，膝が外反したり足部が過回内したりしないように体幹や骨盤帯の安定性向上が重要である．
- 内側広筋による膝伸展機能や，足部のアーチ機能を改善させる．
- 大腿四頭筋優位のキック動作や，後方重心のしゃがみ込み動作など膝に過度に負担がかかる動作を修正する（図7～11）．
- 有痛性外脛骨では，患側の片脚立位で疼痛なく母趾球での荷重が可能となり，さらにつま先立ちが疼痛なく可能になった時点で，サッカー動作に移行する．
- 膝伸展抵抗痛なし・抵抗下SLR痛なしになったら強いキックや激しい練習参加可能．
- 有痛性外脛骨では，つま先立ちや片脚ジャンプ動作が疼痛なく，インサイドキックが可能になれば復帰を許可する．
- オスグッドの症例に原則としてベルトやテーピングはしないでやらせる（習慣になることを避けるためと，本人に痛みがあることを自覚させるため）が，痛みが長引く場合は医師に相談をして使用することもある．
- 有痛性外脛骨で歩行時痛がある場合は，内側アーチサポートを，キックで外脛骨にボールが当たる痛みがある場合はドーナッツ型パッドを用いると症状が軽減できる例が多い．
- シーバー病でつま先荷重している場合，内側アーチサポートで症状を軽減し，ヒールストライク・ツーオフ可能となる例が多い．
- シーバー病では踵接地時の衝撃を緩和させる目的で踵部の脂肪組織を集めるテーピングも対症療法ではあるが有効な方法の1つである．
- 足部障害では，踵接地時の踵骨立直化と内側縦アーチの保持，前足部横アーチの保持を補うようなテーピングやインソールも有用な場合がある．

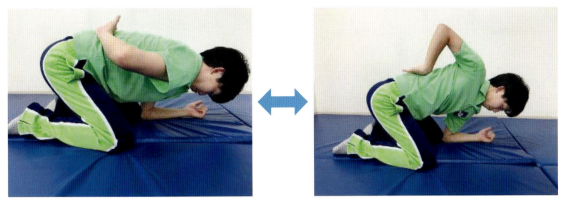

図 12. 胸椎回旋ストレッチ
腰部が屈曲位になる股関節深屈曲位で胸椎上部の回旋・胸部のストレッチを行う.

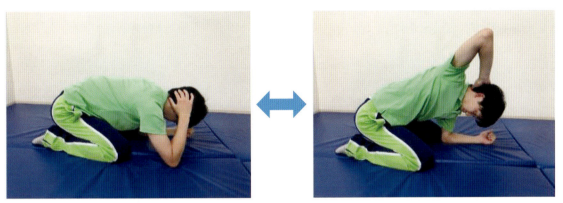

図 13. 肩甲胸郭モビリティトレーニング
腰股関節深屈曲位, 肩外転外旋位でも上半身が回旋できるように行う.

- 下肢にアライメント異常がある場合には, インソールによるダイナミックなアライメントの改善も再発の防止に有用である.

5. 剥離骨折・骨端線骨折のリハのポイント

　固定部周辺の関節は拘縮してくるとともに筋萎縮を生じるので, これらの二次障害をできるだけ最小限に止めるために, 患部位以外は OKC トレーニング中心に骨折部位にストレスが掛からないよう早期から行う.

- 下肢, 下腿・足部だけでなく胸郭や脊柱などの柔軟性・安定性も向上させる（図 5, 7, 12, 13 など）.
- 患部に過剰な負荷がかからないで効果的に全身を連動して動かせるようにする.
- 骨癒合の状態を確認した医師の指示のもと, 段階的にランニング, ステップ, ターン, キックを開始する（図 11）.

6. 疲労骨折のリハのポイント

- 運動の量・内容, 現病歴を問診で聞くことが重要.
- 骨折部が癒合傾向をみせるまで, キックやジャンプ, 長距離走を控える.
- 下腿の筋や足部の筋のスパズムや柔軟性低下がよくみられる. また上半身・胸郭の柔軟性が低下している子も多いので早期から積極的にストレッチを行う.
- ランニング時において下肢が接地した際, 骨盤の荷重側への側方移動が大きくなると, 脛骨の外方傾斜が増大し, 脛骨近位へ加わる外旋力が増大する. この外旋力増大は, 疲労骨折発生のリスクを高める要因の 1 つだと考えられている. また knee-in, toe-out のアライメントも脛骨の回旋ストレスを増大させる要因の 1 つと推察される. これらの原因は, 骨盤帯の安定性低下, 股関節外転筋・外旋筋の筋力低下や, 足部

アーチ低下による距骨下関節過回内が多いので，体幹と殿筋群，足部アーチの筋群のトレーニングが重要となる．
・足部の疲労骨折では，骨折発生原因の重要な因子の1つとして，不適当なトレーニングシューズ(サイズが合っていない，支持・衝撃吸収が不十分，摩耗したものなど)がないかどうか実際のシューズを確かめ，必要な修正指導を行う．

7．腰椎分離症のリハのポイント

・まず腰部の大きな動作を伴わない腹式呼吸などで，腰部の安定を向上させる．
・下肢・胸郭の可動性が低下していることが多く，動作において腰部にストレスが集まりやすいので，疼痛の伴わないストレッチは早期から行う．
・下肢は股関節周囲中心に，屈伸，内外転，回旋の3軸どの方向にも左右差や強い制限がなくなるよう，ジャックナイフなどのストレッチを行う(図4, 6)．
・胸郭も屈伸・回旋・側屈ストレッチを，腰部に伸展，回旋負荷がかからないなかで行っていく(図5, 7, 12, 13)．
・腰痛の改善に伴い，徐々に座位，立位動作で筋力による腰部の安定，上下肢の分離動作や協調運動を促す．
・腰痛が改善し，伸展時痛消失，ケンプテストが陰性，CTで骨折が癒合傾向となったら，医師の指示のもと，運動を徐々に再開する．偽関節型になった場合は，疼痛が改善した段階でコルセットを除去して，自身の筋力で体幹を安定させ，段階的に復帰を目指す．
・コアを中心とした腰部の安定をはかる上半身〜下半身全体を連動して使う運動動作を指導する(図11)．

Monthly Book Medical Rehabilitation　No.163　増刷しました！

もう悩まない！
100症例から学ぶ
リハビリテーション評価のコツ

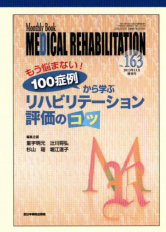

編集企画／里宇明元・辻川将弘・杉山　瑤・堀江温子

2013年11月増刊号
B5判　454頁
定価：4,900円＋税

リハ臨床において重要な位置を占める評価．
膨大な評価項目の中からどの評価を，どの時点で，どのように活用するのか，
少ない診療時間の中で，優先度をどこに置き，どのように予後予測やリハ処方に結び付けていくのか，
悩むところではないでしょうか．
本書では，実際の診療の流れに沿って，症例ごとに優先度がどこにあるのかが押さえられます．
評価の流れをマスターしたい初学者のみならず，セラピスト，連携する他科の先生方などにも
是非とも読んで頂きたい１冊です！

Contents

＜総　論＞
評価のポイント／診察のポイント／処方のポイント／ADL・IADLの評価／QOLの評価

＜各　論＞
Ⅰ．脳血管障害：急性期（軽度例）／急性期（重度例）／回復期（ゴールが歩行レベル）／回復期（ゴールが車いす介助レベル）／生活期（介護度が非常に高い例）／生活期（ゴールが復職）／慢性期の上肢麻痺例／複合障害例／併存疾患（透析例）／排尿障害例／自動車運転の可否の判断を要する例
Ⅱ．高次脳機能障害：前頭葉症状／失語症／半側空間無視／注意障害／記憶障害／失認（視覚失認）／失行（limb apraxia）／低酸素脳症（意欲発動性低下例）
Ⅲ．痙　縮：脳卒中上肢／脳卒中下肢／脊髄損傷（ITB）／脳性麻痺例
Ⅳ．嚥下障害：ワレンベルグ症候群（延髄外側梗塞）／高齢者の肺炎／頭頸部腫瘍術後／胃瘻の適応となる例
Ⅴ．脊髄損傷：高位頸髄損傷例（呼吸器管理）／C6 頸髄損傷例／対麻痺例（車いすレベル）／対麻痺例（歩行レベル）／高齢の不全頸髄損傷例／自律神経過反射／排尿障害（核上性）／排便障害／褥瘡／異所性骨化
Ⅵ．運動器疾患等：関節リウマチ（初期例）／関節リウマチ（進行例）／肩関節周囲炎／肩関節スポーツ外傷／肘関節スポーツ障害（上腕骨小頭離断性骨軟骨炎）／手指屈筋腱損傷／慢性腰痛／膝関節スポーツ外傷／変形性膝関節症／骨粗鬆症／脊椎圧迫骨折／多発外傷／熱傷／肩手症候群／全身性硬化症（PSS）／多発性筋炎／大腿骨頸部骨折／腕神経叢麻痺
Ⅶ．高齢者：高齢者の廃用症候群
Ⅷ．切断・義肢：大腿切断／下腿切断／上肢切断：前腕切断（極短断端）例／小児切断（筋電義手）：先天性前腕欠損例
Ⅸ．装具：下肢装具の選択／上肢スプリントの選択
Ⅹ．呼吸：慢性閉塞性肺疾患（COPD）／間質性肺疾患
Ⅺ．循環器：急性心筋梗塞／心不全
Ⅻ．顔面神経麻痺：顔面神経麻痺
XIII．神経筋疾患：パーキンソン病（Hoehn-Yahr stage Ⅰ・Ⅱ）／パーキンソン病（Hoehn-Yahr stage Ⅲ・Ⅳ）／筋ジストロフィー（歩行可能レベル）／筋ジストロフィー（車いすレベル）／ギラン・バレー症候群／筋萎縮性側索硬化症（ALS）／電気式人工喉頭例／脊髄小脳変性症（SCD）／多系統萎縮症（MSA）（軽症〜中等度例）／脊髄小脳変性症（SCD）／多系統萎縮症（MSA）（重症例）／呼吸管理例／ジストニア（体幹）／痙性斜頚／書痙
XIV．がん・リンパ浮腫：骨転移／リンパ浮腫／食道がん周術期／造血幹細胞移植例
XV．小児：脳性麻痺（成長後の歩行困難例）／脳性麻痺（座位保持困難例）／二分脊椎／外反扁平足／特発性側弯症／運動発達遅滞／言語発達遅滞／発達障害／NICU 例／ダウン症候群
XVI．栄養：低栄養例
XVII．在宅・退院：退院に必要な評価（家屋評価など）
XVIII．その他：遷延性意識障害／抑うつが問題となった例／転換症状例／透析例

診療前にサッと予習！
外せない評価項目とポイントがパッとわかる！

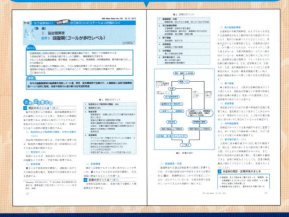

 （株）全日本病院出版会
〒113-0033　東京都文京区本郷3-16-4
TEL：03-5689-5989　FAX：03-5689-8030
おもとめはお近くの書店または弊社ホームページ(http://www.zenniti.com)まで！

特集／成長期のスポーツ外傷・障害とリハビリテーション医療・医学

Ⅲ．成長期のスポーツ種目別外傷・障害の特徴とリハビリテーション医療・医学

成長期・育成世代のラグビー選手に対する外傷・脳振盪後の復帰プロトコル

田島卓也[*1]　帖佐悦男[*2]

Abstract　ラグビーはコンタクト・コリジョンスポーツであり，脳振盪の発生が問題となる．日本ラグビーフットボール協会は育成世代の安全性を特に考慮して年代別の競技規則を定めている．また，脳振盪および脳振盪疑い発生後は厳格な段階的競技復帰プロトコルを定めており，各ステージで症状の再燃がないことを確認し段階的に次にステップアップしていく．なお，発生後の安静には身体と脳の両方の安静が必要であり，テレビ鑑賞やビデオゲームなどの認知活動も制限される．

コンタクト練習前および復帰前の2回に医師のチェックならびに復帰許可証明書の提出が必須となっている．脳振盪・脳振盪疑い発生後の症状の評価には多角的な評価方法を組み込んだ Sports Concussion Assessment Tool 5th Edition（SCAT5）を用いるが，5〜12歳に対しては Child SCAT5 という小児用に特化したツールを用いて評価する．指導者や保護者のみならず医療者にも十分に周知すること，およびその適切な運用が望まれる．

Key words　脳振盪（concussion），段階的競技復帰プロトコル（graduated return to sports protocol），Sports Concussion Assessment Tool 5th Edition；SCAT5

はじめに

2015年にイングランドで開催された第8回ラグビーワールドカップ（RWC）において日本代表チームは南アフリカ代表チームなどの強豪国から奇跡の勝利をあげ，日本中に感動と興奮をもたらしたことは記憶に新しい．また，リオデジャネイロオリンピックにおいても，男子7人制ラグビー日本代表チームが快進撃をみせ，4位入賞という素晴らしい結果をもたらした．さらに2019年にアジア初開催となる第9回 RWC，2020年の東京オリンピックにおける7人制ラグビーなど，国際大会の日本開催を控え，若年世代の競技人口の増加を含めラグビー界を取り巻く環境が変わりつつある．

ラグビーフットボールは，ランニング，ボールゲーム，キッキングスポーツ，コンタクト・コリジョンスポーツなど複数の要素が混在する競技であり，頭頸部から四肢末端に至るまであらゆるスポーツ外傷・障害が発生する．本稿ではそのなかでも特にコリジョンスポーツにおいて問題視されている脳振盪に焦点を当て，復帰プログラム・リハビリテーション（以下，リハ）を含む日本ラグビーフットボール協会（以下，JRFU）の取り組みを紹介する．

成長期・育成世代におけるラグビー

成長期・育成世代のラグビー競技は成人の競技とは別にカテゴライズされており，JRFU では高校生をユースラグビー（U-19），中学生をジュニアラグビー（U-15），小学生をミニラグビー（U-

---

[*1] Takuya TAJIMA, 〒889-1692 宮崎県宮崎市清武町木原5200　宮崎大学整形外科，助教／日本ラグビーフットボール協会メディカル委員会
[*2] Etsuo CHOSA, 宮崎大学整形外科，教授

表 1. 年代別ラグビー競技規則の相違

	U-8	U-10	U-12	U-15
フィールドの大きさ	40 m×25 m 以内	60 m×35 m 以内	60 m×40 m 以内	成人と同じ
プレイヤー数	1チーム5名	1チーム7名	1チーム9名	1チーム12名
試合時間	10分ハーフ以内	15分ハーフ以内	20分ハーフ以内	U-13/14：15分ハーフ以内 U-15　　：20分ハーフ以内
スクラム	スクラム自体なし	プッシュなし	プッシュなし	U-13/14：プッシュなし U-15　　：プッシュ有り
タックル	あり ⇒2018年4月より タグ推奨	あり	あり	あり

12)に分類している．小学生世代はさらに小学1〜2年を対象としたU-8，小学3〜4年を対象としたU-10，小学5〜6年を対象としたU-12に分類される．一般的にラグビー競技として認知されている15人制のラグビーはユースカテゴリー(高校生，U-19)から開始される．それ以前の年代は競技規則によってプレイヤーの人数，フィールドの広さ，プレイヤーの数，試合時間，コンタクトの有無，スクラムプッシュの有無などが安全面の観点より年代ごとに規定されている[1](表1)．

また，従来はU-8においてもコンタクトありのミニラグビーであったが，安全面を重視したJRFUの競技規則の改定により2018年4月からU-8世代ではコンタクトなしのタグラグビーにシフトチェンジすることになった[2]．

育成世代におけるラグビー外傷

公益財団法人スポーツ安全協会の報告[3]によると，育成世代のラグビー競技者の外傷は未就学児〜小学生(〜U-12)では上肢の外傷が多く，特に未就学児(〜6歳)では肘関節周辺の外傷(骨折，脱臼，捻挫，挫傷，打撲)が多く発生している．小学生(7〜12歳)では手・指の骨折が多くみられ，中学生(13〜15歳)では上肢，次いで下肢の外傷が多いと報告されている．上肢では手・指の骨折と肩関節・上腕の脱臼，捻挫，骨折が多く，下肢では足関節の骨折，捻挫，靱帯損傷が多いと報告されている．これらの外傷はタックル動作に起因するものと考えられており，タックルシチュエーションでの不良姿勢や未熟なスキルによりこれらの上肢の外傷が発生する．同時に，タックル動作に関連する不良姿勢や未熟なスキルは頭頸部外傷を惹起する危険性もある．上肢の外傷から復帰する際には，手指・手関節・肘関節・肩関節，頸部の疼痛の消失，正常可動域獲得，十分な筋力の回復，左右差を確認するとともに，タックル姿勢と上肢帯の適切なポジショニングなどにも留意しなければならない．なお，この世代においては下肢・体幹の筋タイトネスが多くみられ，これが運動動作時の不良姿勢の原因になることも多い．復帰に際しては下肢・体幹の筋タイトネスの改善も必須となる．

ラグビーにおける脳振盪

ラグビーをはじめとするコンタクトスポーツ・コリジョンスポーツでは脳振盪がsecond impact syndrome，繰り返し脳振盪さらには脳振盪後症候群などを惹起する可能性も含め社会問題となっている．競技中の脳振盪を現場で拾い上げるために，国際統括団体であるワールドラグビー(WR)は脳振盪発生時の判断・対応を明確に示している．WRの承認したエリートラグビーの範疇においては「Head Injury Assessment」と称されるシステムで脳振盪の評価を行い競技復帰可能かどうかの判断や評価後の管理を行っている．一方，コミュニティラグビーにおいては脳振盪はもとよりグレーゾーンである脳振盪疑いも含めてすべてのケースを試合より直ちに退場させる「Recognize and Remove」というシステムが用いられている[4]．特に育成世代の選手においては，自分の症

表 2. 脳振盪後の段階的競技復帰プロトコル(GRTP)

レベル	リハ段階	各段階の運動
1	医師により管理される場合は受傷後最低24時間, その他の場合は受傷後最低14日間経過するまでは, いかなる活動も禁止.	心身の完全な休養. 無症状であること.
2	軽い有酸素運動を実施.	最大予測心拍数の70％未満のウォーキング, 水泳, 固定した自転車エルゴ. レジスタンス・トレーニングは禁止. 24時間, 無症状であること.
3	スポーツ固有の運動を実施.	ランニング・ドリル. 頭部に衝撃を与える運動は禁止. 24時間, 無症状であること.
4	コンタクトのない練習ドリルを実施.	より複雑な練習に進む(例：パス・ドリル)漸進的にレジスタンス・トレーニングの開始も可. 24時間, 無症状であること.
5	フル・コンタクト練習実施.	医師の許可後に通常トレーニング参加.
6	24時間経過後に競技復帰.	リハ完了.

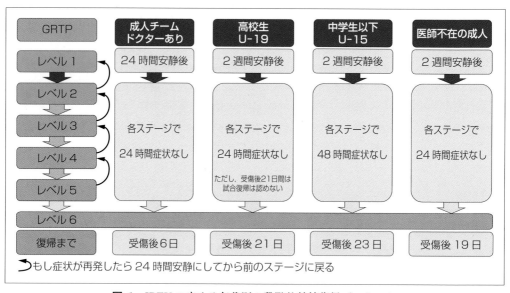

図 1. JRFUの定める年代別の段階的競技復帰プロトコル

状を言葉にしてうまく伝えられないケースもあり, 指導者や親の希望や判断で試合が続行されることもあるため, 冷静な第三者が的確な判断・対応をしなければならない. WRは育成世代における脳振盪のリスクを, ①成人と比較して脳振盪になりやすい, ②脳振盪の治癒・症状消失には成人より長い期間を要する, ③育成世代は記憶や精神面での障害・問題が成人と比較して発生しやすい, ④second impact syndromeを含めた危険な神経学的合併症を生じやすいことをHPで公表している[1)5)]. これらの観点より, 育成世代の脳振盪は「的確な初期判断を行い, 試合より直ちに退場させること」, そして「復帰にあたり十分な手順を踏んで, 慎重に対応すること」が重要である.

段階的競技復帰

ラグビーにおいてはWRが安全面を考慮し, 脳振盪発生時の判断・対処法ならびに復帰までのプロトコルを明確に規定している. 復帰までの手順は段階的競技復帰プロトコル(GRTP)と称され, 脳振盪発生後の安静期間や運動開始時期・運動内容などが記されており, レベル1～レベル6までの段階を1つずつクリアしていくことで競技復帰が許可される[6)](**表2**). なお, レベル4終了後には

必ず医師の診察を受け，脳振盪関連症状が消失していることを確認してからでないとレベル5には進めないことになっている．さらに，育成世代においてはレベル5が終了し競技復帰する前にも再度医師のチェックを受けなければならない[6]．

各国のラグビー協会は脳振盪後の競技復帰に際し，WRの指針を遵守することが義務付けられている．JRFUではWRの指針を基にさらに安全面に配慮したプロトコルを定めて運用している（図1）．GRTPの経過中に何らかの脳振盪関連症状がみられた場合には，24時間の安静後に前のレベルに戻ってGRTPを行うことになる．なお，GRTPにおける「安静」とは身体の安静のみならず脳の安静も含まれる．これらの観点より，走る・自転車を漕ぐ・泳ぐなどの身体活動に加え，読書・テレビ鑑賞・ゲームなどの認知活動も制限しなければならない[7]．

実際の評価：SCAT5

実際の診療・評価ツールとしてはSports Concussion Assessment Tool（SCAT）が用いられる．SCATとはスポーツ脳振盪に対する評価・診療の際に用いる評価項目を記載したツールであり，2001年に国際オリンピック委員会，国際アイスホッケー連盟，国際サッカー連盟，WRなどの国際競技統括団体が第1回スポーツ脳振盪に関する国際会議を行ったあと，提唱されたものである．その後，改定を重ねて2016年の第5回の会議後に新たにSCAT5として公表・運用されている[8]．SCATは多角的な評価ツールであり，脳振盪を疑わせる各種症状の有無をはじめ，短期記憶機能，認知機能，身体機能，遅延想起，平衡機能，協調運動機能などの種々の評価を行う．このうち1項目でも陽性所見が認められたら異常（＝脳振盪）として取り扱うことになる．なお，12歳以下の選手の評価には小児用SCAT5を用いることも推奨されている（図2）[9]．

前述の通りに，GRTPレベル4終了後には医師の診察を受けて脳振盪関連症状が消失していることを確認しなければならない．この際にSCAT5を用いて評価を行うことになる．診察・評価の結果で問題なければGRTPレベル5にステップアップして良いこと，競技に復帰して良いことをJRFUが定めた書類に本人・保護者・医師のサインとともに作成し，所属する都道府県ラグビー協会に提出しなければならない（図3）．この書類が提出されていなければ当該選手はGRTPを進めることができずに以後の競技復帰も不可能になる．

しかしながら，ラグビーに詳しい医師でないとGRTPやSCATの存在自体も知らないことが多い．また，脳振盪は時間経過とともに症状は消失し，CTやMRIなどの画像検査においては明らかな異常所見を認めないことが多い．このため，脳振盪を受傷した選手が医療機関を受診しても「問題ない」「どうもないのにどうして受診したの？」「画像検査は必要ない」と判断され，競技復帰に必要な評価や検査を実施されないケースも多い．今後はラグビーにおける脳振盪の取り扱い，および受傷後の復帰プログラムについてさらなる周知と適切な運用が必要である．

さいごに

育成世代の選手は脳振盪のリスクが成人と比較して大きい．JRFUは育成世代の選手たちに安全で楽しく競技を継続してもらうために世代別のルール設定を行い，脳振盪発生後の慎重な復帰手順を定めている．指導者や保護者のみならず医療者にも十分に周知すること，およびその適切な運用が望まれる．

文献

1) 山田睦雄ほか：育成世代への日本ラグビー協会の取り組み．日整外スポーツ医会誌，38(1)：19-28，2018．
2) 公益財団法人日本ラグビーフットボール協会：U-12ミニラグビー競技規則の改定について（通達）．2018．〔https://www.rugby-japan.jp/2018/05/10/u12_mini_rugby_rule/〕

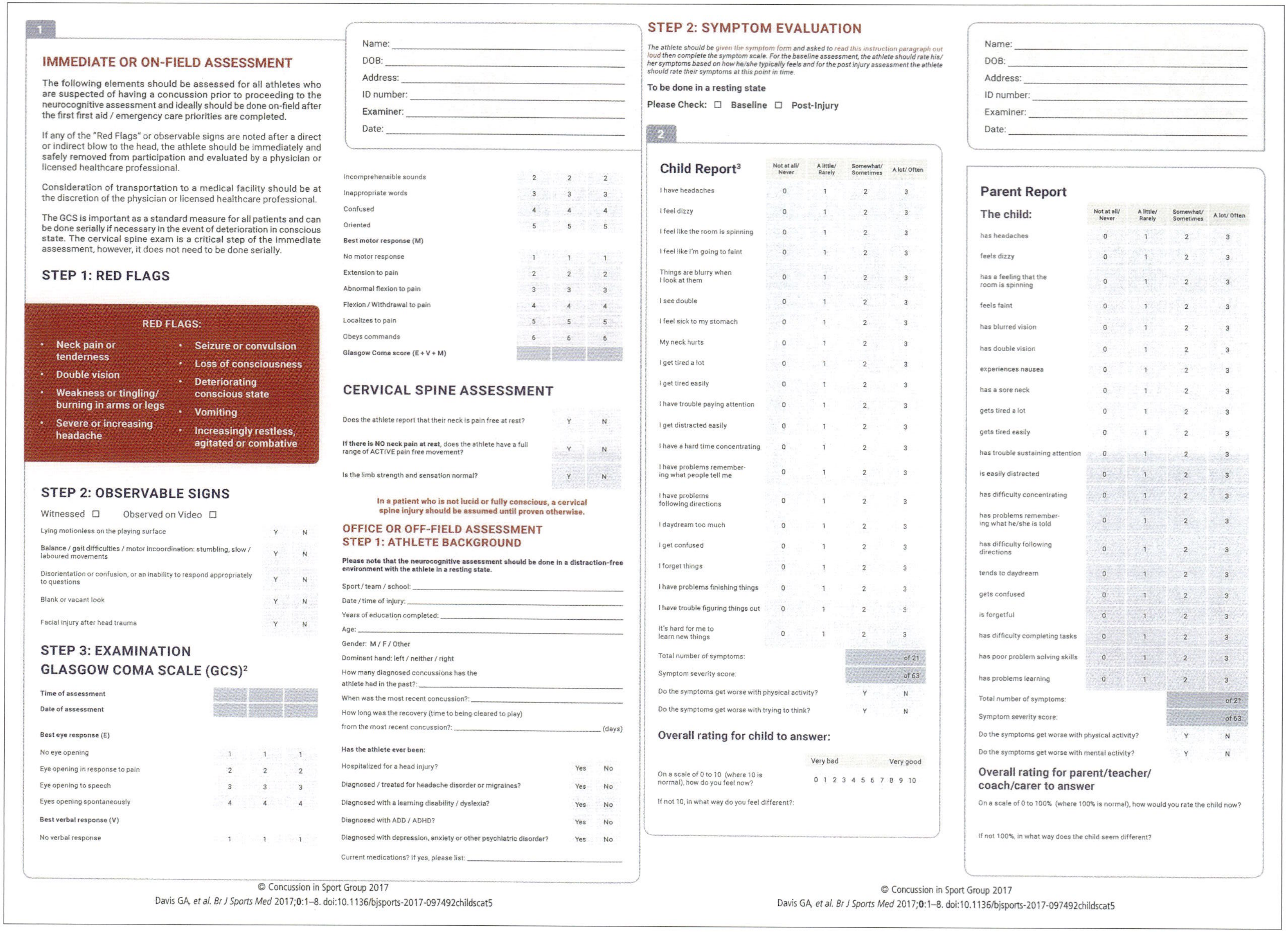

1

IMMEDIATE OR ON-FIELD ASSESSMENT

The following elements should be assessed for all athletes who are suspected of having a concussion prior to proceeding to the neurocognitive assessment and ideally should be done on-field after the first first aid / emergency care priorities are completed.

If any of the "Red Flags" or observable signs are noted after a direct or indirect blow to the head, the athlete should be immediately and safely removed from participation and evaluated by a physician or licensed healthcare professional.

Consideration of transportation to a medical facility should be at the discretion of the physician or licensed healthcare professional.

The GCS is important as a standard measure for all patients and can be done serially if necessary in the event of deterioration in conscious state. The cervical spine exam is a critical step of the immediate assessment, however, it does not need to be done serially.

STEP 1: RED FLAGS

RED FLAGS:

- Neck pain or tenderness
- Double vision
- Weakness or tingling/ burning in arms or legs
- Severe or increasing headache
- Seizure or convulsion
- Loss of consciousness
- Deteriorating conscious state
- Vomiting
- Increasingly restless, agitated or combative

STEP 2: OBSERVABLE SIGNS

Witnessed ☐ Observed on Video ☐

Lying motionless on the playing surface	Y	N
Balance / gait difficulties / motor incoordination: stumbling, slow / laboured movements	Y	N
Disorientation or confusion, or an inability to respond appropriately to questions	Y	N
Blank or vacant look	Y	N
Facial injury after head trauma	Y	N

STEP 3: EXAMINATION GLASGOW COMA SCALE (GCS)[2]

Time of assessment			
Date of assessment			
Best eye response (E)			
No eye opening	1	1	1
Eye opening in response to pain	2	2	2
Eye opening to speech	3	3	3
Eyes opening spontaneously	4	4	4
Best verbal response (V)			
No verbal response	1	1	1
Incomprehensible sounds	2	2	2
Inappropriate words	3	3	3
Confused	4	4	4
Oriented	5	5	5
Best motor response (M)			
No motor response	1	1	1
Extension to pain	2	2	2
Abnormal flexion to pain	3	3	3
Flexion / Withdrawal to pain	4	4	4
Localizes to pain	5	5	5
Obeys commands	6	6	6
Glasgow Coma score (E + V + M)			

Name:
DOB:
Address:
ID number:
Examiner:
Date:

CERVICAL SPINE ASSESSMENT

Does the athlete report that their neck is pain free at rest?	Y	N
If there is NO neck pain at rest, does the athlete have a full range of ACTIVE pain free movement?	Y	N
Is the limb strength and sensation normal?	Y	N

In a patient who is not lucid or fully conscious, a cervical spine injury should be assumed until proven otherwise.

OFFICE OR OFF-FIELD ASSESSMENT
STEP 1: ATHLETE BACKGROUND

Please note that the neurocognitive assessment should be done in a distraction-free environment with the athlete in a resting state.

Sport / team / school:
Date / time of injury:
Years of education completed:
Age:
Gender: M / F / Other
Dominant hand: left / neither / right
How many diagnosed concussions has the athlete had in the past?:
When was the most recent concussion?:
How long was the recovery (time to being cleared to play) from the most recent concussion?: (days)

Has the athlete ever been:

Hospitalized for a head injury?	Yes	No
Diagnosed / treated for headache disorder or migraines?	Yes	No
Diagnosed with a learning disability / dyslexia?	Yes	No
Diagnosed with ADD / ADHD?	Yes	No
Diagnosed with depression, anxiety or other psychiatric disorder?	Yes	No

Current medications? If yes, please list:

© Concussion in Sport Group 2017
Davis GA, *et al. Br J Sports Med* 2017;**0**:1–8. doi:10.1136/bjsports-2017-097492childscat5

STEP 2: SYMPTOM EVALUATION

The athlete should be given the symptom form and asked to read this instruction paragraph out loud then complete the symptom scale. For the baseline assessment, the athlete should rate his/her symptoms based on how he/she typically feels and for the post injury assessment the athlete should rate their symptoms at this point in time.

To be done in a resting state

Please Check: ☐ Baseline ☐ Post-Injury

2

Child Report[3]	Not at all/ Never	A little/ Rarely	Somewhat/ Sometimes	A lot/ Often
I have headaches	0	1	2	3
I feel dizzy	0	1	2	3
I feel like the room is spinning	0	1	2	3
I feel like I'm going to faint	0	1	2	3
Things are blurry when I look at them	0	1	2	3
I see double	0	1	2	3
I feel sick to my stomach	0	1	2	3
My neck hurts	0	1	2	3
I get tired a lot	0	1	2	3
I get tired easily	0	1	2	3
I have trouble paying attention	0	1	2	3
I get distracted easily	0	1	2	3
I have a hard time concentrating	0	1	2	3
I have problems remember-ing what people tell me	0	1	2	3
I have problems following directions	0	1	2	3
I daydream too much	0	1	2	3
I get confused	0	1	2	3
I forget things	0	1	2	3
I have problems finishing things	0	1	2	3
I have trouble figuring things out	0	1	2	3
It's hard for me to learn new things	0	1	2	3
Total number of symptoms:				of 21
Symptom severity score:				of 63
Do the symptoms get worse with physical activity?		Y		N
Do the symptoms get worse with trying to think?		Y		N

Overall rating for child to answer:

	Very bad										Very good
On a scale of 0 to 10 (where 10 is normal), how do you feel now?	0	1	2	3	4	5	6	7	8	9	10

If not 10, in what way do you feel different?:

Name:
DOB:
Address:
ID number:
Examiner:
Date:

Parent Report

The child:	Not at all/ Never	A little/ Rarely	Somewhat/ Sometimes	A lot/ Often
has headaches	0	1	2	3
feels dizzy	0	1	2	3
has a feeling that the room is spinning	0	1	2	3
feels faint	0	1	2	3
has blurred vision	0	1	2	3
has double vision	0	1	2	3
experiences nausea	0	1	2	3
has a sore neck	0	1	2	3
gets tired a lot	0	1	2	3
gets tired easily	0	1	2	3
has trouble sustaining attention	0	1	2	3
is easily distracted	0	1	2	3
has difficulty concentrating	0	1	2	3
has problems remember-ing what he/she is told	0	1	2	3
has difficulty following directions	0	1	2	3
tends to daydream	0	1	2	3
gets confused	0	1	2	3
is forgetful	0	1	2	3
has difficulty completing tasks	0	1	2	3
has poor problem solving skills	0	1	2	3
has problems learning	0	1	2	3
Total number of symptoms:				of 21
Symptom severity score:				of 63
Do the symptoms get worse with physical activity?			Y	N
Do the symptoms get worse with mental activity?			Y	N

Overall rating for parent/teacher/ coach/carer to answer

On a scale of 0 to 100% (where 100% is normal), how would you rate the child now?

If not 100%, in what way does the child seem different?

© Concussion in Sport Group 2017
Davis GA, *et al. Br J Sports Med* 2017;**0**:1–8. doi:10.1136/bjsports-2017-097492childscat5

図 2. 小児用 SCAT5

（文献 9 より）

3

STEP 3: COGNITIVE SCREENING

Standardized Assessment of Concussion - Child Version (SAC-C)[4]

IMMEDIATE MEMORY

The Immediate Memory component can be completed using the traditional 5-word per trial list or optionally using 10-words per trial to minimise any ceiling effect. All 3 trials must be administered irrespective of the number correct on the first trial. Administer at the rate of one word per second.

Please choose EITHER the 5 or 10 word list groups and circle the specific word list chosen for this test.

I am going to test your memory. I will read you a list of words and when I am done, repeat back as many words as you can remember, in any order. For Trials 2 & 3: I am going to repeat the same list again. Repeat back as many words as you can remember in any order, even if you said the word before.

List	Alternate 5 word lists					Score (of 5) Trial 1	Trial 2	Trial 3
A	Finger	Penny	Blanket	Lemon	Insect			
B	Candle	Paper	Sugar	Sandwich	Wagon			
C	Baby	Monkey	Perfume	Sunset	Iron			
D	Elbow	Apple	Carpet	Saddle	Bubble			
E	Jacket	Arrow	Pepper	Cotton	Movie			
F	Dollar	Honey	Mirror	Saddle	Anchor			
					Immediate Memory Score	of 15		
					Time that last trial was completed			

List	Alternate 10 word lists					Score (of 10) Trial 1	Trial 2	Trial 3
G	Finger	Penny	Blanket	Lemon	Insect			
	Candle	Paper	Sugar	Sandwich	Wagon			
H	Baby	Monkey	Perfume	Sunset	Iron			
	Elbow	Apple	Carpet	Saddle	Bubble			
I	Jacket	Arrow	Pepper	Cotton	Movie			
	Dollar	Honey	Mirror	Saddle	Anchor			
					Immediate Memory Score	of 30		
					Time that last trial was completed			

Name:

DOB:

Address:

ID number:

Examiner:

Date:

CONCENTRATION

DIGITS BACKWARDS

Please circle the Digit list chosen (A, B, C, D, E, F). Administer at the rate of one digit per second reading DOWN the selected column.

I am going to read a string of numbers and when I am done, you repeat them back to me in reverse order of how I read them to you. For example, if I say 7-1-9, you would say 9-1-7.

Concentration Number Lists (circle one)					
List A	List B	List C			
5-2	4-1	4-9	Y	N	0
4-1	9-4	6-2	Y	N	1
4-9-3	5-2-6	1-4-2	Y	N	0
6-2-9	4-1-5	6-5-8	Y	N	1
3-8-1-4	1-7-9-5	6-8-3-1	Y	N	0
3-2-7-9	4-9-6-8	3-4-8-1	Y	N	1
6-2-9-7-1	4-8-5-2-7	4-9-1-5-3	Y	N	0
1-5-2-8-6	6-1-8-4-3	6-8-2-5-1	Y	N	1
7-1-8-4-6-2	8-3-1-9-6-4	3-7-6-5-1-9	Y	N	0
5-3-9-1-4-8	7-2-4-8-5-6	9-2-6-5-1-4	Y	N	1
List D	List E	List F			
2-7	9-2	7-8	Y	N	0
5-9	6-1	5-1	Y	N	1
7-8-2	3-8-2	2-7-1	Y	N	0
9-2-6	5-1-8	4-7-9	Y	N	1
4-1-8-3	2-7-9-3	1-6-8-3	Y	N	0
9-7-2-3	2-1-6-9	3-9-2-4	Y	N	1
1-7-9-2-6	4-1-8-6-9	2-4-7-5-8	Y	N	0
4-1-7-5-2	9-4-1-7-5	8-3-9-6-4	Y	N	1
2-6-4-8-1-7	6-9-7-3-8-2	5-8-6-2-4-9	Y	N	0
8-4-1-9-3-5	4-2-7-3-9-8	3-1-7-8-2-6	Y	N	1
		Digits Score:			of 5

DAYS IN REVERSE ORDER

Now tell me the days of the week in reverse order. Start with the last day and go backward. So you'll say Sunday, Saturday. Go ahead.

Sunday - Saturday - Friday - Thursday - Wednesday - Tuesday - Monday　0　1

Days Score　of 1

Concentration Total Score (Digits + Days)　of 6

Davis GA, *et al. Br J Sports Med* 2017;**0**:1–8. doi:10.1136/bjsports-2017-097492childscat5

4

STEP 4: NEUROLOGICAL SCREEN

See the instruction sheet (page 7) for details of test administration and scoring of the tests.

Can the patient read aloud (e.g. symptom check-list) and follow instructions without difficulty?	Y	N
Does the patient have a full range of pain-free PASSIVE cervical spine movement?	Y	N
Without moving their head or neck, can the patient look side-to-side and up-and-down without double vision?	Y	N
Can the patient perform the finger nose coordination test normally?	Y	N
Can the patient perform tandem gait normally?	Y	N

BALANCE EXAMINATION

Modified Balance Error Scoring System (BESS) testing[5]

Which foot was tested (i.e. which is the non-dominant foot)　☐ Left　☐ Right

Testing surface (hard floor, field, etc.)

Footwear (shoes, barefoot, braces, tape, etc.)

Condition	Errors	
Double leg stance	of 10	
Single leg stance (non-dominant foot, 10-12 y/o only)	of 10	
Tandem stance (non-dominant foot at back)	of 10	
Total Errors	5-9 y/o　of 20	10-12 y/o　of 30

Name:

DOB:

Address:

ID number:

Examiner:

Date:

5

STEP 5: DELAYED RECALL:

The delayed recall should be performed after 5 minutes have elapsed since the end of the Immediate Recall section. Score 1 pt. for each correct response.

Do you remember that list of words I read a few times earlier? Tell me as many words from the list as you can remember in any order.

Time Started

Please record each word correctly recalled. Total score equals number of words recalled.

Total number of words recalled accurately:　of 5　or　of 10

6

STEP 6: DECISION

Domain	Date & time of assessment:		
Symptom number Child report (of 21) Parent report (of 21)			
Symptom severity score Child report (of 63) Parent report (of 63)			
Immediate memory	of 15 of 30	of 15 of 30	of 15 of 30
Concentration (of 6)			
Neuro exam	Normal Abnormal	Normal Abnormal	Normal Abnormal
Balance errors (5-9 y/o of 20) (10-12 y/o of 30)			
Delayed Recall	of 5 of 10	of 5 of 10	of 5 of 10

Date and time of injury:

If the athlete is known to you prior to their injury, are they different from their usual self?

☐ **Yes**　☐ **No**　☐ **Unsure**　☐ **Not Applicable**

(If different, describe why in the clinical notes section)

Concussion Diagnosed?

☐ **Yes**　☐ **No**　☐ **Unsure**　☐ **Not Applicable**

If re-testing, has the athlete improved?

☐ **Yes**　☐ **No**　☐ **Unsure**　☐ **Not Applicable**

I am a physician or licensed healthcare professional and I have personally administered or supervised the administration of this Child SCAT5.

Signature:

Name:

Title:

Registration number (if applicable):

Date:

SCORING ON THE CHILD SCAT5 SHOULD NOT BE USED AS A STAND-ALONE METHOD TO DIAGNOSE CONCUSSION, MEASURE RECOVERY OR MAKE DECISIONS ABOUT AN ATHLETE'S READINESS TO RETURN TO COMPETITION AFTER CONCUSSION.

Davis GA, *et al. Br J Sports Med* 2017;**0**:1–8. doi:10.1136/bjsports-2017-097492childscat5

図 2.　つづき

医師の方へのお願い

「脳振盪/脳振盪の疑い」段階的競技復帰のための証明書の記載について

競技者が中学生以下の場合

（公財）日本ラグビーフットボール協会では、「脳振盪」あるいは「脳振盪の疑い」と判断された競技者は段階的に運動的練習の程度をあげてリハビリを行ってから競技に復帰することとしています。競技者が中学生以下の場合、リハビリ期間は23日間以上とすることになっています。
この証明書は、「脳振盪」あるいは「脳振盪の疑い」と判断された競技者が段階的なリハビリの最終段階としてのフルコンタクト練習（ぶつかり合う、通常の練習）をする前に、「脳振盪」の症状が残存していないことを確認していただくための書類です。

以下の事項を、受診した日の状態で確認してください。

☐ 受傷日が「脳振盪」あるいは「脳振盪の疑い」の受傷日（1日目）から 21 日目以降であること。
☐ 受診日に、「脳振盪」の症状（下記参照）がないこと。

さらに、フルコンタクト練習を行った後にも、「脳振盪」の症状が出現しないことを再度確認していただくこととなっています。・・・・・証明書の② （①と同じに医師の必要はありません。）

「脳振盪」の症状
☐ 頭痛　☐ 頭部圧迫感　☐ 頭部痛　☐ 吐き気、嘔吐　☐ めまい
☐ ものが霞んで見える　☐ バランスが悪い　☐ 光に過敏　☐ 音に過敏
☐ すばやく動けない感じ　☐ 霧の中にいる感じ　☐ 気分が良くない
☐ 集中力がない　☐ 思い出せない　☐ 疲れている　☐ 混乱している
☐ 眠くなりやすい　☐ 疲労感が悪い　☐ いつもより感情的
☐ 怒りやすい　☐ 悲しい　☐ 神経質、不安感がある

(SCAT 2より)

（公財）日本ラグビーフットボール協会
安全対策委員会
平成26年6月1日

「脳振盪/脳振盪の疑い」段階的競技復帰のための証明書

競技者が中学生以下の場合

_____都道府県ラグビー協会 御中

競技者氏名
生年月日　　　年　　月　　日
チーム名
ポジション

受傷日　　　年　　月　　日　（本人申告、あるいは記録で確認）

① フルコンタクト前 の診察

☐ 本日が「脳振盪」あるいは「脳振盪の疑い」の受傷日（1日目）から 21 日目以降であることを確認しました。
☐ 上記の者は、フルコンタクト前 の本日の診察では脳振盪の症状がみられませんでした。

　　　　年　　月　　日
　　　　医師氏名　　　　　　　印
　　　　住所

(競技者記入)

☐ 私は、受傷日から14日間はスポーツ活動を一切行いませんでした。
☐ その後、段階的競技復帰をした後に、フルコンタクトの練習に参加することに同意します。
☐ 現在は脳振盪の症状はないため、フルコンタクトの練習に参加することに同意します。

　　　　年　　月　　日　（受傷日より第　　　日目 ）
　　　　競技者氏名　　　　　　　印
　　　　住所
　　　　保護者氏名　　　　　　　印
　　　　住所

② フルコンタクト後（競技復帰前）の診察

☐ 本日が①の48 時間以降であり、①の診察以降にフルコンタクトの練習に参加したことを本人に確認しました。
☐ 上記の者は、フルコンタクト後 の本日の診察では脳振盪の症状がみられませんでした。

　　　　年　　月　　日
　　　　医師氏名　　　　　　　印
　　　　住所

（平成26年6月1日様式改定）

図 3．「脳振盪・脳振盪い」段階的競技復帰のための証明書

（日本ラグビーフットボール協会：[https://rugby-japan.s3-ap-northeast-1.amazonaws.com/www/about/committee/safe/concussion2012/certificate04.pdf] より）

3) 公益財団法人スポーツ安全協会：スポーツ外傷・障害予防ハンドブック. 公益財団法人スポーツ安全協会・公益財団法人日本体育協会, 2017.
4) 公益財団法人日本ラグビーフットボール協会：「脳振盪／脳振盪疑い」簡易判断表.〔https://www.rugby-japan.jp/about/committee/safe/concussion2012/guideline/ref_card.pdf〕
5) World Rugby：World Rugby Concussion Guidance.〔http://playerwelfare.worldrugby.org/concussion〕
6) 公益財団法人日本ラグビーフットボール協会：ラグビー外傷／障害対応マニュアル. 第6版, 2016.〔https://www.rugby-japan.jp/wp-content/uploads/2016/10/gaisho_shogai_taio_manual_2016.pdf〕
7) 公益財団法人日本ラグビーフットボール協会：脳振盪が疑われる場合は（通達）. 2017.〔https://www.rugby-japan.jp/2017/07/08/concussion_prevention/〕
8) McCrory P, et al：Consensus statement on concussion in sport- The 5th international conference on concussion in sport held in Berlin, October 2016. *Br J Sport Med.* **51**(11)：838-847, 2017.
9) Davis GA, et al：The Child Sport Concussion Assessment Tool 5th Edition（Child SCAT5）：Background and rationale. *Br J Sport Med.* **51**(11)：862-869, 2017.

特集／成長期のスポーツ外傷・障害とリハビリテーション医療・医学

Ⅲ．成長期のスポーツ種目別外傷・障害の特徴とリハビリテーション医療・医学

バスケットボールのスポーツ外傷・障害について

勝見　明[*1]　蟹沢　泉[*2]　森石丈二[*3]
田原正道[*4]

Abstract　バスケットボールに多いスポーツ外傷・障害を概説する．バスケットボールの競技特性と，それからくる外傷・障害は関連していて，止まりすぎる靴で，急にストップするため，およびゴール下の密集地で他者との接触のため，下肢外傷が起こりやすく，特に足関節捻挫が多い．また前十字靱帯損傷は女子バスケットボールでかなり多い損傷であり，注意が必要である．また，高身長者が集まりやすく，マルファン症候群などの注意すべき疾患がみられることがあり，メディカルチェックや問診で，成長期のうちにみつけるよう配慮したい．その他，ジャンパー膝や疲労骨折など，成長期に多い疾患とリハビリテーションのポイントにつき簡単に解説する．

Key words　バスケットボール(basketball)，メディカルチェック(medical check)，リハビリテーション(rehabilitation)

はじめに

バスケットボールはサッカーと並んで，世界で1番もしくは2番目に競技人口が多いスポーツであり，日本でも日本バスケットボール協会に登録している選手数は60万人以上あり，特に成長期の小・中・高校生に多いという特徴がある．また，2016年秋よりプロリーグであるBリーグがスタートし，2018年現在，2シーズン経過したところであるが，年々観客数も増えてきており，野球・サッカーに次ぐプロスポーツを目指して，少しずつ成長しているように思える．

筆者もBリーグチームのチームドクターを務めているが，Bリーグ会場に足を運んでみると，多くの子ども達が選手に声援を送っている場面に遭遇する．なかには将来Bリーグの選手になりたいとか，NBA(アメリカプロリーグ)選手になりたいといった希望が多く聞かれるようになった．ミニバスや学校単位で，Bリーグ選手からバスケットボールクリニックを受けている子も多く，リーグの普及や指導，育成といった効果はかなり大きく，社会貢献しているといえよう(図1)．一方でバスケットボールは激しいスポーツでもあり，外傷・障害が徐々に増えていくことに留意しなければならない．

バスケットボールの外傷・障害

バスケットボールは競技特性として，急発進と急ストップを繰り返し，また横に動いたり，前後に動いたり，急にジャンプし，着地もし，瞬発力

[*1] Akira KATSUMI, 〒260-8712　千葉県千葉市中央区仁戸名町673　国立病院機構千葉東病院整形外科，医長
[*2] Izumi KANISAWA, 船橋整形外科スポーツ医学・関節センター
[*3] Jouji MORIISHI, 船橋整形外科市川クリニック
[*4] Masamichi TAHARA, 国立病院機構千葉東病院整形外科

や走力，ジャンプ力，持久力などが要求される．ゴール下では身長の高いの選手が有利な部分もあるが，多くは，速い，強い，跳べる選手が有利でもあり，運動能力が高いと有利である．バスケットシューズは止まりやすい構造になっており，床も止まりやすいようになっている．そのため，急すぎるストップに起因する外傷が起こりやすい．また，他者との接触はルール上，制限されているが実際は接触は避けられず，その際に外傷が起こりやすい．バスケットボールの外傷は，上肢，下肢と分けた場合，圧倒的に下肢が多く，最も多いのは足関節捻挫である．また，問題になることが多いのは前十字靱帯損傷である．これは女子のバスケットボール選手に非常に多く，非接触損傷であるのが特徴的である．成長期によくみられる障害はジャンパー膝が有名である．また，時に疲労骨折や分裂膝蓋骨などがみられる．

メディカルチェックについて

メディカルチェックは一般には内科的チェックと整形外科的チェックがあり[1)2)]，バスケットボールについて特別なメディカルチェックはそう多くはないが，ここでは注意すべきポイントを述べる．

バスケットボールはやや身長が高かったり，手足が長いと少し有利であり，時にマルファン症候群の選手が見つかることがある．この疾患は弾性線維の成分の microfibril の構成蛋白である fibrillin 1 の遺伝子（FBN 1 遺伝子）異常を原因とする疾患であり，常染色体優性遺伝だが突然変異でも発症する．骨格，関節異常（高身長・手足が長い・細長い手指・柔らかい関節など）や眼の水晶体異常，心血管系異常（特に大動脈基部異常や大動脈瘤，大動脈解離，僧帽弁異常）などをきたし，スポーツ中の突然死の原因疾患として，無視できない疾患である[3)]．

1984 年のロサンゼルス五輪の銀メダリストで，バレーボール女子でアメリカ代表のエースだった Flora Hyman 選手（身長 196 cm, 31 歳）が，1986 年日本リーグ，ダイエーの選手として日本の松江

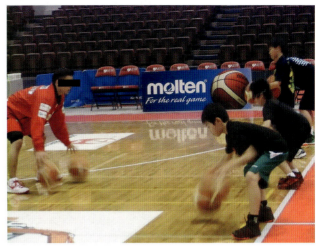

図 1. Bリーグ選手による小学生へのバスケットボールクリニック（教室）の様子

市で試合中に倒れ，亡くなった事件があった．マルファン症候群の大動脈解離だったといわれている．

スポーツ中の突然死の例を挙げると，マルファン症候群以外でもバスケットボールでいくつか有名な例がある．

1990 年 NCAA（全米大学体育協会）のトーナメント（マーチマッドネスと呼ばれ，全米中が熱狂する大会）の全米テレビ放送中に，そのシーズンの全米得点王，リバウンド王であった Hank Gathers 選手（ロヨラメリーマウント大，身長 201 cm, 23 歳）が，試合中倒れて突然死するという事件があった．世界中でその映像が流れ，報道された．肥大型心筋症であったといわれている．

また，1993 年，NBA のオールスター選手でもあったボストンセルティクスの Reggie Lewis 選手（身長 201 cm, 27 歳）が練習中倒れて死亡した事件があり，アメリカの心臓病学会やスポーツ医学会でしばしば取り上げられた．心室頻脈か心筋症かと推察されている[4)]．

また 2018 年 4 月には，NBA のマイナーリーグで 26 歳の Zeke Upshaw 選手が試合中亡くなるという報道があった．

特にバスケットボールで突然死が多いというわけではないようだが，心臓のチェックは重要である．筆者も属している日本バスケット協会医科学委員会では，日本代表選手のうち身長の高い選手は，毎年のメディカルチェック時に心エコーと心

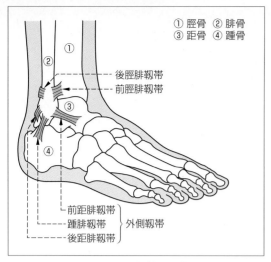

図 2. 足関節外側靭帯

電図検査をチェックすることになっている．また，Bリーグ選手もメディカルチェックが行われていて，必要なら心電図検査や運動負荷心電図，心エコーなどが行われている．

アンダーカテゴリーの日本代表(U16やU18など)などで若手の代表選手を選考し，招集した際にマルファン症候群の選手が見つかることがある．その場合は，精査のうえで，マルファン症候群であると確定診断された場合は，日本バスケット協会医科学委員会としては，スポーツ中止，引退を勧告するような方針にしている．かなり上手い選手であったり，かなりの覚悟を持って「どうしてもやる」と主張する選手もいるようだが，命に代えることはできないので，こちらとしては止める立場をとるしかないと考えている．かなり苦しい，つらい宣告である．

マルファン症候群のような特徴的身体特性がある疾患は，本人が医療機関を受診するという場合より，スポーツ現場でそういう知識を持っている人に指摘されて発覚することも少なくない．そういう現場に医療関係者や知識を持った指導者がいるならば，できるだけ早く見つけてあげて，適切な診断や治療を受けさせるべきではないかと考えられる．

メディカルチェック時に高身長・手足が長い・細長い手指・柔らかい関節などの特徴がある選手は，マルファン症候群を念頭に置いてチェックをする必要がある．具体的にはアームスパンが身長より1.05倍以上長いとか，関節弛緩性が強いとか，手指が長く，リストサイン(手首を反対側の手で握った際に，母指が小指のDIP関節を超える)，もしくはサムサイン(母指を中に入れて手指を握った際に，小指を超えて母指の爪以上が出てしまう)などがないかをチェックする．脊柱側弯症もよく合併している[3]．これらはマルファン症候群の診断基準に含まれている項目であるが，心臓や眼も調べる必要があり，専門医に調べてもらうのが良いと思われる．

アンダーカテゴリーでも日本代表のレベルになると，内科的メディカルチェック時に心電図や心エコーなどのチェックが入るが，一般の学生の成長期の若い選手に，どこまでチェックするべきかは決まっていない．一般の選手はそこまでは検査できないので，問診や症状の聴取，既往歴，家族歴，不整脈の既往，失神の既往などをチェックし，それらのうち何かしらがあれば，精査をすべきであろうと考える．

整形外科的メディカルチェックでは以上の項目とともに，下肢アライメントや関節弛緩性，Q角，大腿四頭筋のタイトネスなどをチェックする[2]．

次にバスケットボールに多い外傷・障害についていくつかの疾患と，その対処，リハビリテーション(以下，リハ)について簡単に解説する．

足関節捻挫

バスケットボールにおける足関節捻挫の受傷機転は，急ストップや，ゴール下の密集地で着地時に他者の足に乗ったり，リバウンドで他者と争ってバランスを失って着地した際に捻るといった場合が多い．ほとんどが内反捻挫であり，外側の靭帯が損傷する．多くは前距腓靭帯損傷であり，もう少し進行すると踵腓靭帯も損傷する(図2)．

成田らの報告によると日本リーグの選手486名の調査で，足関節捻挫経験者は93.5%，うち73.3%は計6回以上繰り返しているとの報告がある[1]．森石らも女子Wリーグ(実業団リーグ)の5

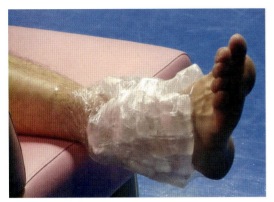

図 3. 足関節のアイシングの実際
よく空気を抜いた扁平化させて作成した氷を使用し，ラップで巻いている．

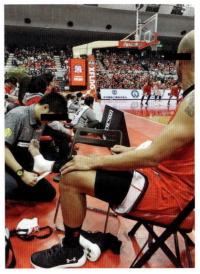

図 4. 選手に対するテーピングの実際
試合中の受傷に対するアスレチックトレーナーによるテーピング

年間の調査において，最も多い外傷であったと報告をしており[5]，森らも男子日本代表チームにおける遠征帯同中の外傷で最も多かったのは足関節捻挫であったと報告している[6]．バスケットボールでは，ほとんどの選手が経験している最も多い外傷といえる．

金らの報告では，ミニバスの全国大会において，大会救護で最も多かったのは足関節であり，26.1％であった[7]．成長期でも最も多い外傷といえる．

なお，ミニバスというのは小学生以下のバスケットボールであり，日本独自のルールとなっている．ゴールの高さは一般の高さより45 cm 低い260 cm であり，3 ポイントシュートはなく，チームは選手交代して必ず10 人以上出場しなければならない（バスケットボールは選手5 人）．また，4 ピリオド中，1 人の選手は最大3 ピリオドまでしか出られず，1 ピリオドは，エースでも出られないなどといったルールで，育成や普及を進めやすくするよう工夫されている．上手い選手1 人だけのチームでは勝てなくなっていて，チームワークが良く，かつある程度のレベルの選手が複数人いるようなチームが有利になっている．

足関節捻挫の初期治療で大切なのは，しっかりRICE 処置（rest，icing，compression，elevation）をすることである[5]．これにより，翌日の腫脹と疼痛でかなり差が出るのはスポーツ現場でよく経験する．プロスポーツの現場のようにアスレチックトレーナーがいるような場合は，すぐにアイシングをしたり適切な処置が行われやすい（図3）．病院では，その後骨折がないかをX 線などで確認したりするが，テーピングや機能訓練などはアスレチックトレーナー主導で行われている．

それに反し，一般の病院の外来では前日やもっと前に捻挫したなどの患者が，強い腫脹と皮下出血を伴って来院することも多い．RICE 処置がしっかり行われていればもう少し軽減できていたのではないかと思うことがある．

テーピングはスポーツ現場でよく行われており，大変有用である．治療的に行われることの頻度は高くはないが，プロや大学のスポーツ現場では予防的テーピングとして，試合，練習ごとに，多くの選手にテーピングが行われている．筆者のみているB リーグチームでは選手12 人中6 人が毎回テーピングを行っている（図4）．

足関節捻挫急性外傷後のリハは，まず，底背屈運動から開始し，徐々に内，外がえし運動を開始する．特にチューブトレーニングなどで，外がえしの長短腓骨筋などを鍛えておくことが有用である[8]．これは再発予防にも有用であり，慢性期に

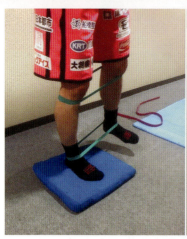
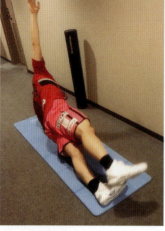

図 5. 足関節周囲のトレーニング
a：ゴムバンド，バランスパッドを併用したトレーニング
b：体幹トレーニングを併用したトレーニング

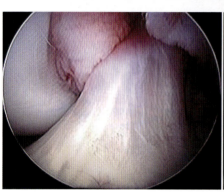
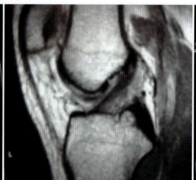
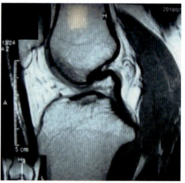

図 6．前十字靱帯
a：正常前十字靱帯の関節鏡像
b：正常前十字靱帯の MRI 像
c：前十字靱帯消失膝の MRI 像．前十字靱帯は消失しており，後十字靱帯がみえる．

も推奨される．これらの筋が弱いままだと，リバウンドの着地などでまた再受傷してしまうことが多い．スポーツ現場では，ゴムバンドを利用したり，バランスパッドを使用したりして，トレーニングを行うことが有効である（図5）．

足関節捻挫はテーピングやブレースなどの普及にもより，足関節捻挫後に選手がとても困ってプレーできなくなるということは少なく，重症にはなりにくい疾患であるともいえるが，成長期の選手には初期治療をしっかり行って，以後の不安定性や再受傷を防ぐ努力をすべきと考えられる．

前十字靱帯損傷

バスケットボールにおける外傷でよく問題になるのは，膝の前十字靱帯（以下，ACL）損傷である（図6）．特に女子において，かなり頻度が高い[9]〜[11]．損傷すると，治療が長期化し手術を要することが多い損傷である．前述の成田らの報告によると，日本リーグの選手の調査で，男子9％，女子17.3％の選手が ACL 損傷経験者であった[1]．内山の報告によると，関東労災病院の統計で，バスケットボールでの ACL 損傷 586 例のうち，男子は 116 例，女子 470 例と，約 1 対 4 の割合であり，圧倒的に女子に多い．女子の年齢ピークは 16 歳であり，男子は 21.7 歳であり，男女間で年齢差も認められた．また両側となった例が 8％ みられたと報告している[9]．成長期が終わった頃から多くなる外傷ではあるが，骨端線の閉じてない若年者の場合は手術時期に検討を要することがある．受傷機転はほとんどが非接触型損傷であり，人とぶつかったわけではない場合が多い．いわゆる knee-in toe-out の姿勢で，止まる靴で急にその肢位で止まってしまい，膝を捻ってしまって受傷することが多い．

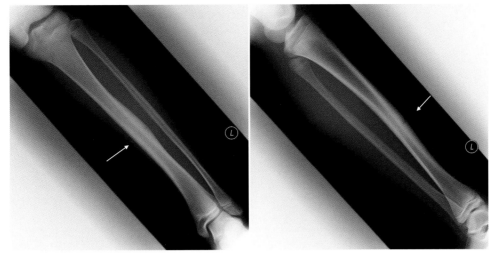

図 7. 脛骨疲労骨折(跳躍型)
13歳，男性．脛骨中央前方に亀裂と骨皮質肥厚がみえる．

リハに関してはここでは詳細は述べないが，いわゆるアスレチックリハが行われる．要点は，靱帯の成熟まで，ある程度の期間は競技復帰を待たせること，十分筋力を回復させること，十分な可動域を得ること，段階的に競技のスキル練習，対人練習と進めていくことなどである．

ジャンパー膝

ジャンパー膝は代表的なスポーツ障害であり，バスケットボールやバレーボールなどの跳躍競技に多い疾患で，オーバーユースに起因する[12)〜15)]．膝関節伸展機構に繰り返しのジャンプによる牽引力が加わり，腱の微細損傷や出血，浮腫，変性などが加わり，難治性になることがある．その要因として，大腿四頭筋の柔軟性低下が大きく関与している．リハでは下肢柔軟性獲得が重要であり，ストレッチングや可動域訓練が行われる．腹臥位での腫殿距離や，尻上がり現象を参考にして訓練すると良い．成長期では骨の成長に対して筋腱の成長が追いつかず，筋の相対的短縮状態になりやすく発症しやすいと考えられていて，練習量がそれほど多くなくても発症するので要注意である．

リハでは，急性期や増悪期は，アイシングや消炎鎮痛療法を行い，その後，大腿四頭筋のタイトネスを改善させるようにトレーニングを行う．関節可動域を十分回復させ，腫殿距離0，尻上がり現象なしを目指す．

疲労骨折

バスケットボールでは，時に脛骨，足舟状骨，中足骨などに疲労骨折が起こる．脛骨疲労骨折は跳躍型と疾走型に分けられ，バスケットボールではどちらもみられる[16)]．跳躍型は，疾走型より治りにくいことが多い．跳躍型は脛骨では中央1/3の前方に多く，疾走型は近位1/3と，遠位1/3の後内側に多い(図7)．脛骨の跳躍型疲労骨折は，成人では難治なので手術で髄内釘を入れることもあるが，若年者では，一般の若年者骨折と同様に保存療法で治る可能性がある．スポーツ休止がしばらく必要となるが，期間は症例に応じて決めていく必要がある．足舟状骨は難治となる場合もあり，成人では手術を行う場合もある．中足骨は多くは保存療法で治癒可能である．

分裂膝蓋骨

分裂膝蓋骨はあまり重症化することはないが，時にみつかる疾患である．無症状のこともあり，有痛性分裂膝蓋骨と呼んで区別することもある．外側の近位の外側広筋付着部に分離骨片を認めるSaupe分類3型が多い(図8)．外側広筋の牽引により，分離部の疼痛が生じると考えられている．多くは運動制限や，十分な大腿四頭筋訓練とストレッチなどが指導される．どうしても治らないときは切除する方法があるが，あまり行われない．

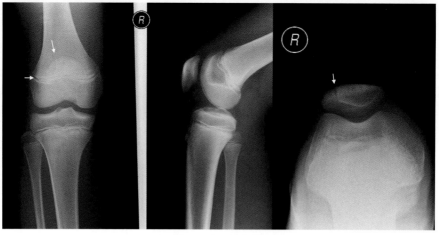

図 8. 分裂膝蓋骨
11 歳,男性.膝蓋骨の外側近位に分裂像がみえる.

手指の捻挫,突き指,裂離骨折

バスケットボールでの上肢の外傷で多いのは指の捻挫,突き指が多い.バスケットボールはネイスミス博士が,学生のために考案して作成したスポーツであり,あえて大きいボールにして,手で隠しきれないような大きさにしてあり,それなりに重い.そのため,強いパスを取りそこなったりして突き指してしまうことが多く,特に成長期の選手に起こりやすい.時に裂離骨折などがみられることもあり,腫脹の強い場合はX線検査が必要である.治療は一般の治療に準ずる.練習再開時には予防的テーピングが有用である.

おわりに

バスケットボールの特徴と,そこに起こりやすい外傷・障害およびメディカルチェックの際に留意すべき事項について簡単に述べた.

文献

1) 成田哲也ほか:バスケットボールにおける整形外科的メディカルチェックと予防へのコツ.臨スポーツ医,18(9):1009-1014, 2001.
 Summary バスケットボールにおける整形外科的メディカルチェックの詳細と具体例を述べている.
2) 財団法人日本バスケットボール協会エンデバー委員会,同医科学研究委員会:エンデバーのためのバスケットボール医科学ハンドブック.pp.11-20, ブックハウス・エイチディ, 2004.
 Summary 日本バスケットボール協会医科学委員会で作成した一般向けのハンドブック.
3) 仲田紀彦ほか:Marfan 症候群の手術経験.整形外科,68(10):1062-1066, 2017.
4) 平尾見三:失神診断のコツ.心臓,41(10):1069, 2009.
5) 森石丈二ほか:バスケットボール選手によくみられる足関節の外傷・障害 急性損傷.臨スポーツ医,18(9):985-990, 2001.
 Summary バスケットボールの足関節外傷,急性期処置を詳細に解説している.
6) 森 淳ほか:男子バスケットボールアジア選手権・世界選手権(2005〜2011)における日本代表チームのメディカルサポート.日整外スポーツ医会誌,32(4):517, 2012.
7) 金 勝乾ほか:成長期のバスケットボールにおけるスポーツ障害.日整外スポーツ医会誌,29(4):191, 2009.
8) 高倉義典:代表的疾患のリハビリテーション 下肢 足部疾患.整形外科,56(8):1042-1049, 2005.
9) 内山英司:バスケットボール選手によくみられる膝の外傷・障害 靱帯・半月板損傷.臨スポーツ医,18(9):969-975, 2001.
 Summary バスケットボールの膝外傷,特に前十字靱帯損傷について解説している.
10) 岩噌弘志:非接触型膝前十字靱帯損傷の損傷頻度.臨スポーツ医,19(9):985-990, 2002.
11) 鳥居 俊:女子バスケットボール選手の外傷・障害.臨スポーツ医,18(9):1003-1007, 2001.
12) 桜庭景植:バスケットボール選手によくみられる膝の外傷・障害 慢性障害・軟骨損傷.臨スポーツ

医，**18**(9)：977-983，2001．
13) 原　邦夫ほか：バスケットボールに特徴的なスポーツ障害・外傷の治療とスポーツ復帰プログラム．整形外科，**58**(8)：1014-1024，2007．
14) 林　光俊ほか：ジャンパー膝 ナショナルチーム選手のメディカルチェックよりバレーボール．整形外科，**58**(8)：1006-1013，2007．
15) 平沼憲治：膝関節周囲過労性障害 サッカー．整形外科，**58**(8)：950-955，2007．
16) 三木英之：バスケットボール選手によくみられる下腿・足部の外傷・障害．臨スポーツ医，**18**(9)：997-1002，2001．

好評増刷

カラーアトラス
爪の診療実践ガイド

●編集　安木　良博（昭和大学／東京都立大塚病院）
　　　　田村　敦志（伊勢崎市民病院）

目で見る本で臨床診断力がアップ！

爪の基本から日常の診療に役立つ処置のテクニック、写真記録の撮り方まで、皮膚科、整形外科、形成外科のエキスパートが豊富な図写真とともに詳述！
必読、必見の一書です！

2016年10月発売　オールカラー
定価（本体価格 7,200 円＋税）　B5 判　202 頁

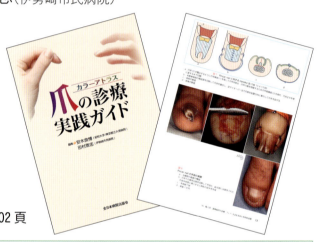

目　次

I章　押さえておきたい爪の基本
＜解　剖＞
1．爪部の局所解剖

＜十爪十色─特徴を知る─＞
2．小児の爪の正常と異常
　　─成人と比較して診療上知っておくべき諸注意─
3．中高年の爪に診られる変化
　　─履物の影響、生活習慣に関与する変化、ひろく爪と靴の問題を含めて─
4．手指と足趾の爪の機能的差異と処置の実際
5．爪の変色と疾患
　　─爪部母斑と爪部メラノーマとの鑑別も含めて─

＜必要な検査・撮るべき画像＞
6．爪部疾患の画像検査
　　─X 線、CT、エコー、MRI、ダーモスコピー─
7．爪疾患の写真記録について─解説と注意点─

II章　診療の実際─処置のコツとテクニック─
8．爪疾患の外用療法
9．爪真菌症の治療
10．爪部外傷の対処および手術による再建
11．爪の切り方を含めたネイル・ケアの実際
12．腎透析と爪
13．爪甲剥離症と爪甲層状分裂症などの後天性爪甲異常の病態と対応

＜陥入爪の治療方針に関する debate＞
14．症例により外科的操作が必要と考える立場から
15．陥入爪の保存的治療：いかなる場合も保存的治療法のみで、外科的処置は不適と考える立場から

16．陥入爪、過彎曲爪の治療：フェノール法を含めた外科的治療
17．爪部の手術療法
18．爪囲のウイルス感染症
19．爪囲、爪部の細菌感染症
20．爪甲肥厚、爪甲鉤彎症の病態と対処

III章　診療に役立つ＋αの知識
21．悪性腫瘍を含めて爪部腫瘍の対処の実際
　　─どういう所見があれば、腫瘍性疾患を考慮するか─

コラム
A．本邦と欧米諸国での生活習慣の差異が爪に及ぼす影響
B．爪疾患はどの臨床科に受診すればよいか？
C．ニッパー型爪切りに関する話題

全日本病院出版会
〒113-0033　東京都文京区本郷 3-16-4　Tel：03-5689-5989
http://www.zenniti.com　　Fax：03-5689-8030

特集／成長期のスポーツ外傷・障害とリハビリテーション医療・医学

Ⅲ．成長期のスポーツ種目別外傷・障害の特徴とリハビリテーション医療・医学

バレーボールにおける成長期の スポーツ外傷・障害とリハビリテーション
―全国中学長身選手のチェックを主として―

板倉尚子[*1] 林 光俊[*2] 小原和宏[*3]
佐藤謙次[*4] 濱崎圭祐[*5] 水石 裕[*6]

Abstract バレーボールはネット型チームスポーツ競技であり，ジャンプ着地を多用し，高身長かつ高い跳躍力を有する競技者が有利な競技である．そのため足関節捻挫やオスグット・シュラッター病，ジャンパー膝などの下肢のスポーツ外傷・障害が発生しやすい．2017年度全国中学生長身選手合宿に参加した95名（男子48名，女子47名）に対しメディカルチェックを実施し膝関節前面の圧痛部位の有無を確認したところ，有所見者は95名中34名(35.8％)であり，男子では脛骨粗面部に圧痛を多く認めた．有痛群34名と無痛群61名に振り分け，踵殿部間距離(HBD)，下肢伸展挙上(SLR)，指床間距離(FFD)について，二群間で各項目を対応のないt検定で比較をしたが，3つの項目すべてにおいて有意差は認めなかった．成長期の競技者のスポーツ外傷・障害の発生要因は多様であり，リハビリテーションは予防の視点をもちプログラムを立案することが必要である．

Key words 骨端症(osteochondrosis)，オスグット・シュラッター病(Osgood-Schlatter disease)，ジャンパー膝(jumper's knee)，リハビリテーション(rehabilitation)

バレーボールの競技特性と成長期のスポーツ外傷・障害

バレーボールはネット型チームスポーツ競技であり，コートの広さは19m×8mである．コートの中央を区切るネットの高さは中学生では男子が2m30cm，女子が2m15cmであり，大会は6人制競技規則により行われる．バレーボール基本技術にはパス（アンダーハンドパス，オーバーハンドパス），ブロック，サーブ，アタックがある（図1）．得点を得るためにはジャンプを行いながらできる限り高い位置でボールをとらえて，相手コートにボールを落とすことが有効な攻撃となるためジャンプを多用し，ジャンパー膝やオスグット・シュラッター病を発症しやすい．林らは全国中学校バレーボール選手権大会に出場し強化指定選手に選抜された男子201名，女子187名に対しメディカルチェックを行った結果，膝関節前面（膝蓋骨上極，膝蓋骨下極，脛骨粗面部）に圧痛が認められた競技者は84例107膝(21.6％)，両側例は23例46

[*1] Hisako ITAKURA，〒157-8565 東京都世田谷区北烏山8-19-1 日本女子体育大学健康管理センター，技術員
[*2] Mitsutoshi HAYASHI，杏林大学医学部付属病院整形外科，非常勤講師
[*3] Kazuhiro OBARA，旭川医科大学脳機能医工学研究センター・整形外科学講座兼務，助教
[*4] Kenji SATO，船橋整形外科クリニックスポーツリハビリテーション部，部長
[*5] Keisuke HAMAZAKI，船橋整形外科西船クリニック，副主任・理学療法士・日本体育協会公認アスレティックトレーナー
[*6] Yutaka MIZUISHI，杏林大学医学部付属病院リハビリテーション室

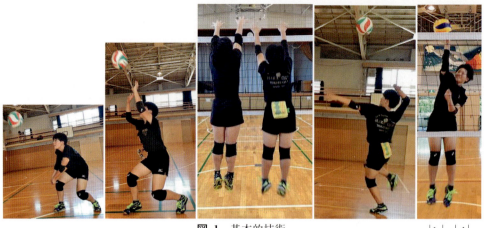

図 1. 基本的技術
a：アンダーハンドパス，b：オーバーハンドパス，c：ブロック，d：サーブ，e：アタック

膝(5.9％)と報告している[1]．診察時に一側の症状を認めた場合は反対側の管理にも注意を要する．

またブロックではネット際での平行移動を伴うジャンプ着地で他競技者の足を踏み，足関節捻挫を発生しやすい．福田らは 2013〜15 年度に女子ユース(18歳以下)，ジュニア(20歳以下)，シニア(A 代表)の日本代表選手に対してアンケート調査を行い，10 代を抽出して調査した結果，足関節捻挫既往がある者は 64.0％，初回捻挫は平均 12.7 歳であり，また治療に関して 56.2％は病院を受診していたが，31.3％は病院を受診しておらず，捻挫後に必要な運動休止期間を 1 週間との回答は 48.0％と最も多かったとしている[2]．捻挫後に適切に治療を受けず後遺症が生じると，その後のパフォーマンスにも影響する．特に初回捻挫に対しては正しい治療法を説明し理解を得ることが必要である．

成長期のメディカルチェックについて

1．メディカルチェック内容

これらの報告に基づき，筆者らは 2016 年度に全国中学生長身選手合宿に参加した競技者(男子 50 名，女子 50 名)に対してメディカルチェックを行った．疼痛の有無についてアンケート調査を行い，訴えのある競技者に対して医師と理学療法士がチェックを実施した．その結果，男子で疼痛ありとの回答は 32 名(64％)で，部位は膝関節 35％，腰部 24％，手指 17％であり，女子で疼痛ありの回答は 24 名(48％)で部位は膝関節 60％，腰部 16％，足関節 8％との結果を得た[3]．この結果から 2017 年度ではすべての競技者 95 名(男子 48 名，女子 47 名)に対し膝関節前部の圧痛部位の有無の確認を理学療法士が確認し，圧痛が顕著な競技者に対しては整形外科医が超音波画像診断装置による検査を行った．さらに，骨端症(オスグッド・シュラッター病)やジャンパー膝(膝蓋腱炎)の発生に関連性があるとされている筋肉のタイトネステストとして踵殿部間距離(heel-buttock distance；HBD)と下肢伸展挙上(straight leg raising；SLR)と指床間距離(finger floor distance；FFD)を計測した(図2)．また，足関節捻挫の既往と不安定感の有無についても確認した．

2．結　果

圧痛の有所見者は 95 名中 34 名(35.8％)であった．圧痛部(図3)，および整形外科医が超音波画像診断装置を用いて検査を行った結果を図4に示す．タイトネステストの結果では HBD は男子 $6.4±6.5$ cm，女子 $4.3±5$ cm，SLR は男子 $71.4±12.6°$，女子 $82.3±13.1°$，FFD は男子 $3.7±8.6$ cm，女子 $6.9±9.6$ cm であった．次に圧痛の有無により有痛群 34 名と無痛群 61 名に振り分け，HBD，SLR，FFD について，二群間で各項目を対応のない t 検定で比較をした．その結果，3 つの項目すべてにおいて二群間での有意差は認めなかった．足関節捻挫は男子 30 件(62.5％)，女子 35 件(74.4％)に既往があり，そのうち初回捻挫が

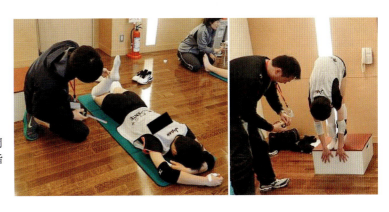

図 2.
メディカルチェック
タイトネステストは,①踵殿部間距離(a),②下肢伸展挙上,③指床間距離(b)を計測.

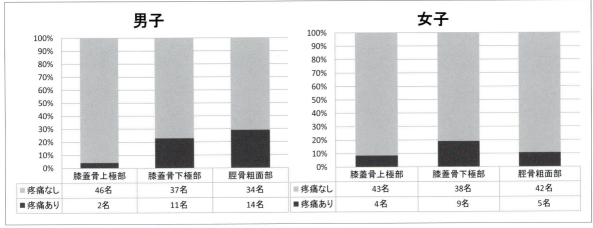

図 3. 膝関節部の圧痛

圧痛部位は男子では脛骨粗面部 14 件(29.2%),膝蓋骨下極部 11 件(22.9%),膝蓋骨上極部 2 件(4.1%)であった.女子では脛骨粗面部 5 件(10.6%),膝蓋骨下極部 9 件(19.1%),膝蓋骨上極部 4 件(8.5%)であった

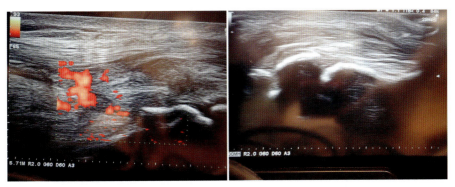

男子選手:身長:172 cm　　　女子選手:身長:174 cm

図 4. 疼痛重症選手のドプラ画像および超音波画像所見

脛骨粗面部に顕著な圧痛を認める競技者の所見.脛骨粗面部または骨軟骨の部分的剝離像と考えられる所見が確認された.

学童期であったものは男子 16 件(53.3%),女子 27 件(77.1%)であった.また足関節不安定感を有するとの回答は男子 8 件(16.6%),女子 10 件(21.2%)であった.

リハビリテーションプログラムについて

成長期のバレーボール競技者で好発する代表的なスポーツ障害はジャンパー膝とオスグット・シュラッター病である.今回のメディカルチェックでも男子競技者 29.2%に脛骨粗面部の圧痛が

表 1. Roels 分類を用いた症状別の治療方針

Roels 分類		治療方針
phase 1	スポーツ後に痛む	大腿四頭筋のストレッチング
phase 2	スポーツ開始時に痛み，ウォーミングアップで消失するがスポーツ後に痛む	ジャンプ動作の休止，膝関節と股関節を中心とした下肢の運動療法
phase 3	運動負荷で痛みがあり，スポーツ活動に支障が生じる	月単位の運動休止と下肢の筋バランス改善のストレッチングを行い，疼痛消失後にトレーニング再開
phase 4	膝蓋腱断裂	縫合手術

（文献1より）

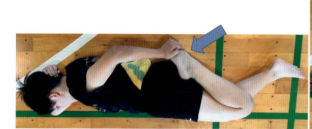 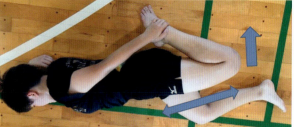

図 5. 大腿四頭筋(大腿直筋)のストレッチ　　a|b
腰椎前弯による代償が生じていないことを注意し，大腿四頭筋に伸張感が得られていることを確認する．

認められた．成長期の長管骨の骨幹端にある成長板の増殖・分化により内軟骨骨化が起こり，骨は長軸方向に伸長するが，骨の成長に対してジャンプなどのスポーツ動作により骨へ加わる負荷が過度になるとオスグット・シュラッター病などの骨端症を発症する．また骨の成長に比較し筋肉や腱の成長が遅れるため相対的に大腿四頭筋などの柔軟性が低下し筋肉や腱への緊張が高くなりジャンパー膝を発症すると考えられている．今回のメディカルチェックでは圧痛とタイトネステストとの関連性について有意差は認められず，成長期の競技者にスポーツ外傷・障害を発生する要因は多様であることが伺えた．リハビリテーション(以下，リハ)は予防の視点をもちプログラムを立案することが必要である．

リハプログラムの実践

林らは Roels 分類に治療方針を加えてジャンパー膝の治療について述べている[1] (表1)．本稿では phase 1 の大腿四頭筋のストレッチングと phase 2 の股関節の運動療法プログラムを紹介し，成長期のバレーボール競技者に対応する際のポイントと注意点について説明する．

1. 大腿四頭筋のストレッチング

トレーニングする側の下肢を上にして側臥位となり手で足関節を把持し膝関節を深屈曲位とする(図5-a)．下肢を後方に引き股関節を伸展させる(図5-b)．

2. 股関節伸筋群へのプログラム(ブリッジ)

20 cm 程度の台に両足をのせ膝関節を 90°屈曲位にする(図6-a)．大殿筋およびハムストリングスを収縮させて股関節 0°から伸展位になるまで殿部を挙上させ 3～5 秒保持し(図6-b)，次に遠心性収縮を意識して殿部を元の位置に戻す．

3. 股関節伸筋群へのプログラム(ランジ)

トレーニングする側の下肢を前方に踏み出し，足先より前方に膝関節が位置する肢位にし，大腿部と床が並行になるようにポジショニングする．後方の下肢は床につき，床から 2～3 cm 浮かせて 10～30 秒保持する(図7)．

4. 股関節伸群へのプログラム(片脚でのステップアップ)

トレーニングする側の下肢を台にのせる．反対側の下肢を床から離し，階段を上がるように台にのせる(図8)．

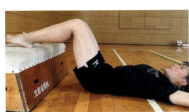 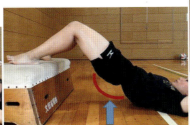 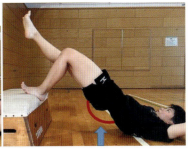

a｜b｜c

図 6．股関節へのプログラム（ブリッジ）

挙上位で保持のときに片脚で行うと負荷が強くなる（c）．骨盤回旋が生じる競技者には腹筋収縮も意識させる．

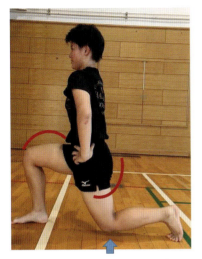

図 7．股関節へのプログラム（ランジ）

前方に踏み出した下肢の大腿四頭筋と大殿筋およびハムストリングスが強く等尺性収縮するが，殿部が下がらないよう大腿部と床面が平行になるように姿勢を保持するのがポイントである．

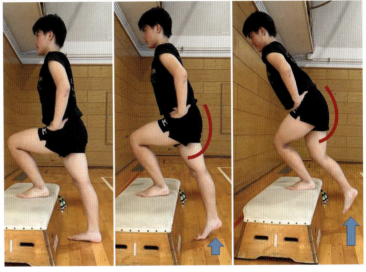

図 8．股関節へのプログラム（片脚でのステップアップ）

股関節伸展を意識させてゆっくり運動するように指導する．

まとめ

バレーボールは高身長でかつ高い跳躍力がある競技者が有利とされるため，成長期に骨の成長が著しい競技者にとってはオスグット・シュラッター病やジャンパー膝への予防が大切である．今回のメディカルチェックの結果では膝関節周囲の圧痛とタイトネステストの関係を有痛群と無痛群で比較したが優位差は認められず，スポーツ外傷・障害の原因は多様であると推察された．成長期の競技者には身体的要因や動作などを評価してリハや予防プログラムに取り組む必要がある．

文献

1) 林　光俊ほか：バレーボールにおけるジャンパー膝．臨スポーツ医，29（臨時増刊号）：88-92，2012．
2) 福田直子ほか：バレーボール―女子選手の足関節捻挫とその予防―．臨スポーツ医，33(11)：1052-1058，2016．
3) 板倉尚子ほか：高身長全国中学生バレーボール有望選手合宿におけるメディカルチェック．日臨スポーツ医会誌，25(4)：5236，2017．

好評

Monthly Book Orthopaedics
Vol 28 No 10（増刊号）

保存療法でなおす 運動器疾患
―OAから外傷まで―

オールカラー
B5判　230頁
2015年10月発行
定価（本体価格 5,800円＋税）

編集企画／中村耕三
（国立障害者リハビリテーションセンター総長）

保存療法の**エビデンス**は今どこまで出ているのか，最新の情報をこの1冊で徹底解説．全国のエキスパート達の**治療成績**，診療のコツを凝縮！**必携**特集号です！

四肢疾患はもちろん，主要骨折，スポーツ疾患も網羅！

＜上　肢＞
肩峰下インピンジメント症候群／肩関節周囲炎／上腕骨外側上顆炎／手根管症候群／TFCC損傷保存的治療とその限界

＜下　肢＞
変形性膝関節症／外反母趾・扁平足障害

＜体　幹＞
頚椎症性脊髄・神経根症（椎間板ヘルニアを含む）／腰椎椎間板ヘルニア／腰部脊柱管狭窄症／非特異的腰痛

＜小　児＞
上腕骨顆上骨折（小児）／ペルテス病／発育性股関節形成不全（developmental dysplasia of the hip）／内反膝（小児）／筋性斜頚／小児；腰椎分離症（小児期）／思春期側弯症

＜スポーツ関連＞
肩関節脱臼／野球肘（離断性骨軟骨炎を含む）／ジャンパー膝・ランナー膝／肉離れと筋打撲／新鮮足関節捻挫に対する保存的マネジメントの理論と実際／アキレス腱断裂

＜骨　折＞
上腕骨近位部骨折／橈骨遠位部骨折／骨粗鬆症関連脊椎圧迫骨折／手指（末節骨・中節骨・基節骨・中手骨）の骨折／鎖骨骨折／踵骨骨折

（株）全日本病院出版会　〒113-0033　東京都文京区本郷 3-16-4
TEL：03-5689-5989　FAX：03-5689-8030

おもとめはお近くの書店または弊社ホームページ（http://www.zenniti.com）まで！

特集/成長期のスポーツ外傷・障害とリハビリテーション医療・医学

Ⅲ．成長期のスポーツ種目別外傷・障害の特徴とリハビリテーション医療・医学

柔道

紙谷　武*1　濱中康治*2

Abstract 本稿では，成長期柔道選手における外傷・障害の現状，特徴的な疾患，メディカルチェック，リハビリテーション(以下，リハ)の実際を紹介した．柔道に特徴的な外傷には，急性硬膜下血腫・頚髄損傷・肘関節脱臼などがある．一方，障害には肘頭骨端線障害・変形性肘関節症，腰椎分離症がある．外傷予防は，第一に受け身をしっかり習得することが重要である．一方，障害は運動器のメディカルチェックを行うことが有効な手段のひとつである．効果的に予防するには，柔道の競技特性を考慮し，メディカルチェックを行うべきである．そしてリハは，腰椎分離症を取り上げ解説した．原因は，相手を投げる過程での「崩し」による腰椎の伸展と「掛け」による回旋が主なものと考えている．したがって，柔道の技術的な内容への介入のほかに，身体機能面への介入が大切で，特に股関節周囲・胸椎・胸郭のストレッチや股関節での回旋動作の獲得が重要なポイントである．

Key words 柔道(judo)，メディカルチェック(medical check-up)，リハビリテーション(rehabilitation)

はじめに

柔道は柔術各流派の優れたところを集め，危険なところを除き心身の鍛錬のために 1882 年嘉納治五郎師範により創始された日本の武道である．現在では世界 200 か国が国際柔道連盟に登録し，オリンピックの正式種目として採用され世界中で広く行われている．柔道は相手を投げたり，倒したりして勝負を決することから，外傷・障害の頻度が多いと報告されている[1)2)]．柔道の外傷予防は，第一に受け身をしっかり習得することが重要である．一方，障害は運動器のメディカルチェックを行うことが有効な手段の 1 つである．

そこで本稿では最初に今回の対象である成長期柔道選手における外傷・障害の現状について説明する．次にそれらの予防として競技特性を考慮したメディカルチェックについて述べる．現在ナショナルチームで行われているもののなかで，成長期のスポーツ外傷・障害に必要な項目を取り上げて解説する．そして最後にリハビリテーション(以下，リハ)治療(特に柔道の技術的な内容への介入，運動療法による介入)について解説する．具体的には，実際の臨床で治療を行うことが多い腰椎分離症を取り上げて紹介する．

成長期柔道選手における外傷・障害の現状

1．成長期柔道選手の競技人口・登録状況

2013 年に全日本柔道連盟に登録されている競技者は小学生 40,830 人，中学生 37,963 人，高校生 25,807 人であった．全国の中学生徒総数における全柔道人口の割合は，1.33％であった．都道府県別にみてみると最高は山形県の 3.05％で，そ

---

*1 Takeshi KAMITANI, 〒 162-8543 東京都新宿区津久戸町 5-1　JCHO 東京新宿メディカルセンター整形外科/全日本柔道連盟，医科学・強化委員
*2 Yasuharu HAMANAKA, JCHO 東京新宿メディカルセンターリハビリテーション室理学療法科

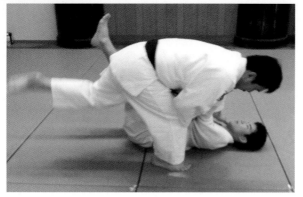

図 1. 大外刈りで投げられて後頭部打撲
相手の下肢を刈り、後方に投げる。このとき受け身が上手く取れないと後頭部を打ってしまう。

れに続くのが岩手県の 2.72％で、東北地方に高い傾向が認められた。また中学生で学校の部活に登録している生徒は 29,211 人（77％）、町道場に登録しているのは 8,752 人（23％）で、学校の部活動に登録している生徒が多くみられた。

2. 外傷・障害の実情

外傷の疫学調査としては、日本スポーツ振興センター・学校安全部の統計を用いて 2008～10 年度の体育授業、部活動中の柔道外傷について行った報告[3]がある。それによると外傷の総件数は 58,859 件で、学年別にみると中学校 34,708 件、高等学校 24,151 件で、年度別では 2008 年度 20,404 件、2009 年度 18,931 件、2010 年度 19,524 件であり、年度による発生件数に差は認められなかった。一方、体育の授業と運動部活動に分けると体育の授業においては 22,326 件、運動部においては 36,533 件で、運動部活動中に多く認められた。これを 10 万人あたりの発生頻度でみてみると、体育の授業では 107 件、運動部活動 17,107 件で、運動部活動中の発生頻度が約 100 倍であった。受傷部位は、運動部活においては、肩 15.3％、足・足趾部 13.5％、膝 12.4％、手・手指部 9.4％、足関節 8.5％、肘 7.7％の順で、体育の授業と比較し、膝、肘の外傷が多かった。米国での調査では肩関節、足関節、肘関節の受傷が多かったと報告[4]されており、概ね同様の傾向がみられた。また疾患の種類は、運動部活動では骨折が 30.5％、捻挫が 24.5％、挫傷・打撲が 20.8％で、これらが 8 割を占めていたとされている。

一方、障害のデータは少ない。小学生・中学生 51％の選手に、肘関節痛が存在しており、後方に痛みを訴える選手が多く認められたという報告[5]がある。また四肢の障害とならんで多いのは腰部障害であった[6]。

3. 特徴的な外傷・障害

外傷では近年柔道による急性硬膜下血腫での死亡事故が社会的に問題となっている。一方、やや発生頻度は少ない頸髄損傷は、麻痺などの後遺症を残すにもかかわらず、死亡例がないため注目されることは少ない[7]。急性硬膜下血腫は柔道を始めたばかりの中学 1 年生や高校 1 年生の初心者に多いが、頸髄損傷は中学・高校生の経験者に多いのが特徴である[8]。

また柔道の競技レベルを低下させる原因として肘関節傷害がある。肘関節傷害が、現役引退の主因であったという報告[9]や、肩甲帯、膝に次いで多い傷害[10]であることから、柔道選手にとって選手生命にかかわる大きな問題といえる。そこで外傷として肘関節脱臼、障害として肘頭骨端線障害、若年者にもみられることがある変形性肘関節症を取り上げる。そして最後に他競技と比較しても罹患率は低くない腰椎分離症についてそれぞれ解説する。

特徴的な外傷

1. 重症頭部外傷

重症頭部外傷の発生率は 100,000 人に対して 2.44 と頻度は低いが[8]、死亡例や大きな後遺症を残すことがあり重大な問題である。全日本柔道連盟に 2003～10 年までの 8 年間に報告された「損害補償・見舞金制度」を解析した結果、柔道による重症頭部外傷は、① 9 割以上が急性硬膜下血腫である、② 中学 1 年生や高校 1 年生といった初心者に多い、③ 技の種類は後ろ技である大外刈りが多い、④ 打撲部位は後頭部が半数であるという 4 つの特徴を有する[8]。つまり初心者が大外刈りで投げられて後頭部を打ち（図 1）、急性硬膜下血腫を発症するというのが最も典型的である。そのメカ

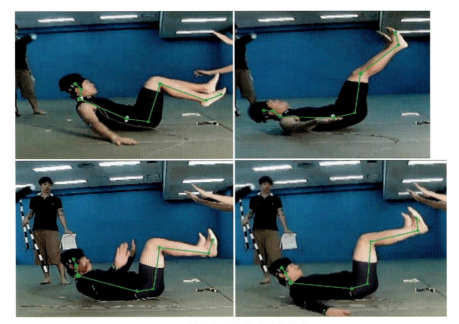

図 2. 被験者別後方受け身挙動

動画解析：上段が初心者，下段が有段者
初心者は背部が接地したとき，頚部が過伸展し頭部が大きく回転運動をしている様子
が観察された．打ち手は，有段者は打ち手を背部接地とほぼ同時であったのに対して，
初心者は打ち手を背部が接地する前に行っていた．

ニズムは，以下のように考えられている．後方に転倒する際，体幹が接地した後，頚部が伸展し頭部が後方に大きく回転し後頭部を打撲する．その際に，頭蓋骨の反発と比較し，脳実質は慣性力の影響でそのまま後方へ回転が続くために両者にはずれが生じる．この際に生じるせん断力により，両者をつないでいる架橋静脈が損傷され急性硬膜下血腫を発生すると推測されている（**図 2**）．したがって柔道による急性硬膜下血腫を予防するには，いかに上手く受け身をすることができるかが重要なポイントと考えられる．

受け身について：受け身のポイントは，以下の2点に集約できる．

(1) 上肢による衝撃の軽減．

上肢で畳を打つ反発力と接地面積の拡大により体幹への衝撃を軽減する．

(2) 円運動による衝撃の軽減がある．

円運動を利用することにより，軸圧を避け，身体の一部に負荷を集中させず，静止までの時間を長くすることにより衝撃を軽減する．

以前筆者が行った実験[11]で明らかになったことは，未経験者は後方受け身を行うとき，① 背部が接地したとき，頚部が伸展し頭部が大きく回転運動をしていた．② 背部の接地前に打ち手を行っていた（**図 2**）．③ 腰の後方移動量が増加していた．という3つであった．なかでも頚部が伸展運動することにより頭部の回転角速度が増大することが，未経験者における後方受け身の問題点として最も重要であり，予防は頚部の伸展運動を抑制する必要があると考えられた．

2．重症頚部外傷

頚部外傷の重大事故の特徴は，受傷時年齢は10歳代に最も多く，特に高校生の受傷が多いことであった[8]．柔道経験年数は5年以上が多く，初心者ではなく，ある一定以上の経験がある選手が受傷していた．また約60％が試合中に発生しており，投技での受傷が多かった．受傷機転は，技をかける「取」が受傷する場合は約60％で，内股や小内刈りなどで自ら体勢を崩し頭部から畳に突っ込んだり，相手につぶされたりして受傷していた．特に内股の場合は，頚椎の過屈曲による損傷が典型的である（**図 3**）．一方，技をかけられる「受」の場合は，相手に投げられて受身が取れなかったり，投げられるのを無理に避けて受け身を取らず頭部

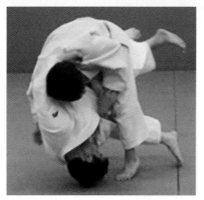

図 3. 投げたとき受傷する典型例
内股を掛けに行って，自ら体勢を崩し頭部から畳に突っ込むのが頚髄損傷の典型例である．

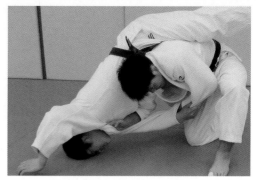

図 4. 投げられて受傷する典型例
相手に投げられて受傷するなかでは背負い投げでの受傷が多い．受け身が取れずに頭部から落下し受傷する例が多い．

から畳に突っ込んで受傷していた(図 4)．報告された頚髄損傷 18 件中，脱臼・骨折を合併したのは 11 件であった．また損傷部位は，中下位頚椎に多い傾向があった．また約半数に四肢完全麻痺や不全麻痺などの重度な後遺症が残っていた．

予防には頚部筋力訓練やストレッチ，メディカルチェックなどが有効である．その他の方法としては，ルールによる規制や技術指導がある．柔道では自分で技を掛けに行って頭から突っ込むという行為に対しては国際柔道連盟試合審判規定の第 27 条禁止事項と罰則・附則 30 項のなかで「内股，払腰等の技を掛けるかまたは掛けようとしながら，畳の上に直接倒れることを反則負けとする．」と明記されている．しかし全日本選手権，世界選手権，オリンピックのような大きな大会でこのルールが適用されることは少なく，実質的な効力を奏していない．その理由は反則負けの結果が与える影響は非常に大きいため，審判も適用に慎重にならざるを得ないからである．内股は軸足一本で立ち，相手選手の股を刈り足で跳ね上げて投げる技である．相手選手の対応の仕方によっては大変危険な技であり，選手の安全性を考えると厳格にルールを適応すべきである．日頃の練習や試合の場面で指導者や審判が危険な反則行為であることについては厳しく指導することも重要である．

技術指導は内股・払腰などで頭部から突っ込みそうになったときには，真っ直ぐ直線的に突っ込むのではなく，体幹を捻り頭部を打たないようにすることが重要である．具体的には前方回転受身をとるようなイメージである．また当然であるが，打込みや乱取で安全で正しい技を身に付けることや受け身を習熟することも重要である．

代表症例：世界柔道選手権大会で，袖釣り込み腰を掛けたとき(図 5-a)，相手の足を巻きつけられ自分の体を回すことができず頭部から突っ込み(図 5-b)受傷した事例である[12]．病院に救急搬送され，第 5/6 頚椎脱臼の診断(図 6)で入院，緊急手術を受けた．本症例は成人で，成長期選手ではないが，成長期選手でも十分に起こり得る症例であるため紹介した．

3．肘関節脱臼

肘関節の靱帯には内・外側の支持機構があり，関節安定性に重要な役割を果たしている．内側支持機構は前斜走靱帯(AOL)と後斜走靱帯(POL)，横走靱帯(TL)から構成されている．一方，外側支持機構は本来の外側側副靱帯と考えられる外側尺側側副靱帯(LUCL)と輪状靱帯に合流する橈側側副靱帯(RCL)と副靱帯(ACL)から構成されている．これらの靱帯が損傷して脱臼を生じる．

脱臼は，① 後方脱臼，② 側方脱臼，③ 前方脱臼，④ 分散脱臼に分けられるが，後方脱臼が 90% 以上を占め，他は比較的稀である．

骨傷を伴わない脱臼の治療は議論が多い[13]．しかし近年は肘関節の安定性を再獲得するため損傷靱帯の修復手術を勧める傾向にある[14]．柔道では肘関節の負荷が多いため，弛みや動作時痛を残さ

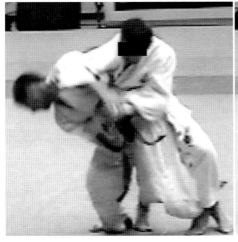
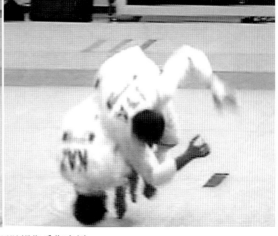

図 5. 頸髄損傷受傷症例
左側の選手(受傷者)が袖釣り込み腰を掛けている(a). 右の選手は投げられないように腰を切っている. 左側の選手は投げようとして頭部から突っ込んだ(b).

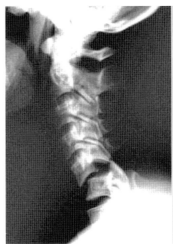
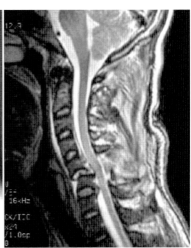

図 6.
受傷時の画像
単純 X 線写真で, 第 5/6 頸椎の脱臼を認めた(a). また MRI(T2 強調画像)では, 脱臼部位で頸髄が圧迫されている所見を認めた(b).

ないように治療することが重要である[15]. 筆者らは積極的に suture anchor を用いた修復術や端々縫合術を行っている. また保存・手術療法いずれの場合でも可動域の回復が遅くても, 疼痛を伴う乱暴な他動運動は異所性骨化を生じる危険性があり, 厳に慎むべきである.

予防で最も大切なことは投げられたときに手をつかないことである. 受傷機転は手をついて肘関節過伸展で受傷するものが多い. 多くの選手は投げられまいとして手をついてしまう. 指導者が練習中によく注意する必要がある.

特徴的な障害

1. 肘頭骨端線障害

肘頭骨端線閉鎖不全は肘頭骨端線が閉鎖する 13〜18 歳頃に生じ, 骨端線の骨化が停止した状態である. X 線像でみると肘頭骨端線が拡大しているのがわかる(図 7-a:患側, b:健側).

肘頭骨端線障害の発生メカニズムは, 肘関節の肢位でみると伸展と屈曲の 2 つが考えられる[15)16)]. ここで「組み手」, 「崩し」, 「作り」, 「掛け」について説明する. 柔道で相手を投げる過程には, ①「組み手」, ②「崩し」, ③「作り」, ④「掛け」という 4 つの段階が必要である. 柔道はまずお互いに組み合うことから始まる. 自分にとっては相手

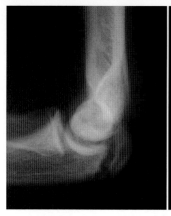
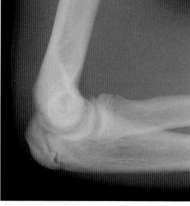

図 7.
肘頭骨端線閉鎖不全症例
a:患側で b:健側である．b をみると肘頭骨端線が拡大しているのがわかる．

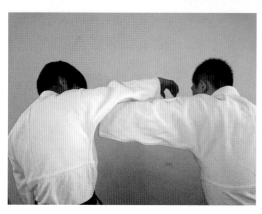

図 8.
肘頭骨端線障害の発生メカニズム(伸展)
組み手争いで自分の体勢を少しでも有利にするために，相手との距離を保とうとするときには，肘関節伸展動作(左)を行う．そのときには腕尺関節に圧迫力が加わり，骨端線障害を生じるような力が加わると推測される．

を崩しやすく，相手にとっては力が出にくい状況にするために激しい組み手争いがある．組んだ後には相手を崩す必要がある．崩しは相手を投げる前に，相手を投げやすい状態にする最も重要な技術である．前後・左右・両斜め前方・両斜め後方の計8方向に崩す「八方の崩し」を行うことが有効で，それによって重心を崩していく．相手の体を不安定な形に崩した後には，相手を投げやすい体勢を作る必要がある．これを「作り」と呼び，作られた形に最もふさわしい技を掛けるのが「掛け」である．これらがかみ合ったときに上手く投げることができる．

組み手争いや作りで自分の体勢を少しでも有利にするために，相手との距離を保とうとするときには，過伸展動作が繰り返し行われる．そのときには腕尺関節に圧迫力が加わり，骨端線障害を生じるような力が加わると推測される(図8)．

一方，屈曲によるものは掛け動作時に双手背負い投げの影響が大きいと考えられる．双手背負い投げは手技に分類されており，肘関節を屈曲しながら相手の腋窩に入れて担ぎ上げる技である(図9)．相手を担ぐときには肘関節が屈曲している．その際に肘頭骨端線に引っ張り力が生じ肘頭骨端線の骨化を妨げるのではないかと推測した．

治療はまず保存治療で，原因となった柔道の練習を中止する．障害が発生した原因は，練習・トレーニング量が不適切であったオーバーユースと技術・体の使い方の問題があったマルユースがある．障害を起こさないように練習量だけでなく，内容・方法に対しても詳しく問診する必要がある．伸展によるものは柔道を行ううえで避けがたい動作であるが，一方，屈曲によるものは練習方法の工夫で予防可能である．成長期には1つの技に頼らないバランスのとれた技の指導が重要である．例えば双手背負い投げが得意な選手には，双手背負い投げの代わりに一本背負い投げを掛けるように薦めることが有効である．また小学生，中学生を治療するにあたり，「1か月後に試合があるのですが出場してもいいですか？」という質問をよく受ける．このようなときには実際経験した症例を

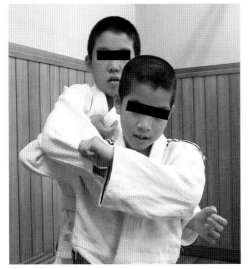

図 9. 双手背負い投げ
双手背負い投げとは手技の1つで，肘関節を屈曲しながら相手の腋窩に自分の肘関節をたたみ込み担ぐ技である．

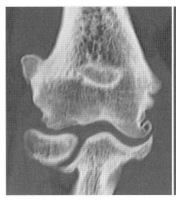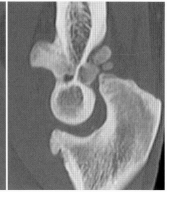

a｜b　図 10. 若年者の高度な関節症性変化を有した症例
腕尺関節の内側には骨棘の張り出しと，外側では上腕骨外顆に骨棘を認めた(a)．腕尺関節の前方には鉤状窩に骨堤が，鉤状突起には骨棘や遊離体を認めた．また後方では肘頭先端に骨棘，肘頭窩の骨堤，遊離体を認めた．

提示し，具体的にいつ復帰できるのかというのを説明するとともに，あくまでも目標は大学，社会人で活躍することであるので，焦らず治療するように本人，保護者に説明するように心がけている．また可能であれば，指導者にも直接連絡して，現状・見通しを伝えるのも有効である．練習の中止は単純 X 線写真で骨端線の状態に左右差がなくなるまで継続するべきで，改善傾向がなければ手術に切り変える．手術方法は一般的に tension band wiring や screw による内固定や局所反転骨移植の併用などが行われている．

2．変形性肘関節症

柔道では若年者でも肘関節に高度な関節症性変化を有する選手が存在する(図 10)．肘関節の屈曲・伸展，内・外反が繰り返し行われた結果変形性関節症を引き起こしたと考えられる．柔道による肘関節の骨棘・骨堤形成は，腕尺関節を中心に全周性に認められるのがその特徴である．骨棘・骨堤の発生機序は，崩しと投げ動作が大きく影響していると考えられる．

崩しと投げ動作は柔道の大切な技術であり，頻繁に使用されるため肘関節障害を完全に予防することは困難である．しかし投げ動作に関しては，柔道には 67 種類の投げ技が存在する．成長期の時期の指導は背負い投げだけに固執せず，いくつかの技を組み合わせて投げる練習を行う．それによって関節症性変化の進行を止めることが可能で，シニアに上がっても十分に活躍することができると考えられる．

治療の基本は局所安静による保存療法である．保存治療に抵抗し，運動時の痛みが続く場合には手術療法を選択する．症状が残存する場合には，いたずらに保存治療を継続することなく，選手と監督に相談し適切な時期に手術を計画するべきである．

3．腰椎分離症

腰椎分離症は，腰椎関節突起間部に伸展と回旋の機械的刺激が慢性的に加わることによって生じるとされている[17]．相手を崩す際は多くの場合，胸を開いて腰椎を伸展させる．我々はこの相手を投げる過程での「崩し」による腰椎の伸展と「掛け」による回旋，それに加えて相手を担ぐことによる脊柱への加重が，柔道による腰椎分離症の主な原因と考えている．柔道には多くの投げ技があるが，臨床的には背負い投げに代表される，相手を担ぎ上げ，体幹回旋の要素を多く用いる技を得意とする選手に多く発生する印象がある．また，「崩し」の不十分な強引な「掛け」によって，より体幹への

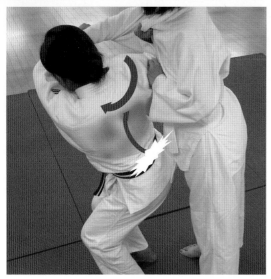

図 11. 背負い投げ時の体幹伸展と回旋
「崩し」の不十分な強引な「掛け」によって，より体幹への負荷が増し，片側腰椎椎間関節への負荷が上がることが考えられる．

負荷が増し，腰椎椎間関節への負荷を上げることも考えられる(図11).

治療は基本的に保存治療である．初期・進行期においては，装具療法によって骨癒合を目指す．一方，偽関節を呈している終末期の症例では，保存治療による骨癒合は期待できない．このため当院では漫然とした装具療法を行わず，後述する体幹・下肢筋群のストレッチや筋力トレーニングなどの運動療法を積極的に行っている．また肘頭骨端線障害の項でも述べたが，練習・トレーニング量が不適切であったオーバーユースや技術・体の使い方の問題があったマルユースについても検討することが重要と考えられる．

成長期柔道選手におけるメディカルチェック

現在柔道界では対象がナショナルチームや強豪校のみに限定されており，実際成長期選手にメディカルチェックが行われているのは少ないと考えられる．しかし先述したように，成長期選手にも外傷・障害は多く，メディカルチェックは必要と考える．ここでは，現在ナショナルチームに行っているメディカルチェックの中で，成長期柔道選手にも活用できる項目を紹介する[18]．

① 問 診

自覚症状，既往歴，治療歴，家族歴などのチェックを行う(表1).

② 整形外科的チェック

項目は，既往歴，治療歴，自覚症状，理学所見，関節弛緩性・タイトネスの有無，アライメント異常などがある．これらは他競技と共通している．先述したように肘関節傷害が引退の原因であったり，重症頚部損傷は中・高校生に多く認められる．したがって柔道の競技特性を考慮し行っている項目として，頚部および両肘関節の診察がある(表2, 3)．具体的には頚部では，可動域や神経症状の有無，頚椎X線(側面)での脊柱管前後径を評価している．一方，肘では関節可動域や不安定性を評価している．必要に応じて画像検査(X線・CT・MRIなど)を追加し精査を行っている．X線検査は成長期選手には必ずしも必要ではないかもしれない．

あとナショナルチームでは，内科的チェック，皮膚科的チェック，婦人科的チェック，歯科的チェックなどがあるが，本稿はスポーツ外傷・障害が中心なので今回は割愛する．

腰椎分離症に対する
リハビリテーション治療の実際

Kurokiの報告によると柔道選手の腰椎分離症の罹患率は33.3％と述べられており[19]，他競技と比較して罹患率は低くない[20]．実際に当院を受診することが多く，運動療法による介入が求められることが多いのは，腰椎分離症である．以下に腰椎分離症に対する当院での運動療法について具体的に解説する．

先述したように，十分な「崩し」を経たうえでの適切な「掛け」動作により腰椎椎間関節への負荷を軽減するなど，技術的側面の影響(マルユースを避けること)も考慮しつつ，運動療法では股関節と胸椎の可動性を高め，腹部の固定性を高めることで腰椎への機械的応力を少しでも軽減させることが主眼となる．腰椎分離症を呈する症例の多く

表 1. メディカルチェック整形外科問診票
既往の外傷・障害を把握し，現在選手が抱えている問題を抽出する．

メディカルチェック整形外科問診票

全日本柔道連盟医科学委員
井汲 彰, 紙谷 武

この問診票はJISSで行われるリオデジャネイロオリンピックの派遣前メディカルチェックに先立って整形外科的問題を確認するためのものです．
　現地で帯同ドクター(紙谷, 井汲)が円滑に選手をサポートできるようご協力をお願いいたします．(できるだけ詳しく記入するようにしてください．)
　問診票の結果は医科学委員会で厳重に管理し，情報保護を徹底いたします．
　記入後は返信用封筒で返送をお願いいたします．

――――――――――――――――――――――――――――――――――――― 以下　記入欄

	項目	印		項目	印		項目	印
1	脳震盪		8	指		15	膝	
2	頭(顔を含む)		9	背中		16	すね	
3	首(ヘルニア・バーナーを含む)		10	腰		17	ふくらはぎ	
4	肩(肩鎖関節脱臼を含む)		11	殿部		18	足(甲，土踏まず，指)	
5	胸		12	股関節		19	足首	
6	肘		13	前もも		20	その他(　　　)	
7	手首(掌を含む)		14	もも裏				

氏名：＿＿＿＿＿＿＿＿＿＿＿＿＿＿　年齢：＿＿＿
所属：＿＿＿＿＿＿＿＿＿＿＿
階級：＿＿＿＿kg　以下・超級
普段の体重：＿＿＿kg　平均減量：＿＿＿kg　減量期間：＿＿＿日前から
既往歴：

上記の部位について，現在または過去に異常がありましたか？
練習を休んだり，通院したことがある場合は印欄に○をつけてください．
印をつけた項目について以下の質問に答えて下さい．

1）いつごろのことでどのような治療(手術，処置を含む)をされましたか？
　●項目番号＿＿＿　＿＿＿歳　疾患名
　　　　　　　　　　　　　治療
　　　　　　　　　　　　　復帰までの期間　＿＿＿日

　●項目番号＿＿＿　＿＿＿歳　疾患名
　　　　　　　　　　　　　治療
　　　　　　　　　　　　　復帰までの期間　＿＿＿日

　●項目番号＿＿＿　＿＿＿歳　疾患名
　　　　　　　　　　　　　治療
　　　　　　　　　　　　　復帰までの期間　＿＿＿日

　●項目番号＿＿＿　＿＿＿歳　疾患名
　　　　　　　　　　　　　治療
　　　　　　　　　　　　　復帰までの期間　＿＿＿日

2）現在も治療・薬・通院が続いているものはありますか？　　ある　・　ない
　※あるに○をつけた方はその患部の状態や治療などを詳しく記入してください．

3）現在テーピングやサポーターをしている箇所にすべて○をつけてください．
　1. 首　2. 肩　3. 肘　4. 手首　5. 指　6. 腰　7. もも　8. 膝　9. 足首　10. その他

4）現在，痛い箇所がある方は下に詳しく記入してください．
　部位：＿＿＿＿＿＿＿＿＿　いつから：＿＿＿＿＿前から
　詳細：＿＿＿＿＿＿＿＿＿

　部位：＿＿＿＿＿＿＿＿＿　いつから：＿＿＿＿＿前から
　詳細：＿＿＿＿＿＿＿＿＿

　部位：＿＿＿＿＿＿＿＿＿　いつから：＿＿＿＿＿前から
　詳細：＿＿＿＿＿＿＿＿＿

ご協力ありがとうございました．

表 2. メディカルチェックリスト頚部

- 理学所見
  - 自発痛
  - 圧痛：棘突起・傍脊柱筋
  - 可動域：屈伸・回旋
  - 神経学的所見：しびれ・脱力(MMT)
  - テスト：Jackson テスト・Spurling テスト
- 画像所見(頚椎単純 X 線側面像)
  - アライメント
  - 脊柱管前後径(C5)
  - 変性所見の有無
  - 椎間板腔狭小化の有無

頚部では可動域や神経症状の有無，頚椎 X 線(側面)での脊柱管前後径を評価している．

表 3. メディカルチェックリスト肘

- 理学所見
  - 自発痛：安静時・運動時・運動後
  - 圧痛：前：鉤状突起
    - 後：肘頭・小頭
    - 内：MCL・内上顆
    - 外：LCL・橈骨頭・外上顆
  - 可動域：屈曲・伸展
  - アライメント：Carrying angle
  - 内側：外反ストレス(不安定性)
    - Milking テスト(MCL)
  - 外側：PLRI テスト
  - 肘部管症候群：しびれ・Tinel 様徴候
  - 腱付着部症：Thomsen テスト・Middle finger テスト
- 画像所見：単純 X 線・CT・MRI

肘関節ではおもに関節可動域や不安定性を評価している．

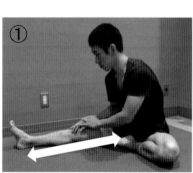 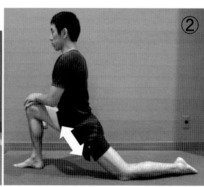 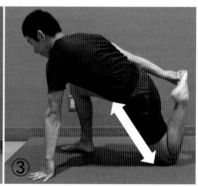

図 12. 股関節ストレッチ例
① 内転筋・ハムストリングスのストレッチ
② 腸腰筋のストレッチ
③ 大腿直筋のストレッチ

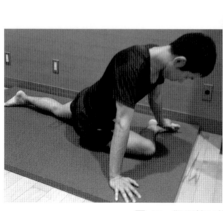 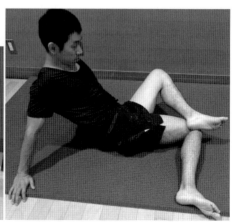

図 13. 股関節回旋筋群ストレッチ例

は，身体機能面では静的な立位姿勢から骨盤が過前傾，腰椎過伸展位となっていることが多い．そのため，動的場面で体幹の伸展・回旋に伴って，関節突起間部へのストレスがより増加しやすくなっていると推測される．その立位姿勢の背景には，腸腰筋・大腿直筋・大腿筋膜張筋の短縮，腹筋群・殿筋群・ハムストリングスの弱化など，様々な原因があり，それらを複合的に解消していくこ

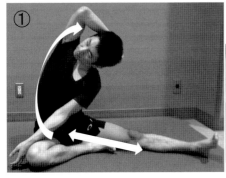
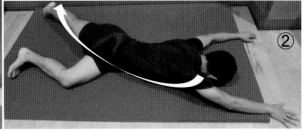

図 14. 下肢と胸郭のストレッチ例
① ハムストリングス＋側胸部のストレッチ：胸郭を伸展開大し，側屈する．
② 腹斜筋＋側胸部＋大腿外側のストレッチ：腰椎過伸展に注意する．

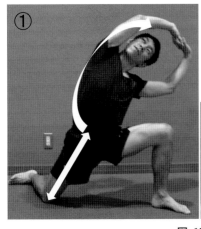
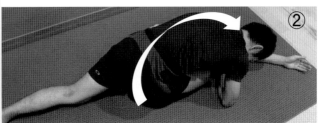

図 15. 下肢と胸郭のストレッチ例
① 腸腰筋＋大腿外則＋側胸部のストレッチ（フルアークストレッチ）
　胸郭の開大・回旋を意識する．
② 対側股関節外旋筋群＋広背筋のストレッチ（後斜系ストレッチ）
　股関節と肩関節両方の伸長感を得る．

とが望ましい．

また，現場の指導では，しばしば「腰を回せ．腰を切れ．」という声掛けが聞かれる．その選手が実際に腰を意識して動くかは別として，腰椎は関節面の構造上，屈曲・伸展の可動域に比して回旋の可動性は乏しい．つまり，回旋動作に占める腰部の割合を減少させ，隣接関節である胸椎や股関節での回旋を増やすことが必要となる．そのためには，胸椎・股関節の柔軟性獲得のみではなく，動作学習や筋力的側面からも考慮した股関節を中心とした動作パターンの獲得が必要である．

1．股関節周囲・腰椎・胸郭のストレッチ

当院では，まず柔軟性の獲得を重要視している．特に腰椎への伸展回旋ストレスを軽減するためには，股関節の伸展，回旋の可動性を高める必要がある．動的なストレッチングも有効ではあるが，可動性を獲得するためには静的ストレッチがより効果的であろう（図12，13）．

また，単関節のストレッチのみではなく，股関節と胸椎・胸郭を連動させながら複合的に伸長するストレッチが有用と考えられる（図14，15）．

2．股関節での回旋動作の獲得

効率的な股関節回旋動作を獲得するためには，第1に「hip hinge」と呼ばれる股関節・骨盤帯の屈曲動作を獲得することが求められる（図16）．この股関節のポジションを取るためには，股関節の柔軟性に加え，体幹の固定性向上，股関節周囲筋の筋力向上が求められる．腰椎分離症を呈する症例

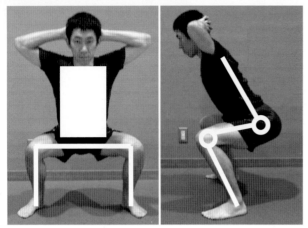

図 16. 理想的な股関節・骨盤帯の屈曲動作
下肢・体幹の左右対称性を維持したまま、腰椎の屈曲や過伸展を伴わずに股関節で屈曲することが重要である．

には一般的な腹筋運動や体幹固定性強化運動（いわゆるプランク）を苦手とする症例が多く，腰椎伸展位での動作となる場合が多く見受けられるため，動作指導の際には十分注意が必要である（図17, 18）．股関節周囲筋を強化していく際には自重でのスクワット動作の獲得を基本とし，さらに強化をはかる際にはブルガリアンスクワット（図19）や片脚グッドモーニング（図20）など，バリ

エーションを増やしていく．競技復帰段階では2人打ち込みなどを行い，実際の動作での負荷量増加をはかることで，パフォーマンス改善へとつなげる．

おわりに

成長期柔道選手の外傷・障害は先述したように多岐にわたる．外傷は一瞬の出来事であることが多いので，受傷を予防するのには困難な部分が存在する．しかし一方で，障害は我々医療側のアプローチにより予防できるものもある．オーバーユースのみに言及するのではなく，マルユースにも適切に介入するべきである．未来ある成長期の柔道選手が，外傷・障害によって途中で夢を諦めなくてもすむように，しっかりと向き合って，取り組んでいきたい．その1つの対策として，メディカルチェックを全国に浸透させていく必要があると考えている．現在は社会的な状況もあり，トップレベル選手にしかメディカルチェックは行われていない．しかし裾野を広げて対象疾患を早期発見し，継続して早期治療できるようなシステムを早急に構築していかなければならない．本稿が読者の日々の診療の一助になれば幸いである．

文　献

1) Pocecco E, et al：Injuries in judo：a systematic

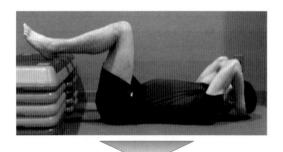

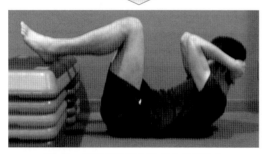

図 17. 腰椎過伸展を防ぐ体幹筋強化
腰椎が過伸展しないよう股関節を 90°以上屈曲しておくと良い．

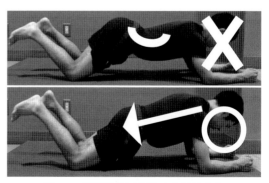

図 18. 腰椎過伸展を防ぐ体幹筋強化
腰椎は過伸展位にせず，フラットな状態で保持する．

literature review including suggestions for prevention. *Br J Sports Med*, **47**:1139-1143, 2013.
2) Kujala UM, et al:Acute injuries in soccer, ice hockey, volleyball, basketball, judo, and karate:analysis of national registry data. *BMJ*, **311**:1465-1468, 1995.
3) 宮崎誠司:柔道〜学校管理下における外傷発生調査から(正規体育授業と体育的部活動中の比較)〜. 平成23年度日本体育協会スポーツ医・科学研究報告Ⅱ日本におけるスポーツ外傷サーベイランスシステムの構築—第2報—, 日本体育協会, pp.59-62, 2011.
4) Yard EE, et al:Pediatric martial arts injuries presenting to Emergency Departments, United States 1990-2003. *J Sci Med Sport*, **10**:219-226, 2006.
　Summary 柔道の外傷について詳細にまとめられた文献
5) 紙谷 武:成長期柔道選手における肘関節検診. 日臨スポーツ医会誌, **19**(2):296-300, 2011.
6) 宮崎誠司ほか:柔道. アスレチックトレーナー専門家テキスト, 日本体育協会, pp.363-369, 1997.
7) 宮崎誠司:柔道:頭頸部外傷. 臨スポーツ医, **31**(5):450-455, 2014.
8) Kamitani T, et al:Catastrophic Head and Neck Injuries in Judo Players in Japan From 2003 to 2010. *Am J Sports Med*, **41**(8):1915-1921, 2013.

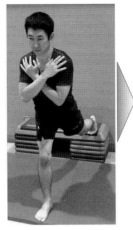 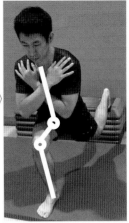

図 19. 負荷を上げた股関節周囲筋の強化
片脚になっても体幹の左右対称性を維持したまま, 腰椎の屈曲や過伸展を伴わずに股関節で屈曲する.

　Summary 柔道の重症頭頸部外傷の特徴について, 述べられている文献.
9) 米田 實:柔道の外傷・障害(疫学). 宗田 大ほか(編), 復帰をめざすスポーツ整形外科, pp.514-516, メジカルビュー社, 2011.
10) 宮崎誠司ほか:柔道選手における上肢の損傷と対策. 臨スポーツ医, **19**:241-244, 2002.
11) 紙谷 武ほか:柔道の後方受身挙動実験—初心者における問題点—. 日臨スポーツ医会, **22**(2):325-330, 2014.
12) 宮崎誠司:男子柔道選手の脊椎損傷. 骨・関節・靱帯, **13**(3):247-251, 2000.

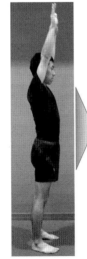 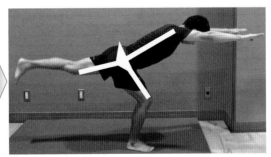

図 20. 負荷を上げた股関節周囲筋の強化
軸脚の股関節を軸として, 骨盤の回旋・左右動揺, 腰椎過伸展を伴わずに上半身を前方に倒し, 刈り足を伸展させる.

13) Morrey BF：Anatomy of the elbow joint. The Elbow and Its Disorders. pp. 23-24, WB Saunders, 2000.
14) 田嶋　光：外傷性肘関節脱臼の治療．関節外科，**30**(8)：980-987，2011.
15) 紙谷　武ほか：柔道における肘関節外傷・障害．臨スポーツ医，**29**(臨時増刊)：334-341，2012.
16) 紙谷　武ほか：柔道．金岡恒治ほか(編)，ジュニアアスリートをサポートするスポーツ医科学ガイドブック，pp. 258-271，メジカルビュー社，2015.
17) Sakai T, Sairyo K：Lumbar spinal disorders in patients with athetoid cerebral palsy：aclinical and biome- chanical study. *Spine*(*Phila Pa 1976*), **31**：E66-E70, 2006.
18) 紙谷　武ほか：第 8 回柔道におけるメディカルチェック．臨スポーツ医，**33**(8)：796-800，2016.
19) Kuroki T, et al：Lumbar disorders of judo players. *Jpn J Orthop Sports Med*, **14**：387-390, 1994.(in Japanese)
20) Sakai T：Incidence and etiology of lumbar spondylolysis：review of the literature. *J Orthop Sci*, **15**：281-288, 2010

特集／成長期のスポーツ外傷・障害とリハビリテーション医療・医学

Ⅲ．成長期のスポーツ種目別外傷・障害の特徴とリハビリテーション医療・医学

体操

奥脇　透*

Abstract　成長期の体操選手のメディカルチェックや外来診療では，他の競技と同様に，骨端線部の障害に注意が必要である．他の競技と異なる点としては，様々な種目で荷重関節となる上肢の障害を見逃さないことである．そのためには各関節の動きや痛み（動作時痛，圧痛など）の有無をチェックすべきである．特に橈骨・尺骨の遠位部や上腕骨小頭部には注意していく必要がある．また跳躍動作が多いので，下肢の骨端線損傷や骨端症のチェックも重要であり，さらに上肢と下肢をつなぐ体幹部，特に腰部は屈伸に回旋ストレスが加わりやすいので，腰椎分離症や終板障害にも注意しなければならない．まず体操の競技特性を理解し，次に生じやすい主なスポーツ外傷・障害を知り，それから診断・治療を通じてリハビリテーション（以下，リハ）を行っていく必要がある．リハでは，骨端部に負荷をかけすぎないように，機能評価を行いながら段階的に進めていくことがポイントである．

Key words　上肢の骨端症（apophyseopathy of arm），腰椎分離症（lumbar spondylolysis），下肢の骨端症（apophyseopathy of lower extremity）

体操には，体操競技（以下，体操）のほか，新体操およびトランポリンなどがある．ここでは体操について，競技特性および代表的なスポーツ外傷・障害を挙げ，外来診療やリハビリテーションのポイント（以下，リハ）について述べる．

体操の競技特性

体操は，走る，跳ぶ，跳ねるといった下肢を使った動作に，つかむ，ぶら下がる，支えるといった上肢に荷重する動作が加わり，さらに体幹を含めて曲げる，反る，回る，ひねるといった全身運動を行うことが特徴である．他の競技に比べて上肢の負担が大きいことは理解しやすい（**図1**）．

ジュニア体操選手の外傷・障害

中高生の体操部活動中の外傷発生件数は他競技に比べて多くはないが，発生率でみるとラグビー，柔道，バスケットボールに次いで4番目に多く，部位では足関節，頭頸部そして足・趾の順に多かった[1]．

一方，トップレベルの体操選手では，男子の15歳以下では，手関節や肘関節の外傷・障害が多かった[2)3)]．手関節では，前腕遠位部の骨端線部の障害が，また肘関節では，上腕骨小頭の離断性骨軟骨炎が特徴的であった．

女子の15歳以下では足・趾の外傷・障害が最も多く，次いで肘関節，腰部の順であった[2)3)]．足・趾では，踵骨部の骨端症（Sever病）や中足骨の疲労骨折が代表的であった．また腰椎分離症は15歳以下での割合が高かった．

ジュニア選手では，一部の難度の高い技は禁止されているものの，シニア選手と同様の種目を行っているため，男子では，ゆか・あん馬・つり輪・跳馬・平行棒・鉄棒の6種目すべてで，上肢で体重を支える（荷重する）技が多いことから，上

---

* Toru OKUWAKI，〒 115-0056　東京都北区西が丘 3-15-1　国立スポーツ科学センター，スポーツメディカルセンター長・主任研究員

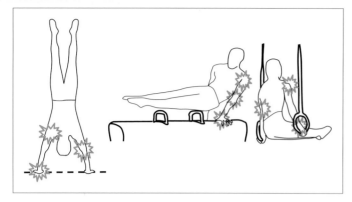

図 1.
体操の競技特性から推測される上肢への負担
左：ゆか(跳馬, 鉄棒, 平行棒, 段違い平行棒, 平均台)での着手動作
中：あん馬での支持(荷重)動作
右：つり輪での支持(荷重)動作

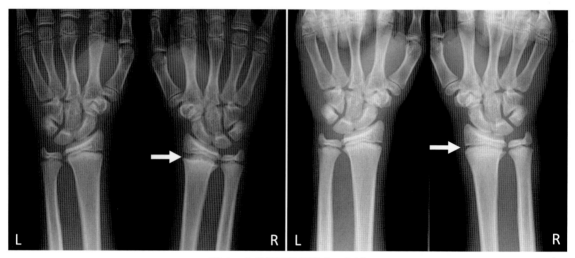

図 2. 右手関節背側部痛の症例 a|b
症例 1：13 歳, 男子. 主訴：半年前からの手を着く動作時の痛み.
a：初診時の両手正面の X 線像. 右橈骨遠位端の骨端線が開大している(矢印).
b：治療後半年での X 線像. 骨端線の開大はなくなっている(矢印).

肢の外傷・障害が生じやすい(図1). また女子では, 跳躍したり, 体を反らしたりする動作が中心になるため, 下肢や体幹(特に腰部)の外傷・障害が多いことも理解しやすい.

このように骨端線閉鎖前の選手では, 外傷では捻挫として見逃されやすい骨端部の軟骨損傷(裂離損傷)が, また障害では成長期特有の骨端症が, メディカルチェックや外来診療のポイントとなる.

上肢の症例

1. 手関節背側部痛

症例 1：13 歳, 男子. 半年前から, ゆかや跳馬の右手を着く動作時に痛みを感じ, 最近悪化してきたため, 当センターを受診した.

初診時, 右手関節の背側に圧痛があり, 同部に背屈時痛と軽度の背屈制限がみられた. 初診時の X 線像では, 右の橈骨遠位端の骨端線が左に比べて開大していた(図 2-a). 橈骨遠位端部の骨端症と診断し, 背屈動作を制限した.

リハは, 動作(機能)の改善を確認しながら, 段階的に進めていくことである. 上肢の障害では, 可動域の改善はもちろんであるが, 支持(荷重)動作を段階的にみていくことである. 手関節に関しては, 合掌動作, 壁押し動作, 膝着き腕立て, 腕立て, そして倒立動作が, それぞれ痛みなく行えることをチェックしていく.

この症例では, 4か月の時点ですべての競技動作が可能となり, 復帰を許可した. 6か月後の X 線像でも骨端線部に左右差がなくなっていた(図 2-b).

橈骨遠位部の骨端症の原因としては, 同部への過度の軸圧や回旋ストレスが繰り返されることが

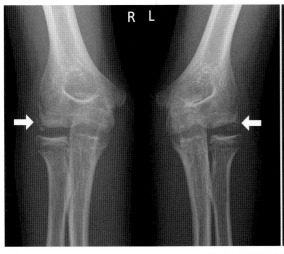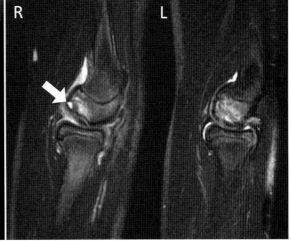

図 3. 両肘関節外側部痛の症例
症例 2：12 歳，男子．主訴：1 年前からの左肘痛と 1 週間前からの右肘痛．
a：X 線上腕骨小頭撮影像．両側とも骨端部に分離部を認める(矢印)．
b：MRI(STIR 矢状断像)．右肘の分離部内に高信号域を認める(矢印)．

考えられる．これが尺側に偏ると尺骨で同様の骨端症が生じる．一方で，受け皿である手根骨にも疲労骨折をきたすこともあるため，メディカルチェックの際には，必ず圧痛や動作時痛を確認したい部位である．

なお骨端症に関しては，発症から初診までの経過期間が長いほど，保存療法に時間がかかる傾向にある．逆に，発症から 1 か月以内に受診した症例では，1 か月程度で復帰できることが多い．骨端症への対応としては，早期に気付いて受診するよう，指導者や保護者を含めた啓発が最も重要である．

2．肘関節の障害

症例 2：12 歳，男子．1 年前から左肘関節外側後方の痛みが出現し，3 か月休んで再開したが，軽度の痛みは続いていた．1 週間前に他人と接触し，右肘を強打したあとから伸展できなくなり受診した．肘の単純 X 線正面像(上腕骨小頭撮影)では，両側とも上腕骨小頭の離断性骨軟骨炎で進行期(離断像)を示した(図 3-a)．また MRI の矢状断面像では，右肘では分離部に不安定性が疑われる(図 3-b)．その後のリハで，左肘の症状は消失したが，右肘は骨軟骨片が遊離してきたため，手術適応となった．

上腕骨小頭の離断性骨軟骨炎は，進行期であっても，保存療法で治癒する場合がある．ただし，この症例のように遊離体となってしまう例や，X 線上で治癒を確認するまで 1 年近くかかる例もあり，指導者や保護者の理解を得て治療を進めていく必要がある．超音波検査もチェックやフィードバックに有用である．

この他にも，肘頭部や上腕骨内側上顆部の骨端症あるいは骨端軟骨部の裂離骨折があり，肩甲帯部(上腕骨近位骨端部，肩甲骨の関節窩部および肩峰部など)を含めて，上肢の成長期スポーツ外傷・障害への理解が重要である[4]．

体幹部の症例

1．腰部伸展時痛

症例 3：15 歳，女子．3 日前のゆかの練習中，2 回ひねりでの着地の際に右側屈を強制され，腰痛が出現した．初診時に右腰痛を訴え，体幹前屈は問題なく(FFD＝0 cm)，Kemp 徴候は右で陽性であった．X 線像では異常所見がなかったが，MRI(STIR)にて右第 5 腰椎(L5)の椎弓根部に高信号域を認めた(図 4-a，b)．コルセット装着し，体幹固定力の強化を中心にリハを行った．4 週後には伸展時痛は消失し(Kemp 徴候も陰性)，MRI でも改善を認めたため(図 4-c)，復帰を許可した．

リハのポイントは，腰椎の伸展や回旋を助長する，下肢の筋(特に大腿直筋)のタイトネスと股関節の回旋可動域，さらには胸椎から肩甲帯にかけ

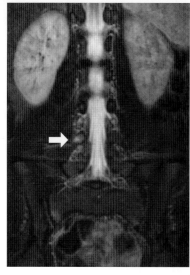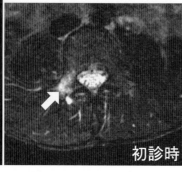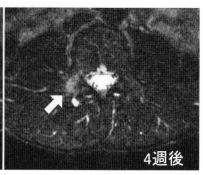

図 4．腰部伸展時痛の症例　　　　　　　　　　　　　　　　　　　　　a｜b｜c
症例3：15歳，女子．主訴：3日前のゆかの着地時に出現した右腰痛．
a，b：初診時のMRI(STIR冠状断とL5横断像)ではL5椎弓根部に高信号域を認める(矢印)．
c：4週後の同部横断像．高信号域の改善を認める(矢印)．

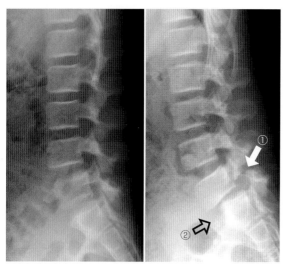

図 5．腰部伸展時痛の症例　　　a｜b
症例4：13歳，女子．主訴：1週間前から腰痛．
a：初診時の腰椎側面X線像．この時点では明らかな分離はなし．隅角は残存．
b：4か月後の同像．L5の分離(矢印①)と第1仙椎の前方隅角解離によるすべり(矢印②)あり．

ての回旋可動域の改善を第一とした．そのうえで体幹(特に腰部)の固定性強化を，コルセットの意味を含めて徹底することである[4]．注意したいのは，いわゆるドローイン動作が臥位でできていても，立位になると，あるいは動きの中で固定力が発揮できていない例である．基本的な動作(例えば片脚スクワットジャンプ)時に，腰痛の再現がないことなどを確認してから，専門動作に移るべきである．

2．腰部伸展時痛から前屈時殿部痛の合併

症例4：13歳，女子．1週間前に平均台での左足着時に左腰痛が出現した．初診時，Kemp徴候は右で陽性であった．X線像では異常所見は認めなかったものの(図5-a)，MRIにて両側L4と左L5の椎弓根部に高信号域を認めた．隅角(椎体縁の輪状骨端部)は残存している．腰椎分離症初期としてコルセット装着とリハを勧めたが，その後来院しなかった．4か月後に伸展時の腰痛に加え，前屈時に右の殿部痛が出現したため再受診した．X線像では，明らかなL5の分離とS1前方の隅角解離(終板障害)によるすべりが確認された(図5-b)．硬性コルセットの装着とリハを半年間行い，すべりの進行は抑えられているものの競技復帰はしていない．

この症例のポイントは，明らかに治療への理解が得られず，分離症から分離すべり症に進行してしまったことである．隅角が残っている間は，すべりの合併リスクが高いことを強調し，リハを強く勧めるよう指導者や保護者を説得していくべきである．

このほかにジュニア選手の脊柱の障害は，後方の終板障害(ヘルニアとの鑑別)，高位(L1～3)の

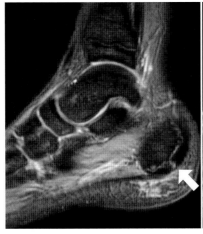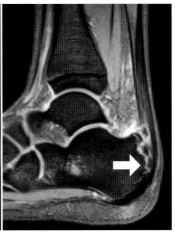

図 6. 踵部痛の症例
a：症例5：14歳，女子．主訴：10日前の跳馬時からの右踵部痛．
MRI（T2*矢状断像）では足底腱膜側の骨端線部に損傷がみられる（矢印）．
b：症例6：14歳，女子．主訴：1か月前からの左踵部痛
MRI（同上）ではアキレス腱側の骨端線部に損傷がみられる（矢印）．

分離症それに側弯症などを注意すべきである．

下肢の症例

1．踵部痛

症例5：14歳，女子．10日前の跳馬時から右の踵部痛が出現し，徐々に歩行時痛も感じるようになり受診した．圧痛は足底腱膜の付着部よりやや近位にあり，MRIでは同部の骨端線に亀裂と周囲の炎症所見がみられた（図6-a）．

骨端線損傷として，着地動作を禁止し，徐々に荷重動作を再開した．下腿以下の外傷・障害からの復帰には，ヒールレイズの確認が重要なポイントとなる．まずは座位でのヒールレイズから始め，痛みなくできるようになったら次は立位両足でのヒールレイズ，さらに片足でのヒールレイズがスムースに繰り返しできることを確認できたら，ランニング動作を再開する．この症例は10週で競技を再開し，14週で大会に復帰した．

症例6：14歳，女子．1か月前に左踵部の痛みに気付いたが，そのまま練習を続けていた．痛みが引かないため受診した．軽度の腫れと圧痛が左アキレス腱付着部にあり，MRIではアキレス腱付着部骨端線部に異常所見を認めた（図6-b）．踵高のヒールカップ装着し，前述の段階的リハを行い，4週で競技を再開した．

その他に足部の外傷・障害には，中足骨骨折，中足骨や舟状骨の疲労骨折などが挙げられる．

2．骨盤部周辺の痛み

症例7：16歳，女子．1年前から右片足でふんばると股関節の外側部に痛みを感じていた．受診時には右大転子部に明らかな圧痛を認めた．単純X線像にて，右大転子部の骨端線が残存していた（図7-a）．MRIでは同部に明らかな炎症所見を認めたため，大転子部の骨端症と診断した．荷重系トレーニングを制限し，復帰には4か月を要した．

症例8：16歳，女子．3か月前からハムストリングスのストレッチ時に右殿部痛を感じていた．受診時には，右殿部に明らかな圧痛やストレッチ痛があった．単純X線像では，右坐骨結節部に不整像を認めた（図7-b）．右坐骨結節部の骨端症と診断し，保存療法を行った．

骨盤部の骨端症は，10代後半に起こることが多く，これは骨端線閉鎖時期が，踵や膝に比べて遅いこと，それに身体の成熟による体重増加と，繰

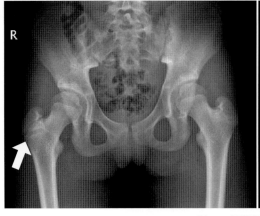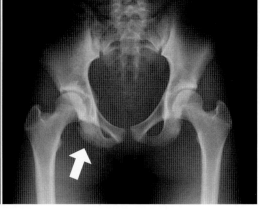

図 7. 股関節周辺の痛み　　　　　　　　　　　　　a｜b
a：症例 7：16 歳，女子．1 年前からの右大転子部痛．
　股関節正面 X 線像では右大転子の骨端線が残存している(矢印)．
b：症例 8：16 歳，女子．3 か月前からの右坐骨結節部痛．
　股関節正面 X 線像では坐骨結節部に不整像あり(矢印)．

り返される大きな動きによる負荷によって生じてくるものと思われる．このため，リハでは，それぞれに付着する主動筋(1 例目は中殿筋，2 例目はハムストリングス)に強い負荷(特に遠心性収縮)がかからないように注意しながら，段階的に行う必要がある．

骨盤部の骨端線損傷や骨端症は，このほかにも，上前腸骨棘，下前腸骨棘，および腸骨稜などで生じる．

さらに膝関節周囲でも，オスグッド病や膝蓋骨下端の骨端症(Sinding-Larsen-Johansson 病)などが有名であり，膝伸展機構の主動筋である大腿四頭筋のタイトネスや遠心性収縮に注意しながらリハを行っていくべきである[4]．

ところで，体操では女子の主力選手は 10 代が中心であり，低年齢化が進んでいる．その反面，過度の運動により消費カロリーが増加し，それに食事制限が加わると低栄養状態となり，無月経や骨粗鬆症を引き起こしやすくなる．この低栄養状態(摂食障害)，月経異常，骨粗鬆症は，女性アスリートの三徴候といわれている[4)5)]．これらに対しては，十分な食事の摂取，練習量の軽減，精神的ストレスの軽減により回避することが可能であり，ジュニア選手でも指導者や保護者と協力して対応していく必要がある．

文　献

1) 奥脇　透：学校管理下におけるスポーツ外傷発生調査．平成 24 年度日本体育協会スポーツ医・科学研究報告Ⅰ．日本におけるスポーツ外傷サーベイランスシステムの構築─第 3 報─．日本体育協会，pp.3-33，2013．

2) 奥脇　透：体操におけるメディカルチェック．臨スポーツ医，33：392-397，2016．
　Summary 体操では他の競技に比べて，上肢や体幹(特に腰部)の障害が起こりやすいことが特徴的である．

3) 奥脇　透：体操競技における小児の育成．臨スポーツ医，34：1072-1077，2017．
　Summary ジュニア体操選手のスポーツ外傷・障害の実態を，「スポーツ安全保険」と「災害共済給付制度」で示した．

4) 瀬尾理利子ほか：体操競技．渡會公治ほか(編)，種目別にみるスポーツ外傷・障害とリハビリテーション．医歯薬出版，83-89，2014．
　Summary 体操選手の肩甲帯，体幹部のリハを解説し，女性アスリートの三徴候についても紹介している．

5) Grooms AM：The female athlete triad. *J Fla Med Assoc*, 83：479-481, 1996.

特集／成長期のスポーツ外傷・障害とリハビリテーション医療・医学

Ⅲ．成長期のスポーツ種目別外傷・障害の特徴とリハビリテーション医療・医学

水泳

元島清香[*1]　金岡恒治[*2]　三富陽輔[*3]
杉山隆廣[*4]　廣澤　暁[*5]

Abstract　ジュニアトップ選手に対して日本水泳連盟主催の合宿で行っているメディカルチェックの項目を紹介する．身体形態，体力，柔軟性（12項目）について計測を行うが，評価については他選手との比較よりも各選手の経時的変化に重点を置いて行う．
　競泳選手では慢性障害の発生頻度が高く，肩関節障害，腰部障害，膝関節障害が多いことが本邦の実態調査から明らかになっている．肩関節障害では肩甲帯の運動や肩板機能について，腰部障害は屈曲型腰痛・伸展型腰痛に分類して，膝関節障害は平泳ぎによって惹起される内側側副靱帯損傷や鵞足炎について，初期評価および行うべきリハビリテーション方法を解説する．

Key words　水泳（aquatics/swimming），メディカルチェック（medical check），ジュニア選手（junior athlete）

ジュニア選手のメディカルチェック

　水泳競技には競泳・アーティスティックスイミング（シンクロナイズドスイミング）・飛込・水球・オープンウォータースイミング・日本泳法が含まれるが，本稿では競技者数の多い競泳を中心に述べる．2011年には（公財）日本水泳連盟（以下，日本水泳連盟）の競技登録者数は約22万人となり，その中でもジュニア選手（高校生以下）は約16万人と全体の70％を占めている．ジュニアのトップ選手は日本水泳連盟が主催する各種合宿に参加し，競技力向上のためのトレーニングを実施している．さらに競技力向上とともに障害を予防するために，メディカルチェックや身体評価，講習会，陸上トレーニング指導を行い障害予防の普及に努めている．その際に行っているメディカルチェック項目の計測方法と注意点および，その評価について解説する．

1．形態・体力

　形態について身長・体重・体組成，体力として握力・垂直飛び・スクワットジャンプ・上体起こしを測定する．

2．柔軟性

1）肩回旋幅 [cm]（図1-a）

　測定の目的：肩関節および肩甲帯の総合的な柔軟性の評価．

　測定時の注意点：両側が同時に前方から頭上を越えて後方に測定棒を移動できた両手の距離を測定．

[*1] Sayaka MOTOJIMA，〒175-0082　東京都板橋区高島平1-73-1　高島平中央総合病院，整形外科部長／（公財）日本水泳連盟，医事委員
[*2] Koji KANEOKA，早稲田大学スポーツ科学学術院，教授／（公財）日本水泳連盟，医事委員長
[*3] Yosuke MITOMI，（独）日本スポーツ振興センター／（公財）日本水泳連盟，医事委員
[*4] Takahiro SUGIYAMA，高島平中央総合病院リハビリテーション科，技師長
[*5] Akira HIROSAWA，同病院同科

2）中指間距離（右上・左上）［cm］（図1-b）

測定の目的：左右の肩関節および肩甲帯の総合的な柔軟性の評価.

測定時の注意点：両側の中指間の距離を測定し，重なる場合はプラス「＋」，重ならない場合はマイナス「－」表記とする．

3）肘過伸展角度（右・左）［cm］（図1-c）

測定の目的：関節弛緩性の評価．

測定時の注意点：伸展15°以上あるかを測定．

4）肩内旋角度（右・左）［°］（図1-d）

測定の目的：肩関節可動域の左右差および経時的な評価．

測定時の注意点：肩甲骨を固定し，肩関節90°外転位にて測定．

5）肩外旋角度（右・左）［°］（図1-e）

測定の目的：肩関節可動域の左右差および経時的な評価．

測定時の注意点：肩甲骨を固定し，肩関節90°外転位にて測定．

6）Heel floor distance（HFD）（右・左）［cm］（図1-f）

測定の目的：膝関節弛緩性の評価．

測定時の注意点：背臥位で大腿部と足部を把持し，足部を持ち上げたときの踵部から床への距離を測定．

7）Toe floor distance（TFD）他動（右・左）［cm］（図1-g）

測定の目的：足部および足関節の総合的な柔軟性の測定．

測定時の注意点：第2中足骨頭から床への距離を測定．

8）足背屈角度：膝伸展位（右・左）［°］（図1-h）

測定の目的：下腿三頭筋の柔軟性の測定．

測定時の注意点：膝伸展位で腓骨から第5中足骨の角度を測定．

9）足背屈角度：膝屈曲位（右・左）［°］（図1-i）

測定の目的：関節弛緩性の評価．

測定時の注意点：立位で腓骨から第5中足骨の角度を測定．

10）Straight leg raising（SLR）（右・左）［°］（図1-j）

測定の目的：ハムストリングスの柔軟性の測定．

測定時の注意点：骨盤の傾斜や，対側の股関節や膝関節に屈曲の代償がでないように測定．

11）股関節内旋角度（右・左）［°］（図1-k）

測定の目的：股関節外旋筋の柔軟性の測定．

測定時の注意点：骨盤の傾斜がでないように測定．

12）踵殿部間距離（右・左）［cm］（図1-l）

測定の目的：大腿四頭筋の柔軟性の測定．

測定時の注意点：腹臥位で踵部から殿部の最膨隆部の直線距離を測定．

3．評価・フィードバック

選手個別の測定結果については可能な限り早急（できれば当日）に，A4用紙1枚にまとめて通知するようにしている．今までの測定結果から測定項目ごとの平均値が算出されているが，平均値との比較よりも各個人の経時的変化を捉えることに重点を置いているため，選手個人への報告書には平均値を記載していない．担当コーチに対しては平均値を掲載して結果通知を行っているが，そのデータに固執することなく選手個別に特性があることを理解してもらえるように指導を行う．

リハビリテーションの実践

競泳選手には慢性障害の発生頻度が多く本邦のトップレベルの選手における実態調査では，過去にトレーニング継続困難なレベルでの障害既往を有した選手59％のなかで，最も既往歴の高い部位は腰29.1％，肩21.9％，膝21.1％と報告されている[1]．よって，腰，肩，膝のリハビリテーション（以下，リハ）開始時のチェックポイントおよび初期対応について述べる．

1．肩関節障害

本邦では競泳選手における障害は腰部障害が多い[2]といわれているが，欧米では肩関節障害はスイマーズショルダーと呼ばれ最も頻度の多い障害[3)4)]とされる．腰部障害が多い本邦では，2008年

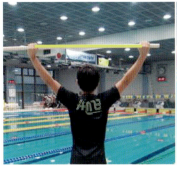
a．肩回旋幅

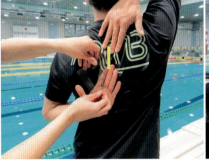
b．中指間距離

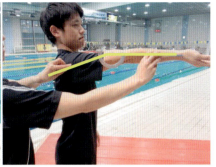
c．肘過伸展角度

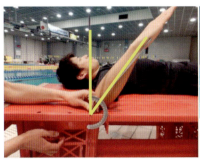
d．肩内旋角度

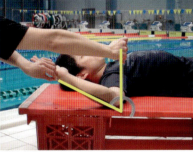
e．肩外旋角度

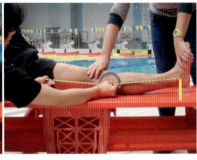
f．Heel floor distance（HFD）

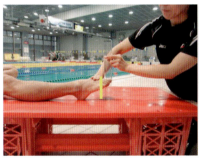
g．Toe floor distance（TFD）

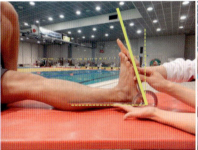
h．足背屈角度（膝伸展位）

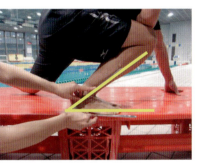
i．足背屈角度（膝屈曲位）

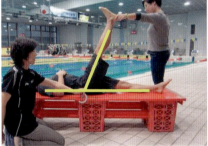
j．SLR

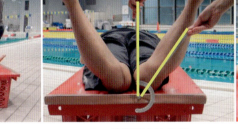
k．股関節内旋角度

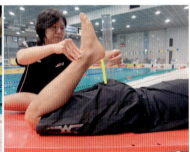
l．踵殿部間距離

図 1．メディカルチェックの計測方法

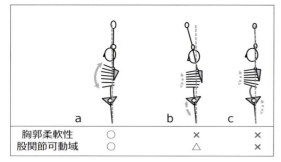

図 2. ストリームラインの姿勢評価

から日本水泳連盟医事委員会と国立スポーツ科学センターの協力のもと，腰部障害予防プロジェクトが導入され，これまでに一定の効果を得たと報告されている[3]．一方で，競泳選手における肩関節障害の予防やリハは確立されていないのが現状である．特に成長期においては他部位と比較しても肩関節障害の発生頻度は高い[4]とされ，より予防プログラムの普及や的確なリハの提供が重要であると考える．

競泳選手の肩関節障害のなかで最も頻度の高いスイマーズショルダーは，インピンジメント症候群や腱板損傷として捉えられており，その多くは肩峰下で腱板が衝突することで発生する腱板損傷・棘上筋腱炎・肩峰下滑液包炎である．背景には様々な要因が挙げられているが成長期における原因としては，姿勢とアライメント，肩甲帯の運動，腱板の機能低下が代表的である．

1）姿勢とアライメント

競泳選手における基本姿勢はストリームライン（以下，SL）といわれる「けのび」の姿勢であり，これらの姿勢の評価は有効な評価項目である（図 2）．肩関節障害のリスクの少ないSLは胸郭の柔軟性が確保され，股関節の伸展可動域の制限がなく，直線的な姿勢である（図 2-a）．胸郭の柔軟性が低下すると肩関節の屈曲制限や過屈曲を生じ（図 2-b），肩関節障害の発生リスクが高くなることが推察できる．加えて，股関節の伸展制限も伴うことで肩関節のみならず腰部障害の発生リスクが高くなる（図 2-c）ため，胸郭と股関節の柔軟性向上のためのストレッチングが重要である（図 3）．また，日本代表選手では胸椎を中心とした体幹回旋や胸郭の可動性の獲得が高い競技力の一要因とされている[5]ため，競技パフォーマンスの観点からも胸郭の柔軟性は重要である．

2）肩甲帯の運動

肩甲帯の位置異常や異常運動は，腱板の機能低下や上腕骨頭の位置偏位を起こしやすくするため，肩甲帯の可動域および安定性の獲得は重要である．可動域の獲得には胸椎運動も関係し，後弯位が増強すると肩甲骨の運動を制限する[1]ことから，胸椎の伸展の獲得が重要である（図 4）．また，

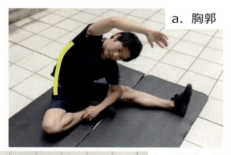

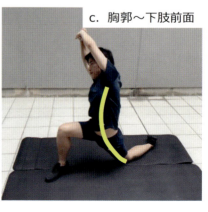

図 3. 胸郭と股関節の可動域獲得のためのストレッチング

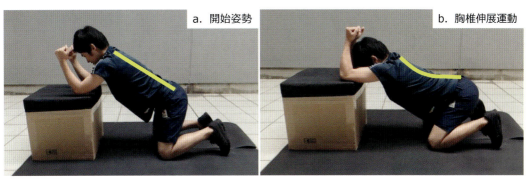

図 4. 胸椎可動域獲得のためのエクササイズ
a の開始姿勢から股関節を屈曲し，b のように胸椎の伸展を促す．

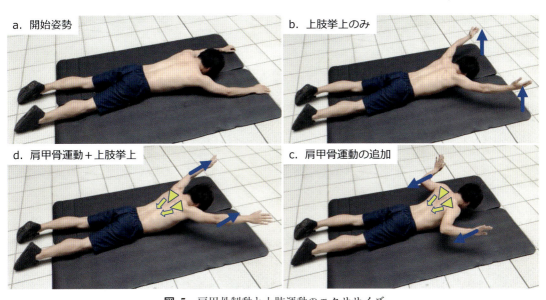

図 5. 肩甲骨制動と上肢運動のエクササイズ
a の開始姿勢から，b のように僧帽筋下部線維を意識しながら上肢の挙上を行う．
c では胸椎伸展と肩甲骨内転・下制を肩関節内転と同時に行い，次に d のように肩甲骨の位置を保持しながら肩関節のみ外転し挙上位に戻ると，胸椎伸展を促しながら上肢の運動が可能となる．

肩甲骨の前傾を伴う位置異常は関節窩の位置を偏位させ，肩峰下腔の空間を減少し，インピンジメント症候群や腱板損傷を誘発するリスクが高くなるため，肩甲骨の位置を制動しながら上肢の運動を可能にすることが重要である（図 5）．

3）腱板の機能低下

水泳選手は他競技の選手と比較して肩甲上腕関節の弛緩性が高い[6]とされ，腱板はその弛緩性や不安定性を調整する重要な機能を有する．腱板の機能低下は上腕骨頭の関節窩に対する求心位での保持が困難となり，肩甲上腕関節の安定性が欠如し，インピンジメントを生じる大きな原因の1つとなる．したがって，腱板機能を向上させることが必要であり，正確な腱板のエクササイズ（図 6）とともに，肩甲帯をコントロールしながら行う腱板機能の向上を目的としたエクササイズ（図 7）は，障害予防やリハにおいて重要である．

2．腰部障害

腰部障害を機能的に評価するためには，痛みが誘発される動作が前屈か後屈かを調べることが重要となる[7]．腰痛性疾患は椎間板障害・椎間板ヘルニアなどの前屈動作によって症状が増強する屈曲型腰痛と，腰椎分離症などの腰椎後方要素が障害され後屈動作で腰痛が出現する伸展型腰痛に大別される[8]．水泳動作のなかで椎間板変性をもたらす可能性のある動作としては，キック動作や

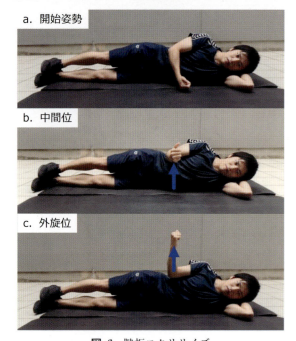

図 6. 腱板エクササイズ
a の開始姿勢から肩甲骨の運動を伴わず, b や c まで外旋運動を行う.
強度を上げたい場合にはペットボトルや重錘を把持して行うことで, チューブとは異なり常に一定の負荷を加えることが可能となる.

ターン動作がある[9].

臨床現場においては, キック動作の際に股関節伸展制限を腰椎伸展で代償する症例や, ターンを想定した前屈動作の際に, 股関節屈曲制限を腰椎屈曲で代償する症例を多く経験する. これはMacNab が提唱する hip-spine syndrome という概念によって説明される, 腰椎と股関節の相互依存状態であると考える[10]. また金岡は, 体幹深部筋が stabilizer として十分に機能しない場合, 体幹浅層筋群の過活動が繰り返されることにより筋・筋膜性腰痛や筋付着部障害が生じると述べており, このような病態を stabilizer 機能不全症候群と提唱している[11]. 股関節に可動域制限を呈する症例では, 腰椎による代償動作が生じるため, 腰椎のアライメント不良をきたすと予想される. そのため, 体幹深部筋の十分な活動が得られず, その結果として二次的な stabilizer 機能不全症候群を生じる可能性がある. したがって, 腰部障害を呈する症例に対して治療介入を行う際には, 体幹深部筋による stabilizer 機能だけに着目するの

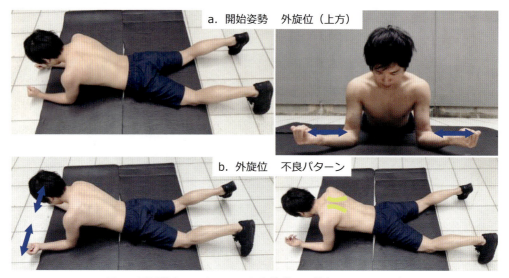

図 7. 肩甲帯をコントロールした状態での腱板エクササイズ
a の開始姿勢では, 腹臥位から肩関節 90°とし, 肘をつき, 肩甲骨内外転中間位を保持する. 上腕骨には軸圧がかかる状態となるが, 肩甲帯を保持したまま肩関節の内外旋を行う. チューブを両手に把持するとより高い強度で行うことができる. また, 実施の際に不良パターンのように肩甲骨内側縁が浮き上がることが起こるため留意が必要である.

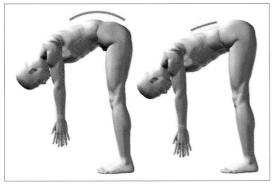

a｜b　　図 8. 前屈動作
a：腰椎の相対的屈曲可動域が増大した前屈動作不良例
b：股関節の相対的屈曲可動域が増大した前屈動作良好例

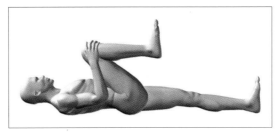

図 9. 股関節後方組織のストレッチ

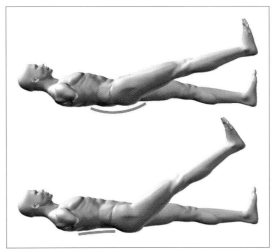

a｜b　　図 10. SLR
a：SLR 不良例：腰椎の相対的屈曲可動域が増大した SLR 不良例
b：SLR 良好例：股関節の相対的屈曲可動域が増大した SLR 良好例

ではなく，股関節の可動域制限と腰椎アライメントの関係性を念頭に置き，両者の相対的可動域を考慮した評価を行う必要がある．

1）屈曲型腰痛

股関節屈曲可動域制限による腰椎屈曲代償と，股関節屈曲筋力低下による腰椎屈曲代償を分類する必要がある．そのため，前屈動作や SLR により可動域制限を，股関節屈曲 MMT やスクワット動作により筋力低下を評価し，腰椎と股関節の相対的屈曲可動域を詳細に把握することが重要である．

a）前屈動作：腰椎屈曲と股関節屈曲のどちらが主動作であるかを評価する．屈曲型腰痛患者では，腰椎屈曲が主動作となっている場合が多く，前屈動作の開始と同時に腰椎屈曲運動が生じ，続いて股関節屈曲運動が生じる（図 8）．この場合股関節と比較して腰椎の相対的屈曲可動域が増大しており，股関節屈曲可動域制限が疑われる．したがって，股関節後方組織のストレッチによる股関節屈曲可動域改善が必要となる（図 9）．

b）SLR 評価：下肢への放散痛や神経症状の評価のほかに，股関節屈曲に伴う骨盤後傾代償を評価する（図 10）．屈曲型腰痛患者では，股関節屈曲 30°以下で筋による抵抗感とともに骨盤後傾を生じることが多く，ハムストリングスの短縮もしくは過緊張による股関節屈曲可動域制限が疑われる．したがって，ハムストリングスのストレッチによる股関節屈曲可動域改善が必要となる（図 11）．その際，骨盤前傾位を保った良肢位にて行うことが重要である．

c）股関節屈曲 MMT：動作開始時の腰椎屈曲代償を評価する．屈曲型腰痛患者では，股関節屈曲筋力低下により腰椎屈曲代償が生じ，股関節に対する腰椎の相対的屈曲可動域が増大する（図 12）．したがって，腰椎固定作用と股関節屈曲作用を持つ大腰筋の筋力強化が必要となる．

d）スクワット動作：動作開始時の骨盤傾斜と下腿傾斜を評価する（図 13）．

屈曲型腰痛患者では，動作開始時に骨盤後傾と下腿前方傾斜が生じることが多い．骨盤後傾と下腿前方傾斜によりハムストリングスは短縮位となり，大腿四頭筋優位なスクワット動作となる．また骨盤後傾により，腰椎に対する股関節の相対的屈曲可動域は減少する．したがって，骨盤前傾位，下腿垂直位でのスクワット動作によりハムストリングスの遠心性収縮を獲得する必要がある．

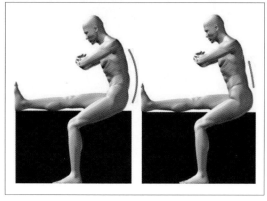

図 11. ハムストリングスのストレッチ　a|b
a：腰椎の相対的屈曲可動域が増大した
　　ストレッチ不良例
b：股関節の相対的屈曲可動域が増大した
　　ストレッチ良好例

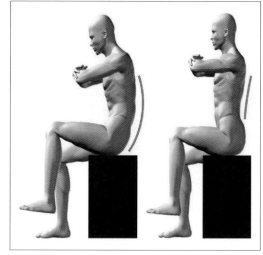

図 12. 股関節屈曲 MMT　a|b
a：腰椎の相対的屈曲可動域が増大
　　した股関節屈曲筋力低下例
b：股関節の相対的屈曲可動域が増大
　　した股関節屈曲筋力良好例

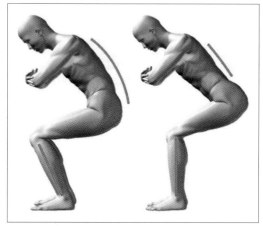

図 13. スクワット動作　a|b
a：骨盤後傾と下腿前方傾斜を伴う
　　スクワット動作不良例
b：骨盤前傾と下腿垂直位を保った
　　スクワット動作良好例

2）伸展型腰痛

股関節伸展可動域制限による腰椎伸展代償と，股関節伸展筋力低下による腰椎伸展代償を分類する必要がある．そのため，後屈動作により股関節伸展可動域制限を，キック動作により股関節伸展筋力低下を評価し，腰椎と股関節の相対的伸展可動域を詳細に把握することが重要である．

a）後屈動作：腰椎伸展と股関節伸展のどちらが主動作であるかを評価する．伸展型腰痛患者では，腰椎伸展が主動作となっている場合が多く，後屈動作の開始と同時に腰椎伸展運動が生じ，続いて股関節伸展運動が生じる（図 14）．この場合，股関節と比較して腰椎の相対的伸展可動域が増大しており，股関節伸展可動域制限が疑われる．したがって，股関節前面筋のストレッチによる股関節伸展可動域拡大が必要となる．また伸展型腰痛患者ではトーマステストやエリーテストで陽性を示すことが多く，股関節伸展制限を生じる一要因であると考える．そのためトーマステスト陽性症例では腸腰筋（特に大腰筋）のストレッチによる股関節伸展可動域拡大が，エリーテスト陽性症例では大腿四頭筋のストレッチによる股関節伸展可動域拡大が必要となる（図 15）．

b）キック動作：動作開始時の大殿筋活動と腰椎伸展代償を評価する．伸展型腰痛患者では，大殿筋筋力低下により腰椎伸展代償が生じ，股関節に対する腰椎の相対的伸展可動域が増大する（図 16）．したがって，大殿筋の単独収縮による筋力強化が必要となる．その際，ハムストリングスの過剰収縮による代償が観察される症例では，膝関節深屈曲位でのトレーニングによりハムストリングスの収縮を限りなく抑制した状態で大殿筋の単独収縮を促すと，良好な結果を得やすい（図 17）．また，いわゆるパテラセッティングのように，関節運動を伴わない状態で大殿筋の収縮感覚を学習させることも重要である．

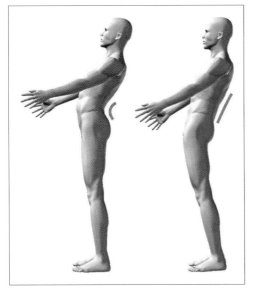

図 14. 後屈動作
a：腰椎の相対的伸展可動域が
　増大した後屈動作不良例
b：股関節の相対的伸展可動域が
　増大した後屈動作良好例

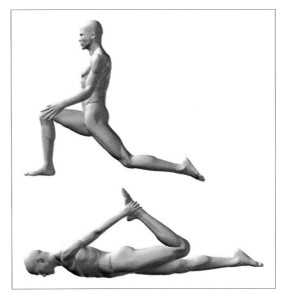

図 15. 股関節前面筋のストレッチ
a：腸腰筋のストレッチ
b：大腿四頭筋のストレッチ

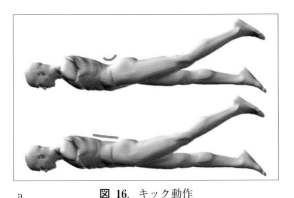

図 16. キック動作
a：腰椎の相対的伸展可動域が増大した
　キック動作不良例
b：股関節の相対的伸展可動域が増大した
　キック動作良好例

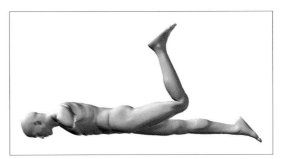

図 17. 大殿筋単独収縮トレーニング

3．膝関節障害

一般的に膝関節は荷重によるストレスにより関節面に障害を起こすことが多い．しかし，水泳における膝関節障害は，水中での推進力を発揮するためのキック動作が誘因となる．クロールや背泳ぎのキックでの膝伸展動作により生じる膝下部や膝裏の痛み，飛び込み動作時の痛み，ターンのときの痛みを訴える選手もいるが，4泳法のなかでは平泳ぎのウィップキック（図18）の蹴り出し動作により起こる，いわゆる平泳ぎ膝の発症頻度が高い[12]．

平泳ぎの特徴として，上肢による推進力依存率が30〜40％と他の泳法より少ないため下肢にかかる負担が大きい[13]．平泳ぎ膝のキック動作は，股関節屈曲内旋・膝関節屈曲外旋位から股関節外旋・膝関節伸展内旋位による蹴り出しを繰り返すことで，膝内側の伸張ストレスが生じ内側側副靱帯（MCL）浅層に炎症を引き起こす[14]．同様の機序によって鵞足炎，タナ障害，半月板損傷，膝蓋骨亜脱臼症候群，内転筋付着部炎などを生じる場合もある．臨床上多くみられる内側側副靱帯損傷と

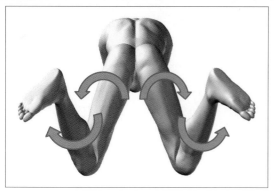

図 18. ウィップキック
股関節内旋・膝関節外旋

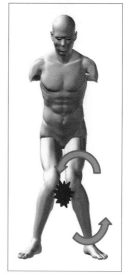

図 19. 膝関節マルアライメント
Knee in & toe out（股関節内旋・膝関節外旋）によって外反ストレスを生じ膝関節内側に痛みを引き起こす．

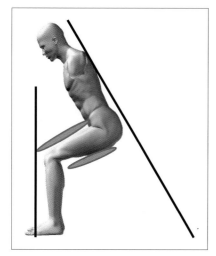

図 20. スクワット
スクワット動作は膝を曲げる意識ではなく，股関節を曲げてお尻を下げることを意識して行う．
＜チェックポイント＞
① 膝がつま先より前にいかない．
② 股関節屈曲によるおじぎ動作
③ ハムストリングスを収縮させる（大腿四頭筋とハムストリングスの同時収縮）．
④ knee in & toe out させない．

鵞足炎に着目した評価および治療介入を述べる．

1）内側側副靱帯損傷

MCL 損傷では大腿内側顆・鵞足部・脛骨内側顆に圧痛があり，外反ストレステストで疼痛が誘発される．炎症の強い時期には膝内側へのストレスを回避するように努める．

股関節回旋可動性が低下している選手では，膝関節の過外旋が生じ，膝内側への伸張ストレスが増大することになる[12]．特に内旋制限に注意が必要である．徒手的なアプローチとして筋緊張の改善による疼痛の軽減も有用である．筋力不足も発症要因の1つと考えられるため，内側支持機構の構築を目的として内側広筋・内転筋群・ハムストリングスの筋力強化（スクワットや四股など）を行うことも重要である．

2）鵞足炎

脛骨近位部前内側に付着する3つの筋肉（縫工筋，薄筋，半腱様筋）は，膝関節の外反および外旋ストレスに対して動的安定性を提供し，筋電図学的研究によれば外反が加わることでその活動が増加する[15]．そのため運動中に外反ストレスを頻回に受けることでこれらの筋が過緊張になり鵞足炎が発症する．

膝過伸展テスト（膝伸展制限と伸展強制時痛の有無の確認）で評価を行う．SLR テストによる鵞足の柔軟性の確認，大腿に対する下腿の内外旋の可動性，内側ハムストリングスと外側ハムストリングス筋力の評価を行い下肢全体のバランスを評価する．マルアライメントチェック（knee in & toe out）（図 19）によって下腿の過外旋を認める場合には，下腿内旋エクササイズ（下腿内旋＋膝屈伸エクササイズ），内側ハムストリングスの筋力強化（下腿内旋位でのレッグカール）を行うことが重要である．スクワットを行う場合には大腿四頭

筋とハムストリングスを同時収縮させ，knee in & toe out が起こらないように注意する(**図20**).

文献

1) 小泉圭介ほか：一流水泳選手に対する世代別・泳法別障害既往調査. 日臨スポーツ医会誌, **18**(4)：S170, 2010.
2) 半谷美夏ほか：一流水泳競技選手のスポーツ外傷・障害の実態—国立スポーツ科学センタースポーツクリニックの解析—. 整スポ会誌. **30**(3)：161-166, 2009.
3) Wanivenhaus F, et al：Epidemiology of injuries and prevention strategies in competitive swimmers. *Sports Health*, **4**(3)：246-251, 2012.
   Summary 競泳競技者に多い肩，腰，膝障害の疫学と予防対策について述べられている.
4) Kerr ZY, et al：Epidemiology of National Collegiate Athletic Association men's and women's swimming and diving injuries from 2009/2010 to 2013/2014. *Br J Sports Med*, **49**(7)：465-471, 2014.
5) 松浦由生子ほか：競泳日本代表選手の2002年から2016年の障害発生動向—腰部障害予防プロジェクトの効果検証—. 日本水泳・水中運動学会2017年次大会論文集, 40-41, 2017.
   Summary 競泳日本代表選手において競技力低下につながる問題となった腰部障害に関する調査およびその対策について述べられている.
6) 三富陽輔ほか：競泳日本代表選手における身体機能と体幹可動性の特徴. 日本水泳・水中運動学会2017年次大会論文集, 38-39, 2017.
7) 大久保 雄ほか：腰部・体幹. 臨スポーツ医, **32**(8)：734-739, 2015.
8) 金岡恒治ほか：水泳. 関節外科, **25**(suppl-2)：96-102, 2006.
9) 小泉圭介ほか：水泳. *J Clin Rehabil*, **21**(3)：291-297, 2012.
10) Offierski CM, et al：Hip-Spine Syndrome. *Spine*, **8**：316-321, 1983.
11) 金岡恒治：体幹深部筋機能からみた腰部障害. *MB Orthop*, **27**(13)：7-12, 2014.
12) 金岡恒治ほか：水泳. 渡會公治ほか(編), 種目別にみるスポーツ外傷・障害とリハビリテーション 12, pp.103-113, 医歯薬出版, 2014.
13) 小泉圭介：水泳. 山本利春(編), 競技種目特性からみたリハビリテーションとリコンディショニング 10, pp.162-170, 文光堂, 2014.
14) Kennedy JC, et al：Orthopaedic manifestations of swimming. *Am J Sports Med*, **6**：309-322, 1987.
15) Li G, et al：Predictioon of muscle recruitment and its effect on joint reaction forces during knee exercises. *Ann Biomed Eng*, **26**：725-733, 1998.

Monthly Book MEDICAL REHABILITATION

No. 212
2017年7月増刊号

好評増刊号!!

摂食嚥下障害
リハビリテーション ABC

編集企画／**出江紳一**
（東北大学大学院医工学研究科リハビリテーション医工学分野教授）

B5判 246頁　定価 4,980円＋税　2017年7月発行

摂食嚥下障害リハを総論・各論形式で解説．
初学者からベテランの方々までお役立ていただける1冊です！

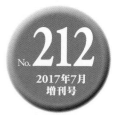

目 次

I．総 論
1．構造と機能
　1）咀嚼の生理学……井上　誠
　2）咽頭期における舌骨・喉頭運動
　　　　……加賀谷 斉
　3）喉頭閉鎖のメカニズム……稲本 陽子
　4）咽頭筋の収縮と食道入口部の弛緩
　　　　……中尾 真理ほか
　5）延髄の嚥下中枢と central pattern generator
　　　　……杉山庸一郎
　6）大脳の役割と可塑性……山脇 正永
2．プロセスモデルを考慮した摂食嚥下
　　リハビリテーション……松尾浩一郎
3．在宅における食支援……菊谷　武ほか
4．診療報酬と介護報酬……小野木啓子
5．評価
　1）患者診察のポイント……國枝顕二郎ほか
　2）スクリーニング検査……中山 渕利
　3）重症度分類の使い分け……大野 友久
6．検査
　1）VFの標準的手段と観察のポイント
　　　　……柴田 斉子
　2）VEの標準的手順と観察のポイント
　　　　……太田喜久夫ほか
　3）マノメトリーでわかること
　　　　……青柳陽一郎ほか
　4）超音波検査でわかること
　　　　……清水五弥子
　5）頸部聴診でわかること……高橋 浩二

7．介入
　1）間接訓練のエビデンスをめぐって
　　　　……熊倉 勇美
　2）直接訓練の方法と現時点でのエビデンス
　　　　……清水 充子
　3）口腔内装置……野原 幹司
　4）嚥下障害に対する手術法とその適応
　　　　……香取 幸夫
　5）口腔衛生の意義と方法……角　保徳
8．栄養と食餌
　1）栄養管理と経腸栄養……伊藤 彰博ほか
　2）嚥下調整食の基準と使い方
　　　　……藤谷 順子

II．各 論
1．脳卒中……馬場　尊
2．パーキンソン病……山本 敏之
3．筋ジストロフィーと摂食嚥下障害
　　　　……野﨑 園子
4．老嚥（presbyphagia）……倉智 雅子
5．小児の摂食嚥下障害……田角　勝
6．口腔がん……鄭　漢忠
7．頭頸部がん
　　―病態に応じたリハビリテーション―
　　　　……藤本 保志
8．誤嚥性肺炎のリハビリテーション
　　　　……谷口　洋ほか
9．サルコペニア……若林 秀隆

研究を読み解くために
摂食嚥下リハビリテーション研究で
　使われる統計解析の読み方……海老原 覚

（株）全日本病院出版会

〒113-0033　東京都文京区本郷 3-16-4　電話(03)5689-5989　FAX(03)5689-8030

各誌目次がご覧いただけます！
http://www.zenniti.com

特集／成長期のスポーツ外傷・障害とリハビリテーション医療・医学

Ⅲ. 成長期のスポーツ種目別外傷・障害の特徴とリハビリテーション医療・医学

サーフィン
―ジュニア選手のチェックポイントとリハビリテーション―

小島岳史[*1]　稲田邦匡[*2]　松本悠市[*3]
原田昭彦[*4]

Abstract　一般的に「サーフィン」と聞いて思いつく動作は，波の上をサーフボードで滑るライディングであろう．しかし実際のライディング時間は，全競技時間の8%を占めるに過ぎず，残りの時間はほぼパドリングに費やされている．パドリングはボードの上に腹臥位となり脊椎を伸展した状態で水泳のクロール動作を行い推進力を得る動作である．この脊椎伸展位を長時間保持することによって腰痛や背部痛，クロール動作による肩周囲痛を訴えるサーファーが非常に多い．現在までにサーファーの腰痛と肩関節・股関節可動域制限には関連を認めることが明らかとなっており，腰痛を有するサーファーを診察する場合にはこの2関節に特に注目する必要がある．

Key words　サーフィン(surfing)，腰痛(low back pain)，肩痛(shoulder stiffness)，関節可動域(range of motion)

はじめに

サーフィン競技は2020年東京オリンピックの追加種目に正式決定し注目を浴びている．日本におけるサーフィン競技人口は200万人と推定され，サッカー637万人，バスケットボール395万人，ラグビー12万人[1])と比較しても決してマイナーなスポーツではない．宮崎県日南市の小学校・中学校では体育授業の一環としてサーフィンを取り入れるほど身近なスポーツとなっている．しかし現在までにサーフィンの障害に関する医科学的な報告は海外も含め皆無に近く，我々も経験的手法で選手と向き合っているのが現状である．そのなかで得られた知見を中心にして述べたい．

サーフィンの競技特性と障害特性

サーフィンの動作を大きく3つに位相すると，① パドリング，② テイクオフ，③ ライディングがある(図1)[2)]．動作に費やす時間はパドリングに47.0%，波待ちに41.8%，競技の中心となるライディングはわずか8.1%であると報告されている[3)]．パドリングはサーフボードの上に腹臥位となり頸椎～胸椎～腰椎をすべて伸展した状態で水泳のクロール動作を行い推進力を得る動作である．この脊椎伸展位を長時間保持することによって腰痛や背部痛，クロール動作による肩周囲痛を訴えることが非常に多い．2020年東京オリンピックを目指すジュニア選手(9〜18歳)が集まる世界

[*1] Takeshi KOJIMA，〒880-0837 宮崎県宮崎市村角町高尊2105　野崎東病院整形外科，部長
[*2] Kunimasa INADA，勝浦整形外科クリニック，副院長／日本プロサーフィン連盟公認医師
[*3] Yuichi MATSUMOTO，勝浦整形外科クリニック，理学療法士
[*4] Akihiko HARADA，野崎東病院リハビリテーション部，主任・理学療法士

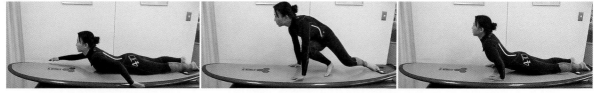

①パドリング　　　　　　　　　②テイクオフ

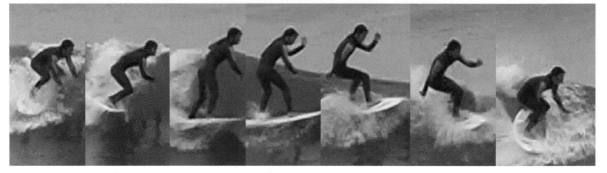

③ライディング
図 1. サーフィン中の3つの動作

（文献2より転載）

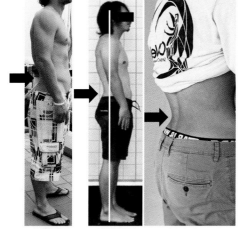

図 2. サーファーの特徴的な姿勢　　a|b|c
a：胸椎後弯・腰椎前弯・骨盤前傾位の
　典型的姿勢
　（稲田邦匡先生のご厚意により拝借）
b：メディカルチェックにおけるアライ
　メント評価（プロサーファー）
c：腰部脊柱起立筋の発達（プロサー
　ファー）
　（稲田邦匡先生のご厚意により拝借）

大会のメディカルサポートの障害部位でも，我々の調査では腰部が全体365件中の31％，肩が全体の23％であった．松本ら[4]も同様に日本プロサーフィン連盟主催の大会救護でも肩・腰の障害が多いことを報告している．サーファーは他の競技と比べ疲労での障害の割合が高く肩周囲，腰部に訴えが集中することが特徴である．

水を漕ぐクロール動作による肩甲骨周囲へのストレス，およびパドリングの姿勢（脊椎伸展位）を保持するための腰背部へのストレスが多い．体幹伸展筋群や肩関節周囲筋の障害や疲労の訴えはこのパドリング姿勢による持続的な筋収縮がもたらした結果であると考える．

サーファーに特徴的な姿勢と障害メカニズム

サーファーには胸椎の後弯が強く習慣的に胸椎の伸展方向への可動域制限をきたす選手，頭部前方姿勢を呈している選手が多い．これらの選手では特に僧帽筋上部・脊柱起立筋・肩甲挙筋の筋緊張がみられ，円背・頭部前方偏位を呈し，肩甲骨外転位となるようなアライメントを有する（図2）．さらに腰椎は前弯，骨盤は前傾していることが多い．我々はこの特徴的なサーファーの姿勢を「サーファーズバック」と表現することを提案している．これはJandaが提唱する上位交差性症候群[5]と呼ばれ，肩甲骨の安定性と可動性の低下，肩関節の可動域制限へとつながる．我々はプロサーファーの肩関節可動域制限と腰痛に関連性があることを過去に報告している[6]．よって腰椎前弯は肩関節可動域制限につながり，それが最終的に腰痛を引き起こしていると考えている（肩関節可動域制限

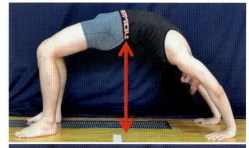
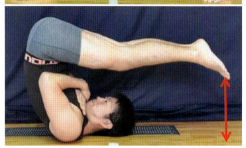

図 3. メディカルチェック項目①②
a：手足は肩幅で，腰部と床の距離を測定．頚椎伸展，肩関節伸展，体幹伸展，骨盤後傾，股関節伸展の総合評価．
b：膝関節伸展位，足関節最大底屈位，手は胸の前で交差させ，つま先と床の距離を測定．頚椎屈曲，体幹屈曲，股関節屈曲の総合評価．

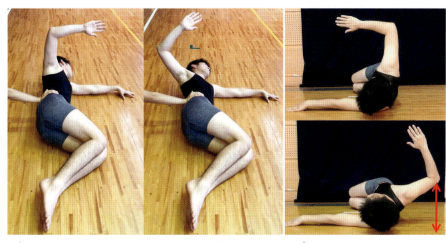

図 4. メディカルチェック項目③
a：股関節屈曲 45°，膝関節屈曲 90°，完全側臥位固定で開始．
b：肘頭と床の距離を測定．上位脊椎（胸椎）回旋の評価．

がトリガーとなっている可能性もある）．また，胸椎伸展可動域の制限による代償的な腰部伸展筋群への負荷も腰痛を引き起こしている．そのためサーファーをみる際には特に肩関節可動域や脊柱アライメントから問題点を考えることが必要である．

メディカルチェック項目

Static alignment や dynamic alignment など動作での全体的な問題点を抽出する．それらをもとに不良動作を呈する原因として，どの関節に問題があるか詳細なチェックを実施していく．Static alignment は立位姿勢，dynamic alignment はスクワット，ランジ，パドル動作とし，関節柔軟性，筋タイトネスに着目したチェックリスト 7 項目（図 3〜8）を用い，①頚椎伸展，肩関節伸展，体幹伸展，骨盤後傾，股関節伸展（図 3-a），②頚椎屈曲，体幹屈曲，股関節屈曲（図 3-b），③上位胸椎回旋（図 4），④下位胸椎・腰椎回旋，股関節内旋（図 5），⑤股関節外転（図 6），⑥股関節屈曲，外転，外旋（図 7），⑦股関節屈曲，膝関節屈曲，足関節背屈（図 8）を確認する．

障害予防を目的としたエクササイズ

サーフィンのパドリングでは下肢は固定したまま，体幹伸展位で上肢のクロール動作を行いボー

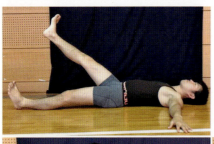
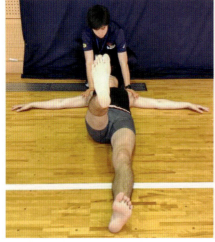
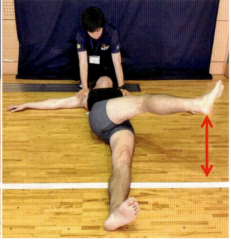

図 5． メディカルチェック項目④ a｜b
a：股関節屈曲 45°，膝関節伸展位，足関節中間位で開始．
b：踵と床の距離を測定．下位脊椎(胸椎下部・腰椎)回旋の評価．

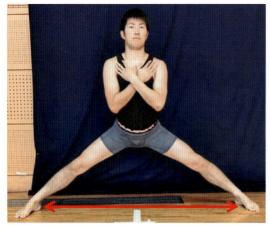

図 6． メディカルチェック項目⑤
股関節外旋 45°で両踵間の距離を測定．
股関節外転の評価．

ドを推進させる．クロール動作時に体幹の回旋が大きく出現するとボードが不安定となるため下部体幹は固定の要素が大きくなる．そのため体幹背部や上肢帯に蓄積される疲労は大きくなり障害の要因となりやすい．疲労の蓄積を予防するためにも体幹・肩甲骨周囲・肩関節の柔軟性は必須であり，十分なストレッチと関節可動域獲得のためのエクササイズが重要となる．

1．サーフィン競技におけるストレッチ

ストレッチには，静的ストレッチング(static stretching；SS)と動的ストレッチング(dynamic stretching；DS)の 2 種類があり，目的に応じて使い分けされている．近年のレビューでは，SS を行った後で筋力(例：ベンチプレス，スクワット)およびジャンプ能力(例：スクワットジャンプ，ドロップジャンプ)が著しく低下し，スプリント能力は影響を受けにくいという報告がある[7]．以上のことからサーフィンを行う前のウォームミングアップでは DS を取り入れることが推奨される．SS は関節可動域の増大，筋腱複合体・筋スティフネスが減少する[8〜10]と報告されており，障害予防の観点からサーフィン後のクールダウンとして SS を使用することが望まれる．

1）パドリング時の体幹の動きを意識した DS（図 9）

座位にて頭の後ろで手を組み，骨盤後傾および

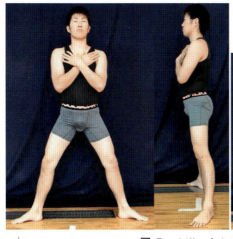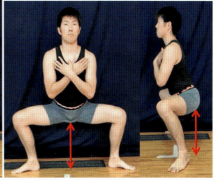

図 7. メディカルチェック項目⑥
a：股関節外旋 45°，体幹中間位，足は身長の 50％の幅，手は胸の前で交差で開始．
b：殿部から床の距離を測定．股関節屈曲，外転，外旋の評価．

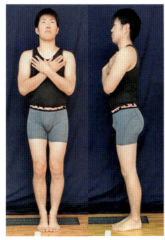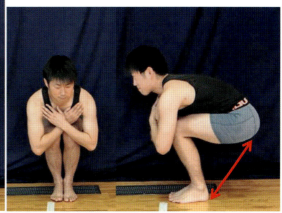

図 8. メディカルチェック項目⑦
a：開始肢位．
b：殿部と踵の距離を測定．股関節屈曲，膝関節屈曲，足関節背屈の評価．

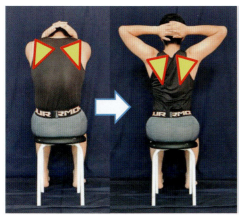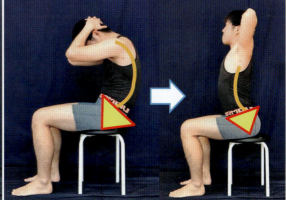

図 9. 肩甲骨周囲のストレッチ
菱形筋，広背筋，大胸筋が対象筋．

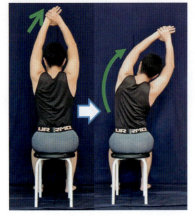

図 10. 小円筋, 広背筋のストレッチ

体幹を屈曲させた状態を開始肢位とする. 次に臍部を前方に突き出すようにして, 骨盤前傾および体幹伸展に伴う肩甲骨の内転を行いパドリングする際の姿勢に近づける.

2) パドリング時の上肢の動きを意識した DS (図 10)

開始肢位は, 両上肢を挙上し一方の手で前腕を把持する. その位置から体幹を側屈させていきながら広背筋を伸張させていく.

3) ライディング時の下肢の動きを意識した DS (図 11)

木原ら[11]は股関節可動域制限があると, ライディング中にボードを急角度にターンさせるような技を行う際に腰椎に過度な回旋ストレスがかかり腰痛を起こしやすいと報告しており, 股関節可動域を広げることを意識する必要がある.

開始肢位は, フロントランジ姿勢で, スタンス時に後ろとなる脚を前方にもってくる. 前方にある脚の荷重を前足部に移動させながら膝関節を伸展させていき, ハムストリングスに伸張する程度のストレッチをかける. その後, 後方にある脚を軸にして回転しライディング姿勢をとり股関節外旋筋群を伸張させる.

4) 腰痛予防に対する胸腰椎・骨盤運動(図 12)

前述のようにサーファーの腰痛の原因として static alignment 不良があり, 胸椎後弯・腰椎前弯・骨盤前傾が特徴として挙げられる. パドリングでは体幹伸展位で上部体幹の回旋と上肢帯によるクロール動作を長時間行うため, 疲労によりさらに malalignment を呈しやすくなる. パドリングによる腰痛予防のためにも胸・腰椎・骨盤の可動性が必要となる.

2. パフォーマンス向上のためのバランス運動 (図 13〜15)

パドリングではボードとの接地面積が大きいためやや安定しているが, テイクオフからライディングの際はボード上に立ち, 波に合わせて移動するため高いバランス能力が必要となる. 同じ形状の波はなく, 様々な波に対応することが求められる. ライディングの際はスピードを得るために前方重心となり, 体幹屈曲伸展と膝関節屈曲伸展運

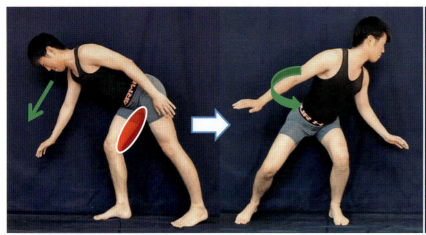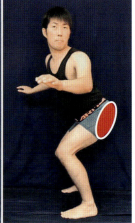

図 11. ハムストリングス, 梨状筋のストレッチ

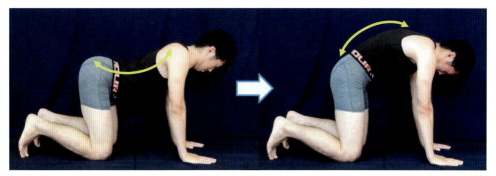

図 12. Cat & Dog

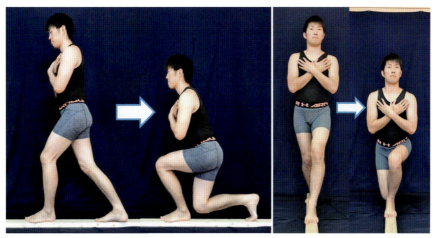

図 13. 幅 10 cm の棒の上でのレンジスクワット

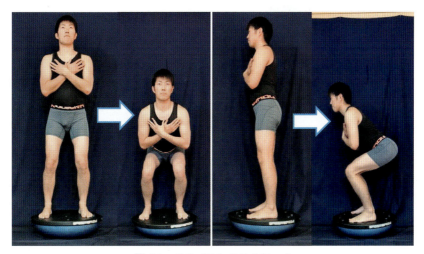

図 14. ボスバランススクワット

動をうまく連動させながら波を乗りついでいく.ターンの際は重心移動と体幹・股関節回旋運動が必要となる.これらのバランス能力が低下していると局所への負担がかかり障害へとつながる.そのため体幹を安定させた状態で股関節の回旋動作を行うバランス能力が必要となる.

3. パフォーマンス向上のための瞬発系運動 (図 16)

パドリングからテイクオフする際はボードを両手で押し両股関節を屈曲させランジ動作様の姿勢をとりライディングへとつなげる.このテイクオフのタイミングが遅延すると波に置いていかれて

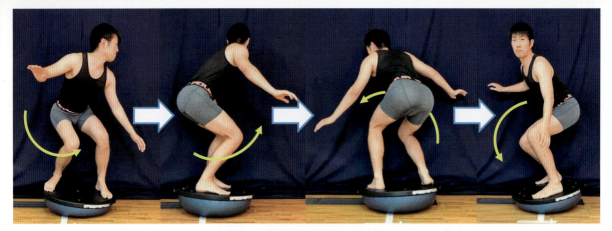

図 15. 股関節回旋ボスバランス
バランスを取りながら 1 回転する.

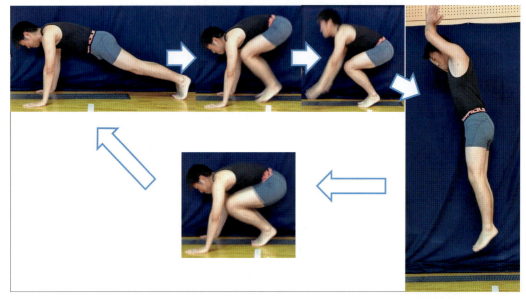

図 16. テイクオフからライディングを意識した瞬発系トレーニング

しまう. ライディングへとつなげるためにも瞬発力が必要となる. 特にジュニア選手は, ジャンプ能力などの瞬発力が有意に低い[12]とされているため瞬発力を高めることはパフォーマンス向上や障害予防の面からも必要となる.

最後に, サーファーをみるときの心構え

サーフィンは波に乗る感覚を大事にするスポーツであるため, 特にジュニアサーファーは 1 日でも海に入ることができないことを極端に嫌う. そのため安易にサーフィン休止を提案すると, そこで信頼関係は崩れ二度と医療機関を受診してくれなくなる. 他の競技をみるうえでも重要なことではあるが, サーフィンというスポーツとサーファーという人種を十分理解しなければならない. 理想は自らもサーファーであることが好ましい.

文 献

1) 総務省統計局ホームページ〔http://www.stat.go.jp/index.html〕
2) 稲田邦匡：サーファーズ・ミエロパチー. 関節外科, 35(5)：547-553, 2016.
   Summary サーファーズ・ミエロパチーのレビューと筆者からの提言あり. サーファードクターを志すときには必読.
3) Barlow MJ, et al：The effect of wave conditions and surfer ability on performance and the physiological response of recreational surfers. J

Strength Cond Res, **28**(10): 2946-2953, 2014. Summary GPSを使用しサーフィン中のライディング時間を調査している.

4) 松本悠市ほか: 日本プロサーフィン連盟(JPSA)公認プロサーファーの外傷調査. 日臨スポーツ医会誌, **24**(4): S292, 2016.

5) Phil Page, et al: ヤンダアプローチ マッスルインバランスに対する評価と治療, pp.55-56, 三輪書店, 2013.

6) 小島岳史ほか: MRIによるプロサーファーの椎間板変性の検討—第1報—. 九州・山口スポーツ医・科学研究会誌, **28**: 56-60, 2016.

7) 中村雅俊ほか: スタティックストレッチングが腓腹筋筋腱複合体の筋力及びスティフネスに及ぼす影響の検討: 異なるストレッチング時間と反復回数を用いた検討. 体力科学, **66**(2): 163-168, 2017.

8) Behm DG, et al: A review of the acute effects of static and dynamic stretching on performance. *Eur J Appl Physiol*, **111**(11): 2633-2651, 2011.

9) Garrett WE Jr.: Muscle strain injuries: clinical and basic aspects. *Med Sci Sports Exerc*, **22**: 436-443, 1990.

10) Matsuo S, et al: Acute effects of different stretching durations on passive torque, mobility, and isometric muscle force. *J Strength Cond Res*, **27**: 3367-3376, 2013.

11) 木原隆徳ほか: プロサーファーの腰痛に関連する股関節回旋角度とその指標 日本プロサーフィン連盟(JPSA)公認プロ選手の障害調査より. 日臨スポーツ医会誌, **22**: S152: 2014.

12) Meir RA, et al: Heart rates and estimated energy expenditure during recreational surfing. *Aust J Sci Med Sport*, **23**: 70-74, 1991.

特集／成長期のスポーツ外傷・障害とリハビリテーション医療・医学

Ⅲ. 成長期のスポーツ種目別外傷・障害の特徴とリハビリテーション医療・医学

ジュニアスキー選手のスポーツ傷害に対するメディカルチェックとリハビリテーション

國田泰弘*1　大見頼一*2　星田隆彦*3
栗山節郎*4

Abstract 従来のスキー傷害はアルペンスキーにおける膝関節を中心とした下肢の外傷が多く，なかでも選手生命を左右する外傷としては膝前十字靱帯（anterior cruciate ligament；ACL）損傷が特徴的である．本稿では ACL 損傷を例にとり，メディカルチェックの項目においては関節弛緩性や関節可動域，動的アライメントを中心に説明している．リハビリテーションにおいては ACL 再建術後を想定し，後方重心・膝関節外反に注意しながら膝関節への負担の少ないクローチング姿勢やターン動作の獲得を目的としたトレーニング方法を中心に解説する．

Key words ジュニアスキー選手（junior skier），膝前十字靱帯損傷（anterior cruciate ligament injury），関節可動域（range of motion），関節可動性（joint mobility）

はじめに

先の平昌オリンピックにおけるスキー競技はアルペン，クロスカントリー，ジャンプ，ノルディック複合，フリースタイルの5種目合計で23競技にも及び，さらに全日本スキー連盟の管轄するものとしていわゆる基礎スキーの技術選手権がある．これらは種目ごとに競技特性が異なり，それに応じて傷害の特性も異なることから，メディカルチェックやリハビリテーション（以下，リハ）においては各種目の特性を理解する必要がある．最近は若者を中心にフリースタイルスキーの人気が高く，スノーボード外傷に類似した上肢，体幹の外傷も増加傾向にあるが，従来のスキー傷害はアルペンスキーにおける膝関節を中心とした下肢の外傷が多く[1]〜[3]，なかでも選手生命を左右する外傷としては膝前十字靱帯（anterior cruciate ligament；ACL）損傷が特徴的であるので，ここでは膝関節の靱帯損傷を例として解説する．

ジュニア選手のメディカルチェック

1. 関節弛緩性

膝関節の関節弛緩性を確認する．代表的な評価として Lachman テストや N テストがある．膝関節が過伸展し，Lachman テストで end point はあるが joint play が大きい選手は注意が必要である．また，全身弛緩性も併せて評価する．

2. 関節可動域

ジュニア選手において股関節回旋可動域の低下が傷害発生につながるという報告がみられる[4]．

---

*1 Yasuhiro KUNITA，〒 210-0852 神奈川県川崎市川崎区鋼管通1-2-1　日本鋼管病院リハビリテーション技術科
*2 Yorikatsu OHMI，同，主任
*3 Takahiko HOSHIDA，東京明日佳病院整形外科
*4 Setsuro KURIYAMA，日本鋼管病院整形外科

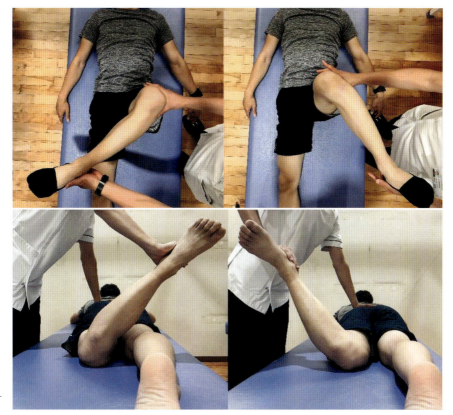

図 1. 股関節回旋可動域評価
 a：股関節 90°屈曲位での評価
 b：股関節伸展位での評価．大腿骨前捻角が大きい選手は股関節内旋が大きく，外旋が制限されている場合が多い．

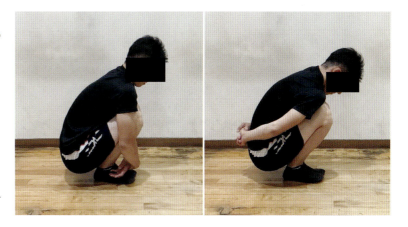

図 2.
足関節背屈可動域評価
 a：手を前に組んで実施する．
 b：手を後ろに組んで実施する．

ターンの際に山側は股関節外旋位，谷側は股関節内旋位をとることより，回旋可動域の低下は膝関節のコントロールに不良な影響を与える可能性が考えられる．一方で我々は大腿骨前捻角が大きいほど片脚着地時の膝関節外反角度が大きくなること[5]，非接触型の女性 ACL 損傷者は大腿骨前捻角が大きいことを報告した[6]．大腿骨前捻角が大きい場合，股関節内旋可動域が過度に大きいことや逆に股関節外旋可動域が小さいこともあるため同時に注意しておく．股関節回旋可動域は屈曲位・伸展位の両方の肢位で測定することで，より制限因子を特定することが可能である(図 1)．足関節背屈可動域の制限はクローチング姿勢の際に後方重心を導く可能性がある．両足を揃え，踵をつけ

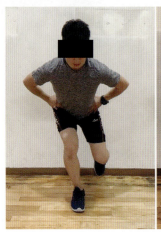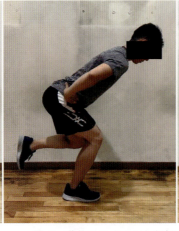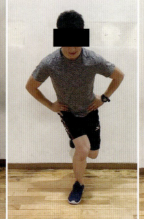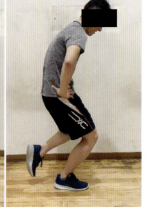

図 3. 動的アライメント評価：片脚スクワット　　　　　　　　　　　　　　　　　　　　a｜b｜c｜d
a：良好例：前額面上で膝関節とつま先の向きがそろっているか．
b：良好例：矢状面上で股関節が十分に屈曲しているか．
c：不良例：膝関節が外反している．
d：不良例：股関節が十分に屈曲しておらず後方重心．

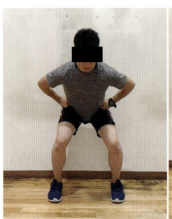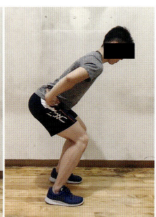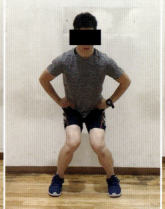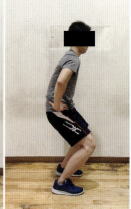

図 4. スクワット　　　　　　　　　　　　　　　　　　　　　　　　　　　　　　　　a｜b｜c｜d
a：良好例：前額面上で膝関節とつま先の向きがそろっているか．
b：良好例：矢状面上で股関節が十分に屈曲しているか．
c：不良例：膝関節が外反している．
d：不良例：股関節が十分に屈曲しておらず後方重心．

たまましゃがみこみが可能か否かで足関節の可動域を評価する（図2）．

3．動的アライメント

片脚スクワットやワンレッグホップが簡便な評価である．矢状面上における下肢三関節の適切な屈曲による重心のコントロール，また，前額面・水平面上における膝関節の中間位の保持を評価する．また，下肢が屈曲していく際に股関節と膝関節の動くタイミングが同時に行えているかを併せて評価する（図3）．

リ　ハ

ACL再建術後（移植腱は半腱様筋腱を使用）を例に挙げて，リハの実践について述べる．リハで重要な点は，① 矢状面上における下肢三関節の適切な屈曲による重心のコントロール（後方重心の回避），② 前額面・水平面上での膝関節中間位の保持（膝関節外反の回避）である．特に成長期は身体の使い方が学習される時期であり，一般的なリハ種目以外で滑走姿勢の獲得に必要な代表例を解説する．

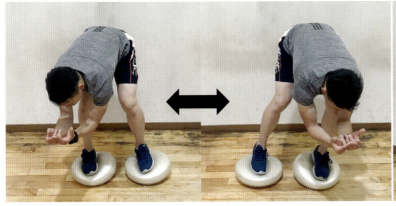
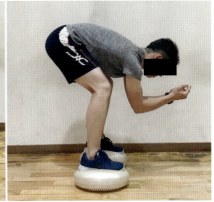

図 5. クローチング姿勢保持
a：ディスク上でクローチング姿勢をとり左右へ体重を移動させる．このとき膝関節外反に注意する．
b：やや背中を丸め，股関節を十分に屈曲させる．

1．スクワット（図 4）

重心を下げ，膝関節に負担の少ない滑走姿勢を獲得する際に必要な基本的なトレーニングである．脊柱を一直線に保ちながら股関節と膝関節を同時に屈曲させていく．ポイントは十分に股関節が屈曲することで大腿四頭筋とハムストリングスの同時収縮が起こり，ACL に負担の少ないフォームで実施することである．また，後方重心，膝関節外反に注意する．術後 2 か月を経過し，問題がなければ片脚スクワットへ移行する．

2．ディスク上クローチング姿勢保持（図 5）

固有感覚，神経筋機能の向上を目的に実施する．バランスディスク上でクローチング姿勢をとる．この際にスクワットで学習した股関節の動きを意識し，十分に股関節を屈曲させる．そこからターンをイメージし左右へ体重移動を行う．術後 1〜2 か月から開始し，安定して保持ができるようになれば，片脚でクローチング姿勢をとることで難易度を上げる．

3．ツイスティング（図 6）

ターンの際に膝関節の中間位を保つことで膝関節への負担を減らすことができる．そのため股関節を中心に回旋動作を習得する必要がある．スクワット姿勢をとり，膝関節とつま先の向きをそろえてツイスティング動作を繰り返す．術後 1〜2 か月よりゆっくりとした動作から開始する．

4．壁押しスクワット（図 7）

滑走時およびターン時の斜め姿勢の安定性を向上するためにスキー動作に類似した姿勢にて片脚

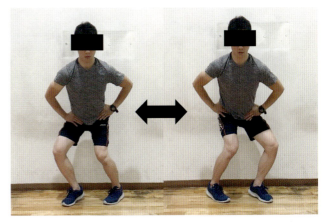

図 6．ツイスティング
身体を正面に保ち膝関節とつま先の向きをそろえたまま，股関節を軸に下肢の回旋を繰り返す．

スクワットを行う．前腕を壁につけ，壁にもたれかかった姿勢からスクワットを実施し，体幹の側屈に注意する．術後 3 か月から開始する．

5．サイドホップ（図 8）

ターンにおいて横方向への慣性に対し，体幹が側屈することで，膝関節外反が生じる．このトレーニングは片脚立ちから反対側へジャンプし反対側の脚で着地する．この際に前述のとおり，後方重心，膝関節外反を防ぐことに加え，体幹が側屈しないように着地をすることが重要である．

6．2 ラインサイドエッジジャンプ（図 9）

スラロームまたは小回りのターンをイメージしながら実施する．幅 30 cm 程度のラインを 2 本引き，その間でクローチング姿勢をとる．そこから一方の斜め前へ両脚でジャンプし，エッジングを

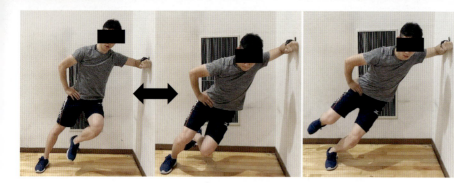
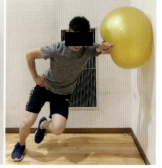

図 7. 壁押しスクワット
a：谷側の脚を軸にした場合．身体を傾斜させた状態でスクワットをする．膝関節が外反しないよう注意する．
b：山側の脚を軸にした場合
c：支持面をバランスボールに変えることで難易度を上げる．

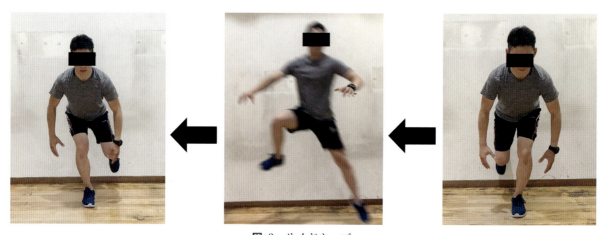

図 8. サイドホップ
側方へジャンプし，反対の脚で着地する．このとき，体幹の側屈が起きないようにする．

するように着地する．次にラインの間に戻り，さらに反対方向へジャンプしエッジングをするように着地する．ゆっくりとしたスピードから開始し，徐々にスピードを上げる．

7．股関節・足関節可動域改善（図 10）

成長期は骨の成長に伴い可動域制限が生じやすい時期であるため，股関節内旋・外旋可動域，足関節背屈可動域獲得のためストレッチを実施する．股関節回旋のストレッチは膝関節にも回旋ストレスがかかるため，術後 6 か月以降より注意して開始する．

8．雪 上

陸上でのフットワークが不安なく行えるようになってから雪上へ復帰する．雪上では緩斜面より始め，滑走速度をコントロールしながら両脚ターンから練習を開始する．大きなターンから小さなターンへ，低速から高速へ難易度を少しずつ上げていく．競技への復帰は術後 9 か月を目標としている．

患者教育

ACL 再建術後の再断裂率は 1 年以内が高いと報告されており，再断裂症例の特徴として，損傷リスクに対する認識の低さ，自己判断でのスポーツ復帰などが挙げられている[7]．そのため当院では再損傷率，再損傷時期，移植腱の力学的強度，不良アライメントなどについてパンフレットを用い患者教育を実施している．

まとめ

スキー種目におけるジュニア選手に対してACL 損傷を例に挙げ，メディカルチェックとリ

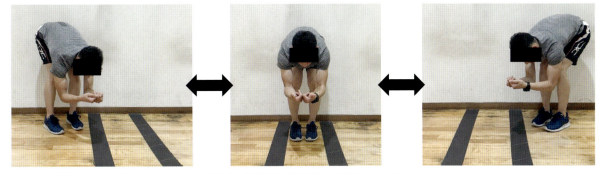

図 9. 2 ラインサイドエッジジャンプ
クローチング姿勢から側方へジャンプする．
このときターンをイメージしエッジを切るように角度をつけ着地する．
右〜正面〜左〜正面とジャンプを繰り返す．
慣れてきたら小刻みなジャンプへとスピードを上げる．

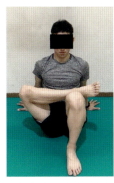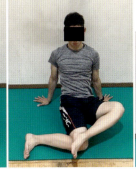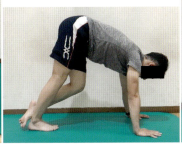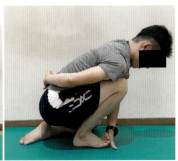

a｜b｜c｜d　　　　　**図 10. 股関節回旋・足関節背屈ストレッチ**
a：股関節外旋ストレッチ：骨盤が後傾しないように注意する．
b：股関節内旋ストレッチ：骨盤が後傾しないように注意する．
c：足関節背屈ストレッチ：つま先が外を向かないように注意する．
d：長母趾屈筋ストレッチ：足趾を伸展させながら足関節背屈を実施する．

ハについて述べた．メディカルチェックでは関節弛緩性や関節可動域など器質的な側面に加え，動的アライメントなどの機能的な側面も確認しておく．リハにおいては身体の使い方を学習させることが重要である．そのため膝関節に負担の少ない滑走姿勢を獲得できるような種目を取り入れ，かつ，後方重心・膝関節外反を防ぐよう注意しながら実施する．また，成長期は関節可動域制限が起きやすい時期でもあるため，股関節・足関節の可動域に対する介入も必要である．

文　献

1) 全国スキー安全対策協議会ホームページ〔http://www.nikokyo.or.jp/safety-snow/index.html〕
2) 星田隆彦ほか：スキーの外傷，傷害（疫学）．宗田大（編），復帰を目指すスポーツ整形外科，pp. 556-558，メジカルビュー社，2011.
3) 栗山節郎ほか：スキー，渡曾公治ほか（編），種目別に見るスポーツ障害・外傷とリハビリテーション，pp. 124-131，医歯薬出版，2014.
4) 桑坪憲史ほか：高校アルペンスキー選手の身体的特徴と傷害予防について—股関節内外旋機能に着目して—．中部リハ雑誌，7：10-13, 2012
5) 金子雅志ほか：大腿骨前捻角が片脚着地時の膝関節外反角度に与える影響：二次元解析法を用いて．日臨スポーツ医会誌，23：50-57, 2015.
　　Summary　大腿骨前捻角が大きいと片脚着地時

の膝外反角度が大きくなることを明らかにした.
6) 國田泰弘ほか：女性スポーツ選手における膝前十字靱帯損傷者の大腿骨前捻角について. 日臨スポーツ医会誌, **24**：390-395, 2016.
　Summary 非接触型 ACL 損傷者(女性スポーツ選手)は健常選手より大腿骨前捻角が大きかった.
7) 川島達宏：膝前十字靱帯再建術後の同側損傷・反対側損傷の性差. 日臨スポーツ医会誌, **23**：496-502, 2015.

特集／成長期のスポーツ外傷・障害とリハビリテーション医療・医学

Ⅲ．成長期のスポーツ種目別外傷・障害の特徴とリハビリテーション医療・医学

アイススケート

土屋明弘*

Abstract フィギュアスケートは低年齢での競技開始，練習時間が早朝や夜になってしまう，審美系スポーツであるので過度な食事制限などをしてしまうなど，傷害が起こりやすい環境下にあるスポーツといえる．また，いつも同一の足で着氷する，さらにジャンプの種類で衝撃が強くなる下肢に左右別がある，体幹を背屈することが多いなど競技の特性に応じた傷害が発生する可能性があることを理解したうえで，予防および治療にあたることが大切である．傷害調査では過去1年間で70％のスケーターが疼痛を経験したことが判明した．部位別では足部・足関節が最も多く，次いで腰部，膝，股関節の順であった．腰椎分離症では脊椎全体の可動性の有無を確かめ，不良であればストレッチを行わせる．疲労骨折は足部周辺に好発する．治療にあたってはfemale athlete triadの存在に注意しなくてはならない．膝・股関節周囲の障害では軽度の可動域制限にも注意してウォーミングアップ，クールダウンをしっかり行わせるようにする．

Key words フィギュアスケート（figure skate），腰椎分離症（spondylolysis），疲労骨折（stress fracture），女性アスリートの三主徴（female athlete triad）

はじめに

スケート競技はスピード系とフィギュア系で競技特性が全く違ってしまうため，筆者が主に関係しているフィギュアスケートを中心に論述する．

特性

フィギュアスケートにも技術に応じた級制度がある．初級から始まり数字が上がるごとに難しくなり，8級まである．ただ，7級があれば世界大会まで出場できるためほとんどのスケーターは7級までを取ることで大会に出場している．この級と年齢によって出られる大会も決まってくるため，ジュニア大会より低年齢のノービスクラスの大会に出場しようとしても，小学校3年前後ですでにあるレベルに達していなければ出場資格がない．そのため小学校入学前後にスケートを始める選手が大多数となる．またスケートリンクの数が少ないうえ，特に1年中開いているリンクは数えるほどしかないために練習できる選手の数も限界がある．さらにスケートリンクは日中では一般に開放されているため，混んでいる場合はスピンやジャンプが禁止されるときもあり，助走が必要なジャンプや競技で使う曲をかけた練習は一般開放が終わった夜以降や，始まる前の早朝に限られていく．そこで小学校低学年であっても学校が始まる前の早朝6時過ぎからや，夜の10時頃まで練習があったりする．成長期にとって過酷な条件であると言わざるを得ない．このように十分なウォームアップやクールダウンの時間が取れないことが問題となる．また，スケートのコーチは1人が終わるとすぐに次の選手のレッスンを氷上で行わなくてはならないため，陸上でのウォーミングアップやクールダウンの指導ができない．これらのため傷

* Akihiro TSUCHIYA，〒274-0822 千葉県船橋市飯山満町1-833 船橋整形外科病院，副院長

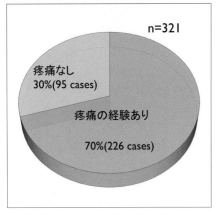

図 1．過去 1 年間での疼痛発生の有無
過去 1 年間に何らかの痛みがあったと回答した選手は，226 例で全体の 70％であった．
(2016 年国内ブロック大会におけるアンケート調査)

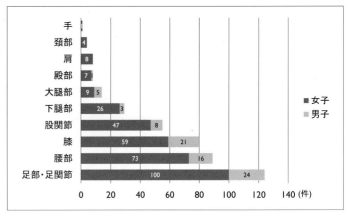

図 2．傷害の部位
傷害部位別件数は，足部・足関節が 124 件と最も多く，続いて腰部が 89 件，膝が 80 件の順に多かった．
(2016 年国内ブロック大会におけるアンケート調査)

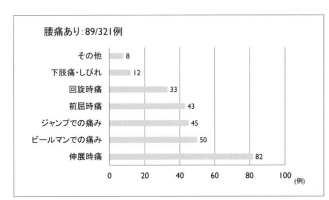

図 3．腰痛の発生状況
腰痛は 321 例中 89 例で報告された．体幹伸展に関係した痛み 82 例と多かった．
(2016 年国内ブロック大会におけるアンケート調査)

害が発生しやすい状態にある．2016 年にスケート連盟がフィギュアスケート選手のアンケートによる傷害調査をブロック大会で行ったところ，過去 1 年間に何らかの痛みがあったと答えた選手は 70％であった(図 1)．ノービス(12 歳以下)，ジュニア(13～18 歳)，シニア(15 歳以上)および男女での発生率にはほとんど差がなかった．部位は足部・足関節が最も多く，次いで腰部，膝，股関節の順であった(図 2)．Dubravcic-Simunjak らによると国際大会に出場したエリートジュニアカテゴリー選手 469 名の調査では女性では 42.8％，男性では 45.5％がオーバーユースシンドロームの既往があり，女性シングルスケーターでは疲労骨折が 19.8％と最も多く，男性シングルスケーターではジャンパー膝が 16.1％と最も多かったと報告している[1]．

ジャンプの種類はトウループ，サルコー，ループ，フリップ，ルッツ，アクセルと難度順に 6 種類あり，踏み切り足はジャンプにより違うが，着氷はすべて同じ足になる．このため右利きであると右下肢の傷害が多く見受けられる．また徐々に難度の高いジャンプを習得していくため，一時期に同じジャンプを繰り返し練習することになってしまい，負荷のかかる下肢に傷害が発生することもある．

最近の文献レビューによるとシングルスケーターでは難度の高いジャンプ練習などのためオーバーユース症候群が増えていると述べている[2]．

よくみられる傷害とその治療

1．腰椎分離症

小学校高学年ころからの腰痛でフィギュアスケーターたちに注意が必要な疾患が腰椎分離症である．このころになるとレイバックスピンという体幹を反らせたスピンを要求されるレベルに達することが求められる．それだけではなく 2 回転以上のジャンプでの着氷での衝撃が大きいこともあり腰椎への負荷が高まってしまう．傷害調査においても腰痛の発生は体幹の伸展時やジャンプの際に発生している(図 3)．このうちでも積極的な治

療を要する腰椎分離症がしばしば認められるようになってしまう．

診断は疼痛の発生が体幹の背屈で主にみられた際は，単純 XP ではなく MR が必要となり，脂肪抑制画像で椎弓部に高輝度が認められたら確定診断が得られることになる(**図 4**)．治療は練習に関してはジャンプとレイバックスピンを禁止して，スケーティングやステップの練習のみにする．コルセットも装着する．リハビリテーション(以下，リハ)はハムストリングのタイトネスを取るためにジャックナイフストレッチを指導する[3]．また，分離症を起こす選手は胸椎や胸郭の動きが不良のため，これを補うため腰椎を過度に動かす傾向にあるので，胸椎，胸郭の可動性を出すトレーニングを行う．特にブリッジで弯曲の頂点が下部腰椎にある選手では積極的に行わせる必要がある(**図 5**)．また，股関節の可動域の場合も多いので，股関節の可動域を出すトレーニングも必要になる．もちろん腰痛が緩和してきたら腰椎周辺やコアマッスルの筋力強化は不可欠である．これらのリハは予防にもなる．

2．疲労骨折(骨粗鬆症)

フィギュアスケートでの好発部位は足部・足関

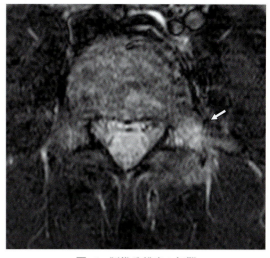

図 4．腰椎分離症の初期
矢印の部分に STIR での高輝度が認められる．

節周辺である．第 2 中足骨，足根骨，脛骨内果に注意を払う必要がある．これらは右利きであればすべてのジャンプの着氷側である右に多い傾向がある．しかしジャンプをする際に踏み切り足と反対の左のスケート靴のつま先を強く突くようなジャンプ(トウループ)では突き足の第 2 中足疲労骨折が発生することもある．このほかの部位では骨盤にも発生することがあるので，誘因なく 2 週間以上同一部位に疼痛が続いた場合は MR が必要になる．第 2 中足骨はフィギュアスケート選手での疲労骨折好発部位なため，同部に疼痛が発生

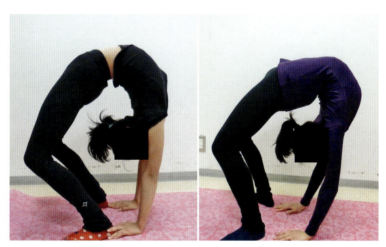

a│b

図 5．ブリッジ
a：理想的な形のブリッジ：腰椎から胸椎が全体的に弯曲している．
b：腰痛の発生しやすいブリッジ：胸椎が弯曲せず，腰椎のみが大きく弯曲している．

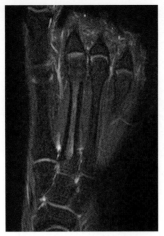

図 6. 第 2 中足骨疲労骨折
骨髄内に STIR で高輝度を認める.

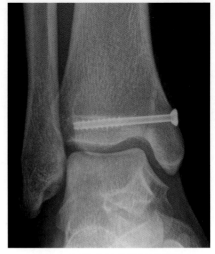

図 7. 脛骨内果疲労骨折術後
他医にて手術を受けるが遷延治癒となったため体外衝撃波療法を行い骨癒合を得て競技復帰した.

した場合は早期に MR を行うことが勧められる(図 6). 早期に発見すればジャンプのみの禁止で, スケーティング, スピン, ステップなどの練習は可能で治癒するので練習をすべて休まなくて良くなる.

治療は通常の疲労骨折と同様に行うが, 注意を要するのは高回転型の骨粗鬆症が隠れている可能性があることである. フィギュアスケートは審美系のスポーツであるため女子では female athlete triad(FAT)に陥っていることがしばしばある. この状態では骨折の治癒には長時間かかってしまうので, 疲労骨折の選手を治療する際には月経の有無, BMI をチェックし, FAT が疑わしい場合は骨代謝マーカーを調べて適切な治療をしたうえで骨折の治療をしなくてはならない[4]. さらにフィギュアスケート選手は氷上のみでなく陸上トレーニングも室内で行うことが多く, 日光に当たる時間が不足していることが多く見受けられる. 短時間で良いので日に当たることを推奨することも大事なことである.

疲労骨折は早期に発見しないと回復に長時間を要することになってしまうため, 怪しいと思ったら MR を撮ることが重要である. 特に脛骨内果の疼痛が続く場合は, 早く発見しないと骨折線が近位まで延びて完全骨折となり手術が必要になるばかりでなく, 骨癒合も時間がかかることが多く, 当院ではその部位に体外衝撃波治療を追加し骨癒合が早期に得られるような工夫をしている(図 7).

3. 膝関節伸展機構障害

ジャンプの着氷がすべて同一の足になるので, こちらの下肢筋肉の柔軟性が低下していることを多く認める. 徒手検査では SLR が低下し, hip-buttock distance(HBD)も大きくなり, 股関節の屈曲も低下している. このためオスグッド病やジャンパー膝といった障害が発生してしまう(図 8). また踏み切り足側が着氷と反対側であるサルコー, フリップ, ルッツ, アクセルのどれかのジャンプを集中的に練習している場合は踏み切り足に発生することが多く, トウループ, フリップ, ルッツのように踏み切り足の反対側の足を突く動作を伴うジャンプでは突き足側に発生することもあります.

予防と治療は通常のアイシング, ストレッチ, 伸展だけでなく屈筋群や体幹の筋力強化であるが, 注意することは通常は着氷足の下肢に対しストレッチを 6：4 くらいで多く行い, 左右での筋緊張に差がないようにすることである. また, 1 つのジャンプを集中的に練習している際は, どちらの下肢の筋緊張が高まっているかを把握して, そちらのストレッチを多くさせることが重要である. また股関節の可動域を維持することも非常に重要であるので, 股関節が屈曲に左右差がないか,

屈曲とともに外旋しすぎないかなどをチェックし股関節のストレッチも行わなくてはならない．

4．股関節周囲の疼痛

フィギュアスケートでは着氷の際足関節だけでなく，膝関節，股関節でショックを吸収できるとスムースな着氷になる．それには股関節を深屈曲させる必要があり，そのため股関節の疼痛が発生しやすくなる．また先に述べたように膝伸展筋群の緊張が高まっているため股関節のスムースな動きが抑制されやすい状態になってしまう．これらの条件が重なるうえに本邦の女性では寛骨臼蓋形成不全やCE角が正常の下限である場合も散見され股関節周囲の疼痛を訴える選手が稀ではない．診断は股関節の屈曲・内転・内旋での疼痛誘発テスト（flexion, adduction, and internal rotation test；FADIR），屈曲・外転・外旋での疼痛誘発テスト（flexion, abduction, external rotation test；FABER）が有用で，単純XPで寛骨臼蓋の状態を調べたのち，大腿臼蓋インピンジメント（femoroacetabular impingement；FAI）や関節唇損傷の有無をMRI，CTなどで精査をする．保存療法が第一選択となる．リハは股関節の可動域を回復させ，次いで股関節周囲，体幹の基礎筋力を高めるのと同時に正しい股関節の動かし方を指導する．これらは予防としても大事なので練習前後に自分で行うようにする指導が大事になる[5]．

5．肩関節脱臼

肩関節脱臼は想像より多くみられる外傷である．転倒時に手をついて起こることがほとんどで，自分の脚力に男性の力が加わるジャンプを行うペアの女性が最も頻度が高いが，シングルでもたびたび見受けられる．2017年の世界大会でも男子シングルにおいて最終組の1つ前のグループ（6人）での試合中にやはり転倒時に手をついたために，1人は完全脱臼，1人は亜脱臼を起こした．フィギュアスケートでは転倒は腰が氷表面に触れるようなバランスを完全に崩したときに転倒として採点され，ジャンプの質的要素からの減点のほかに無条件で1点減点される．しかし，手をついて姿

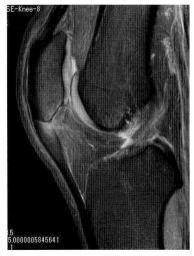

図8．ジャンパー膝
膝蓋腱のみでなく膝蓋骨遠位にもSTIRで高輝度を認める．

勢を回復すればジャンプの質からの減点はあっても無条件の1点減点は回避されるので，選手はつい手をついてしまうことも肩関節脱臼が発生する要因となる．治療は速やかに肩関節疾患の専門医に受診することをお勧めする．

まとめ

フィギュアスケートではいつも同一の足で着氷する，さらにジャンプの種類で衝撃が強くなる下肢に左右別がある，体幹を背屈することが多いなど競技の特性に応じた傷害が発生する可能性があることを理解したうえで予防および治療に当たることが大切である．

文　献

1) Dubravcic-Simunjak S, et al：The incidence of injuries in elite junior figure skaters. *Am J Sports Med*, 31(4)：511-517, 2003.
   Summary 国際大会に出場したエリートジュニアカテゴリー選手469名の調査では女性では42.8％，男性では45.5％がオーバーユースシンドロームの既往がある．

2) Han JS, et al：Epidemiology of Figure Skating Injuries：A Review of the Literature. *Sports Health*, 2018 May 1, [Epub ahead of print]
   Summary 最近の傾向としてシングルスケーターでは高難度のジャンプを習得するため技術

的にまた時間的に負荷が多くなるためオーバーユース症候群が増えている.

3) Sairyo K, et al：Jack-knife stretching promotes flexibility of tight hamstrings after 4 weeks：a pilot study. *Eur J Orthop Surg Traumatol*, 23(6)：657-663, 2013.

4) 能瀬さやかほか：女性トップアスリートにおける無月経と疲労骨折の検討. 日臨スポーツ医会誌, 22(1)：122-127, 2014.

5) 平尾利行：FAI(大腿骨臼蓋インピンジメント)に対する理学療法を中心とした保存療法. 専門リハ. 15：38-43, 2016.

第19回 日本臨床リハビリテーション心理研究会

- 日　時：2018年10月21日(日)9：30〜16：00
- 会　場：済生会東神奈川リハビリテーション病院
（横浜市神奈川区）
- テーマ：リハビリテーションにおける意思決定プロセス

<午前の部>
基調講演：「これからの意思決定手法—Shared decision making—」
　　　　　藤本 修平(豊通オールライフ・チーフマネージャー)
シンポジウム：「意思決定プロセスについて」
　　　　　関連職種からの提言，全体討論

<午後の部>
事例検討・グループ討議
詳細・参加申込・連絡先：
　　　https://rehabilipsychology.jimdo.com/

第5回日本サルコペニア・フレイル学会大会

- 会　期：2018年11月10日(土)・11日(日)
- 会　場：ソラシティカンファレンスセンター
〒101-0062　東京都千代田区神田駿河台4-6
- テーマ：フレイル研究のさらなる飛躍—From Bench to Community—
- 大会長：飯島勝矢(東京大学高齢社会総合研究機構教授)
- Ｈ　Ｐ：http://jasf5.umin.jp/gaiyo.html
- お問い合わせ先：
　<学会事務局>
　東京大学高齢社会総合研究機構　高橋　競
　〒113-8656　東京都文京区本郷7-3-1
　TEL：03-5841-1661
　<運営事務局>
　(株)コンベンションアカデミア　担当：佐藤　元彦
　〒113-0033　東京都文京区本郷3-35-3　本郷UCビル4階
　TEL：03-5805-5261　FAX：03-3815-2028
　E-mail：jasf5@coac.co.jp

第21回日本低侵襲脊椎外科学会学術集会

- 会　期：2018年11月29日(木)・30日(金)
- 会　場：グランドプリンスホテル高輪
- 会　長：石井　賢(国際医療福祉大学医学部整形外科学)
- テーマ：次世代への挑戦
- 参加費：医師：10,000円，コメディカル：5,000円
- ホームページ：http://jasmiss2018.umin.ne.jp/
- 事務局：国際医療福祉大学医学部整形外科学
　〒108-8329　東京都港区三田1-4-3
　TEL：03-3451-8121　FAX：03-3454-0067
　E-mail：jasmiss2018-office@umin.ac.jp
　事務局長：船尾　陽生
- 運営事務局：株式会社ドゥ・コンベンション
　〒101-0063　東京都千代田区神田淡路町2-23-5F
　TEL：03-5289-7717　FAX：03-5289-8117
　E-mail：jasmiss2018-office@umin.ac.jp
　担当：倉内　大輔

第8回日本リハビリテーション栄養学会学術集会

- 会　期：2018年12月1日(土)
- 会　場：サンポートホール高松
- 大会長：植木昭彦(高松協同病院)
- Ｈ　Ｐ：http://8th-jarn.kenkyuukai.jp/about/
- お問い合わせ先：
　学術集会事務局
　〒760-0018　香川県高松市天神前4-18
　KKR高松病院リハビリテーションセンター
　石川　淳
　TEL：087-861-3261　E-mail：jarn8th@gmail.com

第22回超音波骨折治療研究会

- 会　期：2019年(平成31年)1月19日(土)　13：00〜17：30(予定)
- 会　場：品川インターシティホール
　〒108-0075　東京都港区港南2-15-4
　TEL：03-3474-0461
- 会　長：渡部欣忍(帝京大学医学部整形外科学講座　教授)
- テーマ：「コンプライアンスと治療効果」
- 教育研修講演：(日本整形外科学会専門医資格継続単位を申請予定)
　①演題：よくわかる骨と骨折の生物学：骨芽細胞からiPS細胞まで
　　講師：福田　誠先生(名古屋市立東部医療センター整形外科　副部長)
　②演題：整形外科外傷診療における医療安全管理
　　講師：中島　勧先生(東京大学医療安全対策センター准教授)
- 一般演題募集：9月3日(月)〜10月5日(金)
　①コンプライアンスと治療効果②LIPUSの骨切り術・偽関節への応用を主題とし，その他LIPUSに関する基礎研究・臨床研究を一般演題として募集致します．
　応募にはホームページよりフォーマットをダウンロードの上，所定のメール連絡先へお送りください．
　＊)了解の得られた英文抄録をJournal of Orthopaedic Trauma誌に掲載予定です．
- 超音波骨折治療研究会ホームページ：
　URL：http://lipus.jp/
- 参加費：(当日受付のみ)￥2,000
- 教育研修講演受講料：1単位￥1,000　2単位￥2,000
- お問合せ先：超音波骨折治療研究会運営事務局
　〒612-8082　京都市伏見区両替町2-348-302
　(アカデミック・スクエア(株)内)
　TEL：075-468-8772　FAX：075-468-8773
　E-MAIL：info@lipus.jp

FAXによる注文・住所変更届け

改定：2015年1月

　毎度ご購読いただきましてありがとうございます．
　読者の皆様方に小社の本をより確実にお届けさせていただくために，FAXでのご注文・住所変更届けを受けつけております．この機会に是非ご利用ください．

◎ご利用方法
　FAX専用注文書・住所変更届けは，そのまま切り離してFAX用紙としてご利用ください．また，注文の場合手続き終了後，ご購入商品と郵便振替用紙を同封してお送りいたします．**代金が5,000円をこえる場合，代金引換便とさせて頂きます．**その他，申し込み・変更届けの方法は電話，郵便はがきも同様です．

◎代金引換について
　本の代金が5,000円をこえる場合，代金引換とさせて頂きます．配達員が商品をお届けした際に，現金またはクレジットカード・デビットカードにて代金を配達員にお支払い下さい(本の代金＋消費税＋送料)．(※年間定期購読と同時に5,000円をこえるご注文を頂いた場合は代金引換とはなりません．郵便振替用紙を同封して発送いたします．代金後払いという形になります．送料は定期購読を含むご注文の場合は頂きません)

◎年間定期購読のお申し込みについて
　年間定期購読は，1年分を前金で頂いておりますため，代金引換とはなりません．郵便振替用紙を本と同封または別送いたします．送料無料，また何月号からでもお申込み頂けます．
　毎年末，次年度定期購読のご案内をお送りいたしますので，定期購読更新のお手間が非常に少なく済みます．

◎住所変更届けについて
　年間購読をお申し込みされております方は，その期間中お届け先が変更します際，必ずご連絡下さいますようよろしくお願い致します．

◎取消，変更について
　取消，変更につきましては，お早めにFAX，お電話でお知らせ下さい．
　返品は，原則として受けつけておりませんが，返品の場合の郵送料はお客様負担とさせていただきます．その際は必ず小社へご連絡ください．

◎ご送本について
　ご送本につきましては，ご注文がありましてから約1週間前後とみていただきたいと思います．お急ぎの方は，ご注文の際にその旨をご記入ください．至急送らせていただきます．2〜3日でお手元に届くように手配いたします．

◎個人情報の利用目的
　お客様から収集させていただいた個人情報，ご注文情報は本サービスを提供する目的(本の発送，ご注文内容の確認，問い合わせに対しての回答等)以外には利用することはございません．

　その他，ご不明な点は小社までご連絡ください．

株式会社　全日本病院出版会　〒113-0033 東京都文京区本郷3-16-4-7F
電話 03(5689)5989　FAX 03(5689)8030　郵便振替口座 00160-9-58753

FAX 専用注文書

5,000 円以上代金引換

ご購入される書籍・雑誌名に○印と冊数をご記入ください

○	書 籍 名	定価	冊数
	ゼロからはじめる！ Knee Osteotomy アップデート 【新刊】	¥11,880	
	イラストからすぐに選ぶ　漢方エキス製剤処方ガイド 【新刊】	¥5,940	
	化粧医学―リハビリメイクの心理と実践― 【新刊】	¥4,860	
	Non-Surgical 美容医療超実践講座	¥15,120	
	ここからスタート！睡眠医療を知る―睡眠認定医の考え方―	¥4,860	
	Mobile Bearing の実際―40 年目を迎える LCS を通して―	¥4,860	
	髄内釘による骨接合術―全テクニック公開, 初心者からエキスパートまで―	¥10,800	
	カラーアトラス　爪の診療実践ガイド	¥7,776	
	睡眠からみた認知症診療ハンドブック―早期診断と多角的治療アプローチ―	¥3,780	
	肘実践講座　よくわかる野球肘　肘の内側部障害―病態と対応―	¥9,180	
	複合性局所疼痛症候群（CRPS）をもっと知ろう	¥4,860	
	医療・看護・介護で役立つ嚥下治療エッセンスノート	¥3,564	
	こどものスポーツ外来―親もナットク！このケア・この説明―	¥6,912	
	快適な眠りのための睡眠習慣セルフチェックノート	¥1,944	
	野球ヒジ診療ハンドブック―肘の診断から治療，検診まで―	¥3,888	
	見逃さない！骨・軟部腫瘍外科画像アトラス	¥6,480	
	パフォーマンス UP！　運動連鎖から考える投球障害	¥4,212	
	医療・看護・介護のための睡眠検定ハンドブック	¥3,240	
	肘実践講座　よくわかる野球肘　離断性骨軟骨炎	¥8,100	
	これでわかる！スポーツ損傷超音波診断　肩・肘＋α	¥4,968	
	達人が教える外傷骨折治療	¥8,640	
	症例から学ぶ　実践　脳卒中リハビリテーション	¥4,968	
	ここが聞きたい！スポーツ診療 Q & A	¥5,940	
	見開きナットク！フットケア実践 Q & A	¥5,940	
	高次脳機能を鍛える	¥3,024	
	最新　義肢装具ハンドブック	¥7,560	
	訪問で行う　摂食・嚥下リハビリテーションのチームアプローチ	¥4,104	

バックナンバー申込（※ 特集タイトルはバックナンバー 一覧をご参照ください）

❀メディカルリハビリテーション(No)
No_____　No_____　No_____　No_____　No_____
No_____　No_____　No_____　No_____　No_____

❀オルソペディクス(Vol/No)
Vol/No　　Vol/No　　Vol/No　　Vol/No　　Vol/No

年間定期購読申込

❀メディカルリハビリテーション　　　　　No.　　　　　　　から

❀オルソペディクス　　　　　　　　Vol.　　　No.　　　　から

TEL： (　　)	FAX： (　　)

ご住所　〒

フリガナ

お名前　　　　　　　　　　　　　　要捺印　　診療科目

FAX 03-5689-8030 全日本病院出版会行

FAX 03-5689-8030　全日本病院出版会行

年　月　日

住所変更届け

お名前	フリガナ	
お客様番号		毎回お送りしています封筒のお名前の右上に印字されております8ケタの番号をご記入下さい。
新お届け先	〒　　　　　都道府県	
新電話番号	（　　　）	
変更日付	年　月　日より	月号より
旧お届け先	〒	

※ 年間購読を注文されております雑誌・書籍名に✓を付けて下さい。

☐ Monthly Book Orthopaedics（月刊誌）
☐ Monthly Book Derma.（月刊誌）
☐ 整形外科最小侵襲手術ジャーナル（季刊誌）
☐ Monthly Book Medical Rehabilitation（月刊誌）
☐ Monthly Book ENTONI（月刊誌）
☐ PEPARS（月刊誌）
☐ Monthly Book OCULISTA（月刊誌）

FAX 03-5689-8030
全日本病院出版会行

Monthly Book Medical Rehabilitation バックナンバー在庫

2018.9.現在

【2011年】
- No.137 スポーツ障害のリハビリテーション
  編集/白倉賢二（増大号/3,900円+税）

【2012年】
- No.143 リハビリテーション栄養―栄養はリハのバイタルサイン―
  編集/若林秀隆（増大号/3,900円+税）
- No.149 臨床現場に必要な運動器画像診断入門
  編集/皆川洋至（増刊号/4,900円+税）

【2013年】
- No.157 肩関節傷害 診療の真髄
  編集/岩堀裕介（増大号/3,900円+税）
- No.163 もう悩まない！100症例から学ぶリハビリテーション評価のコツ
  編集/里宇明元・辻川将弘・杉山 瑤・堀江温子（増刊号/4,900円+税）

【2014年】
- No.167 知っておきたい！摂食・嚥下評価と治療の進歩
  編集/戸原 玄
- No.170 高齢者のフレイル(虚弱)とリハビリテーション
  編集/近藤和泉（増大号/3,900円+税）
- No.176 運動器疾患リハビリテーション実践マニュアル
  編集/帖佐悦男（増刊号/4,900円+税）

【2015年】
- No.182 下肢のスポーツ障害―押さえておきたい病態・評価・治療とリハビリテーション―
  編集/吉矢晋一
- No.183 知りたい！聞きたい！認知症Q&A
  編集/遠藤英俊（増刊号/4,980円+税）
- No.184 症候性てんかんと自動車運転―最新の道路交通法改正も踏まえて―
  編集/豊倉 穣・渡辺雅子
- No.185 リハビリテーション科における長期的サポート
  編集/川手信行
- No.186 終末期の摂食嚥下リハビリテーション―看取りを見据えたアプローチ―
  編集/野原幹司
- No.187 障がい者が東京の街を歩けるか―2020年東京パラリンピック開催に向けて―
  編集/陶山哲夫
- No.188 地域包括ケアシステムにおいて生活期リハビリテーションに期待すること
  編集/斉藤正身
- No.189 リハビリテーション医療における呼吸器診療
  編集/笠井史人（増大号/4,000円+税）
- No.190 急性期リハビリテーションにおけるチーム医療―Inter-Professional WorkingからTrans-Professional Workingへ―
  編集/高橋哲也
- No.191 がんサバイバーのリハビリテーション
  編集/小西敏郎

【2016年】
- No.192 回復期における高次脳機能障害へのアプローチ―病態評価に基づく対応―
  編集/宮井一郎
- No.193 脳性麻痺のリハビリテーション―押さえておきたい二次障害への対応―
  編集/朝貝芳美
- No.194 現場に活かすリハビリテーション支援機器
  編集/浅見豊子
- No.195 骨粗鬆症update―リハビリテーションとともに―
  編集/島田洋一・宮腰尚久（増大号/4,000円+税）
- No.196 パーキンソニズムの診断とリハビリテーション
  編集/林 明人
- No.197 大腿骨近位部骨折のリハビリテーション
  編集/千田益生
- No.198 腰痛予防と運動指導―セルフマネジメントのすすめ―
  編集/矢吹省司
- No.199 知っておくべきリハビリテーションにおける感染対策
  編集/藤谷順子
- No.200 在宅高齢者の内部障害リハビリテーション
  編集/諸essment 伸夫
- No.201 リハビリテーション看護―看護実践のエビデンスと可能性―
  編集/金城利雄・荒木暁子
- No.202 発達期の嚥下調整食
  編集/弘中祥司
- No.203 リハビリテーションに役立つ！睡眠障害・睡眠呼吸障害の知識
  編集/近藤国嗣（増刊号/4,980円+税）
- No.204 末梢神経障害に対する治療の進歩―新たな展開とリハビリテーション―
  編集/平田 仁

【2017年】
- No.205 医工,産学連携によるリハビリテーション
  編集/菅本一臣
- No.206 認知症予防とリハビリテーション 最前線
  編集/繁田雅弘・竹原 敦
- No.207 脳損傷者の自動車運転―QOL向上のために―
  編集/武原 格
- No.208 リハビリテーションに役立つ心理療法
  編集/中島恵子
- No.209 脊髄損傷のリハビリテーション最前線
  編集/三上靖夫
- No.210 小児脳損傷のリハビリテーション―成長に合わせたアプローチ―
  編集/橋本圭司
- No.211 全身管理からみたフットケア
  編集/杉本郁夫
- No.212 摂食嚥下障害リハビリテーションABC
  編集/出江紳一（増刊号/4,980円+税）
- No.213 神経免疫疾患治療とリハビリテーションupdate
  編集/阿部和夫
- No.214 リンパ浮腫コントロール
  編集/廣田彰男
- No.215 人工呼吸器管理患者のリハビリテーション
  編集/笠井史人
- No.216 運動器疾患エコー活用術
  編集/扇谷浩文
- No.217 知っておきたい！これからの生活期リハビリテーション
  編集/石川 誠（増大号/4,000円+税）

【2018年】
- No.218 心大血管手術後のリハビリテーション
  編集/宮野佐年
- No.219 医療ITを活かすチームリハビリテーション
  編集/菅原英和
- No.220 リハビリテーションから考える高次脳機能障害者への生活支援
  編集/中島八十一
- No.221 多職種協働による転倒予防 私たちの取り組み
  編集/渡邊 進
- No.222 チーム医療の中のリハ医のリーダーシップ―様々なチームシチュエーション―
  編集/岡本隆嗣
- No.223 次のリハビリテーションに活きる！私の脳疾患評価
  編集/石合純夫（増刊号/4,980円+税）
- No.224 リハビリテーションを支える栄養管理の知識
  編集/栢下 淳
- No.225 知っておきたい脳卒中下肢装具の知識
  編集/牧野健一郎
- No.226 認知症高齢者の摂食嚥下リハビリテーション
  編集/大熊るり
- No.227 臨床実践！失語症のリハビリテーション
  編集/前島伸一郎

2019年 年間購読のご案内

年間購読料 39,420円(消費税込)

年間13冊発行

(通常号11冊・増大号1冊・増刊号1冊)

送料無料でお届けいたします！

各号の詳細は弊社ホームページでご覧いただけます．
☞http://www.zenniti.com/

※各号定価(本体価格2,500円+税)(増刊・増大号を除く)

次号予告

これからの"地域"づくり
—リハビリテーションの視点から—

No. 229（2018年11月号）

編集／医療法人社団輝生会教育研修部長，
　　　一般社団法人日本訪問リハビリテーション
　　　協会会長　　　　　　　　宮田　昌司

これからの地域づくり……………浜村　明徳ほか	認知症者の集いの場づくり………小川　敬之
住民主体による介護予防	就労支援の場づくり・仕組みづくり
—シルバーリハビリ体操運動の組織化—	………………………………二神　雅一ほか
………………………………大田　仁史	失語症者会話パートナーの育成
病院から発信・提案するコミュニティづくり	—和音の活動—………………宇野　園子ほか
………………………………岡持　利亘	
高次脳機能障害者とともに歩む	
—当事者グループの活動支援—	
………………………………長谷川　幹	
地域住民とともに要支援者を支えるための	
組織作りと実践	
—認知症 SOS ネットワーク模擬訓練を	
きっかけとして—………………猿渡　進平	
障害者スポーツを支援する	
—理学療法士の視点から—……林　弘康	
障害者の旅を支援するボランティア育成	
………………………………阿部　勉ほか	

編集主幹：宮野佐年　医療法人財団健貢会総合東京病院 　　　　　　　　　　リハビリテーション科センター長 　　　　　水間正澄　医療法人社団輝生会理事長 　　　　　　　　　　昭和大学名誉教授	No. 228　編集企画： 帖佐悦男　宮崎大学教授

Monthly Book Medical Rehabilitation No.228

2018年10月15日発行　（毎月1回15日発行）
　　　定価は表紙に表示してあります．
　　　　　　　Printed in Japan

発行者　末　定　広　光
発行所　株式会社　全日本病院出版会
　〒113-0033　東京都文京区本郷3丁目16番4号7階
　　　　　電話（03）5689-5989　Fax（03）5689-8030
　　　　　郵便振替口座　00160-9-58753

© ZEN・NIHONBYOIN・SHUPPANKAI, 2018

印刷・製本　三報社印刷株式会社　　電話（03）3637-0005
広告取扱店　㈱日本医学広告社　　　電話（03）5226-2791

- 本誌に掲載する著作物の複製権・翻訳権・上映権・譲渡権・公衆送信権（送信可能化権を含む）は株式会社全日本病院出版会が保有します．
- JCOPY ＜（社）出版者著作権管理機構　委託出版物＞
　本誌の無断複写は著作権法上での例外を除き禁じられています．複写される場合は，そのつど事前に，(社)出版者著作権管理機構（電話03-3513-6969, FAX 03-3513-6979, e-mail: info@jcopy.or.jp）の許諾を得てください．
- 本誌をスキャン，デジタルデータ化することは複製に当たり，著作権法上の例外を除き違法です．代行業者等の第三者に依頼して同行為をすることも認められておりません．